消化病基础与临床

主编 张秀静 戴路明 雷兆明 董敬蓉 刘晓丽 韩 捷

XIAOHUABING
JICHU YU LINCHUANG

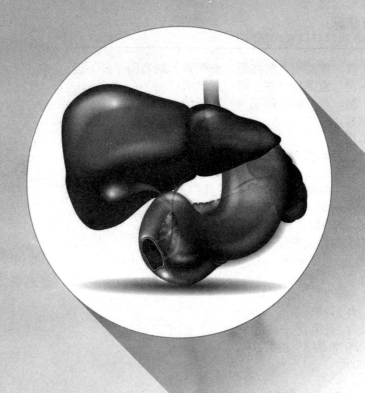

黑龙江科学技术出版社

图书在版编目（CIP）数据

消化病基础与临床 / 张秀静等主编. -- 哈尔滨：
黑龙江科学技术出版社, 2018.2
ISBN 978-7-5388-9730-2

Ⅰ.①消… Ⅱ.①张… Ⅲ.①消化系统疾病—诊疗
Ⅳ.①R57

中国版本图书馆CIP数据核字(2018)第115003号

消化病基础与临床
XIAOHUABING JICHU YU LINCHUANG

主　　编　张秀静　戴路明　雷兆明　董敬蓉　刘晓丽　韩　捷
副 主 编　张　苗　袁龙良　蔡　策　赵　明
　　　　　赵　星　李　婷　隋晓丹　李倩倩
责任编辑　李欣育
装帧设计　雅卓图书
出　　版　黑龙江科学技术出版社
　　　　　地址：哈尔滨市南岗区公安街70-2号　邮编：150001
　　　　　电话：（0451）53642106 传真：（0451）53642143
　　　　　网址：www.lkcbs.cn www.lkpub.cn
发　　行　全国新华书店
印　　刷　济南大地图文快印有限公司
开　　本　880 mm×1 230 mm　1/16
印　　张　13
字　　数　416 千字
版　　次　2018年2月第1版
印　　次　2018年2月第1次印刷
书　　号　ISBN 978-7-5388-9730-2
定　　价　88.00元

前　言

　　消化系统疾病知识更新极为迅猛，尤其是在当今知识爆炸的时代，随着网络的应用，循证医学、整合医学及个体化医学等概念对医学产生了革命性冲击，疾病诊治的思维方式面临着极大的挑战。作为消化专科临床医师，必须认真学习消化系统疾病的相关知识，熟悉并尽快掌握专科诊疗技术，因此，编者收集了大量的国内外文献，并结合自身的临床经验，编写了这部实用的临床著作。

　　本书以临床实用性为主，同时确保其科学性和先进性，从病因、病理、临床表现、诊断及治疗等方面入手，就消化系统常见疾病分别做了详细介绍。全书论述详尽、资料新颖，对消化疾病的诊断和治疗具有指导意义，适合我国各级临床医师阅读参考，以便于消化科医师了解和掌握常见病的最新诊疗手段，为患者提供最佳的治疗方案。

　　创新性地编写一本教材是非常艰苦而有挑战的工作，尽管全体编委付出了辛勤的劳动，但书中不足之处仍然在所难免，恳请广大读者提出宝贵意见和建议，以使本书更加完善，谢谢。

编　者

2018 年 2 月

目　录

第一章

消化病学临床思维

第一节 临床思维概要

20世纪初，美国诗人，英美知识界领袖艾略特（T. S. Eliot）曾在名作《岩石》（The Rock）中感慨："知识掩盖了智慧，我们该去哪里寻找？信息淹没了知识，我们又在何处寻觅？（Where is the wisdom we have lost in knowledge? Where is the knowledge we have lost in information?）。"

事实上，临床医学也面临着同样的问题。当今是信息爆炸的时代，每年全世界刊登的生物医学论文超过200万篇，在任何一个医学领域，每天至少有16篇重要文献发表。自学似乎也变得容易，网络上有海量的医学信息可供浏览。然而，信息量的快速增长并没有直接带来诊疗水平的提高，也不会让临床工作更加轻松。绝大多数信息毕竟来自他人的工作或经验，虽然对我们有一定的借鉴意义，但其研究对象往往是高度选择的，结论常常是笼统的，有的甚至是错误的。如何去伪存真，发掘、搜集和应用高质量的研究证据，仍然需要医生的主观努力。进而言之，对各类临床信息（包括病史、体征、辅助检查及文献证据）的评估、分析、甄别和运用，并与千变万化的个体患者实际情况相结合，仍然有赖于医生的智慧。

无论外部情况如何变化，医生的思维和决策能力始终是医疗行为的中心环节，是决定医疗质量的核心要素。正确应用临床思维（clinical reasoning）克服不确定性（uncertainty），在复杂的环境中做出明智和审慎的决定，为患者提供最佳服务，正是医生这一职业最令人自豪之处。当今医疗环境正在发生深刻的变化，患者住院时间不断缩短、诊疗活动对先进技术的依赖加深、临床规范和指南大量推广，对年轻医师的成长产生了不容忽视的影响。临床工作节奏不断加快，医生与患者相处的时间日益减少，对医生的临床思维能力也提出了更高的要求。

学习和培养临床思维，究竟难在何处？最大的困难在于，虽然教科书和文献提供了大量的知识，但这些只是一般性的疾病规律，由于个体患者的多样性，照搬照抄书本是行不通的。就像德国哲学家莱布尼兹说的那样："世界上没有两片完全相同的树叶。"每个患者也都有其独一无二的特殊性。要想做出正确的诊断，除了吃透一般规律，更要在个体患者身上踏踏实实地工作，搜集信息，整理资料，评估异常发现的意义，做出初步诊断后还要进一步追踪随访，以验证或调整最初的判断。这种一例一例（case by case）的累进式的学习方法看似缓慢，但却能牢固掌握知识，是青年医生积累经验、培养才干的必由之路。很多医师都有这样的体会，自己亲身经历过特殊病例往往印象深刻，甚至多年后仍然在脑海中栩栩如生。同样的道理，只有经过大量艰苦的实践，才能切实掌握临床思维的工具，舍此无"捷径"可言。

虽然没有捷径，但学习临床思维毕竟有章可循。作为初入医途的年轻医生，掌握临床思维的一些主要原则，在实际工作中加以体会和印证，也许有助于大家少走弯路，更好、更快地成长。临床思维的丰富性难以穷尽，虽然诸多前辈医家对这一话题已多有论及，但仍有未尽之义，故笔者提出一些自己的心得体会，供青年学子参考。

一、临床思维的定义

什么是临床思维？我国现代医学先驱，内科学和消化病学的奠基人，北京协和医院消化科老主任张孝骞教授曾经说过："临床思维就是对疾病现象进行调查、分析、综合、判断、推理等一系列的思维活动，以认识疾病的本质。它既是重要的诊断方法，也适用于疾病的治疗。"这段话朴实无华，但内涵丰富，包括了临床思维的对象、内容、过程、目的和作用，语言简练，表述准确。虽然仅有短短几十个字，但要理解它并在实践中自觉运用它，却并不是件容易的事。

二、通过临床调查掌握第一手资料

一些病例之所以难以诊断，是因为疾病的本质尚未充分暴露。疾病的本质是该病的一般规律，存在于疾病现象的背后，而疾病的现象往往杂乱纷呈，变化多样，同一种疾病在不同的患者身上表现不同，即使同一个患者在病程的不同阶段也有各自的特点，这就增加了诊断的难度。为了透过现象看本质，医生首先必须全面、可靠地占有相关材料。在这一点上，医生诊断疾病与警察侦破案件有相似之处。警察勘查犯罪现场，进行法医检验，深入排查线索，为的是锁定犯罪嫌疑人；而医生通过病史采集、体格检查和辅助化验进行临床调查（clinical investigation），是为了尽快确诊疾病。没有好的线索，警察就难以破案；而临床调查的质量高低，对诊断也有极大的影响，其中尤以病史最为关键。

无论病情简单还是复杂，病史都是诊断思考的出发点，是构建诊断大厦的基石。约半数左右的疾病依靠病史就可做出诊断，即使不能确诊，也会大大缩小鉴别诊断的范围，为后续工作指明方向。采集病史要花费较多的时间和精力，而且似乎没什么"技术含量"，殊不知，这才是诊断工作中难度最大、最见功力的环节。一份详略得当、分析精到的病史，不仅能够反映病情轻重和变化趋势，而且通过不同症状和异常之间的组合，能够为疾病发展提供病理生理学的解释，这样的病史本身就具备了诊断意义。

经典著作《Cope's Early Diagnosis of the Acute Abdomen》的作者，急腹症诊断大师扎加利·考普教授（Sir Vincent Zachary Cope）（1881—1974）喜欢搬一把椅子坐在患者床尾，让患者暴露腹部，一边询问病史，一边仔细观察患者的表情、体位和腹部外观。这种床旁诊断方法，用他自己的话说，"能提供大量有价值的信息"。美国当代内科诊断学大家，加州大学旧金山医学院（UCSF）的小劳伦斯·蒂尔尼教授（Lawrence M. Tierney, Jr.）也曾反复强调："对疑难疾病诊断最重要的是病史、病史、还是病史。"不同时代、不同领域的两位医学家均高度重视病史和体检的诊断价值，个中意味，令人深思。由此看来，在各种高新技术快速发展的今天，青年医生绝不能轻视病史和查体这些基本的临床工作。相反，应该加倍重视基本功的训练。忽视内科基本功，过度依赖辅助检查，不仅会影响医疗质量，对医学人才的培养也是有百害而无一利。

三、临床思维的逻辑推理

临床思维以概念、判断、推理为形式，通过分析、综合、比较、分类等方法，达到对疾病的深层次认识。与其他思维活动一样，临床思维不能违反逻辑规律。临床思维常用的逻辑推理方法有三种：演绎（deduction）、溯因（abduction）和归纳（induction）（表1-1）。这三种推理方法，分别对应于临床资料的分析、综合和验证工作。

表1-1 演绎、溯因和归纳推理的区别

	演绎推理	溯因推理	归纳推理
前提	袋子里所有小球都是白色的	袋子里所有小球都是白色的	这些小球是从袋子里拿出的
事实	这个小球来自于袋子	这个小球是白色的	这些小球均为白色
结论	这个小球是白色的	这个小球是从袋子里拿出的	袋子里的小球都是白色的

1. 应用演绎推理评价诊断线索　演绎推理是指从普遍原理推论出个体结论，这是一个从"一般"到"特殊"的过程。我们常说的对临床资料的"分析"，就是用病理生理学等一般性的理论，对单个疾

病表现的诊断价值进行评估，属于演绎推理的范畴。

张孝骞教授曾说过："分析就是对每一个症状、体征、实验结果，从解剖、生理和病理的角度加以解释和恰如其分的估价，并分清主次，抓住重点，从中抽出关键性的环节，作为初步拟诊的线索。"一个临床病例通常会有多个异常表现，这些异常表现就是诊断的线索，而各个线索的诊断价值有所不同。有些线索与诊断密切相关，非常重要；有的提示诊断的意义有限，故重要性次之；有的则与诊断无关，甚至会有误导作用。因此，为了发现最有助于建立诊断的"突破口"，就必须要用已有的一般原理（医学理论、疾病知识、医生经验等），对这些异常发现进行评价。

例如，一例腹主动脉夹层的患者发生急性剧烈腹痛。其腹痛急骤发生，撕裂样，疼痛程度迅速达峰，自上而下放射。该患者腹痛特点较为典型，诊断价值很大，因而是重要的；此时若行腹部超声检查，还可能会发现一些与疾病无关的其他征象，例如，肠胀气、胆囊结石等，相对于腹主动脉夹层这样的严重病变，这些发现的意义就很小。腹主动脉夹层的患者血淀粉酶可有升高，甚至会误导经验不足的医生将其诊断为急性胰腺炎，这一异常指标反而会对诊断产生干扰。

可见，如同一块布料必须经过巧妙的剪裁，才能做出合身的衣服，患者丰富的临床表现也需要医生的评估、思考、取舍和组织，才能最大程度地发挥诊断效用。

2. 依靠溯因推理提出诊断假设　顾名思义，溯因推理是指追溯现象表现背后的原因。这是诊断工作最常用的一种思维方式，即为一组疾病表现寻找最合理的解释（最可能的诊断）。

一旦临床资料的收集、整理和评估工作告一段落，下一步就要找到一个疾病，能够解释这些发现，这就是"分析"之后的"综合"。用张孝骞教授的话说，这就需要"将各临床表现综合贯穿起来，分类对比，需求它们之间的内部联系。这时可能还要找一些新的资料，做一些必要的补充检查或重复性的检查，看能否勾画出一个贯穿主要临床表现的诊断实体。"

根据已有临床资料进行综合分析，通常有两种方式：

（1）一种是从单个异常入手，进行鉴别诊断，然后找出各条思路的共同点。例如，患者有甲、乙、丙三个重要的异常表现，可以从甲开始分析，找一个同时有乙和丙的病，再从丙分析，找一个兼有甲和乙的病，最终找到同时具有三项异常的一个疾病，作为最可能的诊断。

（2）另一种分析方式则一开始就把甲、乙、丙捆绑起来思考，寻找同时兼有这三项异常的几种可能疾病，在这一范围内进行鉴别诊断。

前一种分析方法思路比较宽泛，不易遗漏，但绕的圈子较大，适合处于学习阶段的年轻医生；后一种思维方式同时驾驭多条诊断线索，思维效率高，但需要较深厚的功底，资深医师使用较多。当然，上述两种区分不是绝对的，实际工作中这两种方法常常是互为补充，并行不悖。即使水平高超，经验丰富的医生，也会遇到自己不熟悉的临床情况，这时会先使用第一种方法，待获得足够多的诊断线索后，再换用第二种思维方法。

在寻求诊断的过程中，按照逻辑学的概念可将诊断线索分为以下四类：可能征、必要征、充足征和否定征。疾病的多数临床表现属于可能征，即可能出现，也可能不出现，出现与否并不能直接肯定或排除诊断。但对于某些出现概率很高的临床异常来说，一旦不具备该表现，则有助于排除该病，称之为"必要征"。例如，结肠癌常有持续性少量出血，若多次检查粪便潜血阴性，则有利于排除该病。某些临床表现具有很高的诊断特异性，一旦出现则有助于确立诊断，被称为"充足征"。例如，腹腔积液培养出结核菌，则可以诊断结核性腹膜炎。"否定征"是指某一疾病极少出现的临床表现，一旦发生则有利于排除该病。例如，某一类肿瘤恶性程度很高，存活时间很少超过 5 年，如果一位患者病程已达 10 年，且一般情况良好，则不太可能是这类恶性肿瘤。

3. 借助归纳推理验证诊断假设　归纳是指从个别事实推论或验证普遍规律的思维方法，是一个从"特殊"到"一般"的过程。归纳推理得出的结论，必须继续经受事实的检验而不被推翻，否则就只能放弃。归纳法在探索未知领域的研究工作中应用广泛，对于验证诊断假说和判断临床预后也有较大的帮助。

做出初步诊断之后，并不意味着诊断工作的结束，这只是下一阶段诊断工作的开始。"实践是检验真理的唯一标准"，诊断假设是否正确，也必须在临床实践中加以验证。在做出初步诊断并给予相应治疗后，需要继续观察病情变化。如果后续发生的临床事件在诊断假设的范围之内，则进一步支持该诊断；如果病情走势难以用该诊断来解释，则往往提示假设不完善或不正确，需要修正或推翻。例如，一例胰腺肿大，血 IgG4 升高的患者，疑诊自身免疫性胰腺炎，但应用糖皮质激素治疗后胰腺病变无明显缩小。鉴于该病通常对激素治疗反应良好，治疗后未能收效则必须推敲原有诊断是否正确。

除了验证假设，归纳法的主要用途是从个别知识推出一般性的结论。由于医学领域难以穷尽所有患者，因此多数情况下归纳推理都是不完全的。例如，如果我们观察了 100 例结肠癌的患者，发现有 20 例存活时间超过 5 年，我们可以推论说，结肠癌的 5 年存活率约为 20%。然而，这一有关结肠癌预后的判断，由于人群对象、医疗条件及病情轻重不同，不一定能反映结肠癌的真实预后，也不能无条件地应用于所有患者。可见，归纳推理的结论会超出其前提的知识范围，即使前提正确，其结论也不一定无误。这一点与演绎推理不同，后者只要前提成立，则结论必然也成立。虽然不能保真，但归纳推理却是提出新假说，发现新规律，推动人类知识增长的必由途径。

四、临床思维的动态特征

人类认识事物必须要经过一个由浅入深、由片面到全面、由局部到整体的过程。越是复杂的事物，越难以一下子认识清楚。同样的道理，临床诊断往往也是逐步深入的。诚如张孝骞教授所言："随着疾病的发展和矛盾的转化，诊断可以被证实、补充或推翻。这个认识不是一次完成的，它是一个反复的、动态的过程。"

疾病处于不断发展和变化的过程中，医生的思维也必须时时加以变化和调整，才能及时认清病情演变的趋势，并对先前的判断加以必要的调整。有的疾病在病程初期，其典型特征尚未充分暴露，此时诊断往往有难度。例如，早期胰腺癌仅有非特异性的上腹部不适，缺少黄疸、背痛、消瘦等晚期表现，一般很难发现。有的疾病在病程不同阶段矛盾会发生转化，各有其特殊之处，须加以针对性的识别和处理。例如，有的克罗恩病患者以回盲部溃疡起病，经激素和免疫抑制剂治疗后肠道病变好转，却发生肺部机会性感染，需要调整治疗用药，而控制肺部感染后，原有肠道病变逐渐进展，发生狭窄，又需要手术治疗。因此，病情的不断变化要求医生的思维也要随之而变，刻舟求剑、固步自封的做法显然是行不通的。

随着诊断工作的不断深入，每一项检查结果都会对我们的诊断思维产生影响。这里就不得不提到贝叶斯定理（Bayes theory）了。托马斯·贝叶斯（Thomas Bayes）（1702—1761）是一位英国牧师、数学家，他去世后，家人整理其手稿发现了一篇文章，名为《论机会游戏中的一个问题》（An Essay towards Solving a Problem in the Doctrine of Chances）。在这篇文章中，贝叶斯详细阐述了他的概率思想，后世称为"贝叶斯定理"。其应用于临床医学的意义在于，每个临床发现（诊断线索）都会影响我们对诊断概率的判读。贝叶斯定理的计算公式如下：

验前概率比 × 似然比 = 验后概率比

概率比 = 患病概率/（1 - 患病概率）

阳性似然比 = 敏感性/（1 - 特异性）

阴性似然比 =（1 - 敏感性）/特异性

乍一看，理解贝叶斯定理有一定难度，需要流行病学和概率论的基础知识，但我们可以借助一个事例进行通俗的解读。假设有一个孩子，他对太阳都从东方升起感到好奇，想知道是否每天都会如此。于是，他准备了一些白豆和黑豆，白豆代表太阳升起，黑豆代表太阳没有升起。在前 1d 夜里，因为不知道明天的情况，他认为太阳升起或不升起的概率均为 50%，故取出一颗白豆和一颗黑豆，作为基线资料。第 2d，太阳照常升起了，他取出了第二枚白豆。第 3d，太阳再次升起，他又取出了第三枚白豆。以此类推，白豆越来越多，而黑豆却始终只有一枚，表明相对于太阳不升起，太阳升起的概率越来越大。最后，随着白豆积累到一定数量，他终于有一定把握推测，明天太阳依旧会升起。这一例子同时也展示了归纳式思维的精髓和局限。其精髓在于，每次试验和观察都会改变我们对未来的判断。在本例中，每次观察太阳升起的结果都表现为白豆数量增加一颗，即太阳第2d仍会升起的概率增加了一点。通过不断积累资料并加以研究，可以得出某种规律，从而具备一定的信心来推测未来（从大量实验数据中提出科学猜想的原理也在于此）。归纳式思维局限在于，即使我们积累了相当数量的资料，也只是过去经验的积累，在预测未来时并无绝对的把握，永远有可能存在例外。在上述例子中，即便太阳无数次升起过，我们也无法确定明天太阳是否一定仍会升起（无论白豆数量有多少，一颗黑豆始终存在）。

因此，在贝叶斯定理看来，多数情况下的诊断过程是这样的（图1-1）：

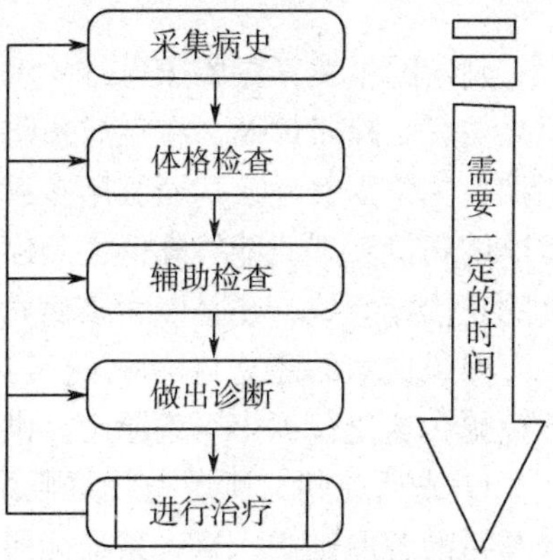

（1）医生通过询问病史提出诊断假说。

（2）通过查体和辅助检查以验证或修改诊断假说。

（3）做出初步诊断。

（4）根据后续病情变化对初步诊断进行修正。

上述每一个步骤都是下一步骤的开始，而下一步骤又可以对上一步骤做出必要的修正。因此，随访患者的意义在于可以得到更多的、有可能改变诊断预期的信息，在此基础上有望更准确地判断病情，做出诊断。

上述诊断流程的优点是按部就班，不易遗漏，但缺点在于进展相对较慢，需要较多的时间，倘若遇上紧急情况，尤其是需要在短时间内迅速判断并干预的危重患者，这一模式就不再适用了。危重疾病的处置不仅要弄清原发病，更要及时发现并干预可能危及生命的急症，这样才能为后续治疗赢得宝贵时间。因此，面对危重患者常常是一边抢救复苏，一边搜集信息，一边做出初步判断，而后在抢救过程中再加以修正（图1-2）。

图1-1 常见的临床诊断和治疗流程

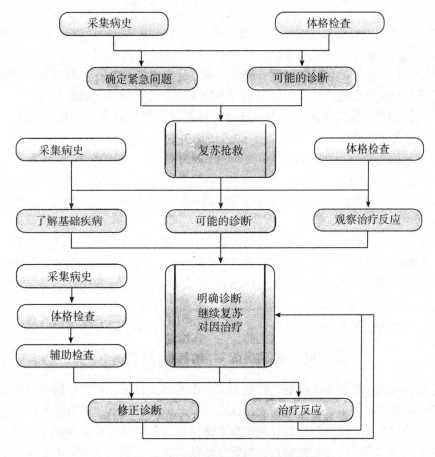

图1-2 危重患者常用诊断和治疗流程

五、因果关系判断

判断因果关系是临床思维的重要任务之一。诊断工作的目的，其实就是在疾病本质和临床表现建立因果关联。除了诊断，在疾病预防和疗效判断方面，也时常需要判断不同现象之间是否存在因果关系。例如，一位因慢性疾病而服用多种药物的患者出现肝脏损伤，哪一个药物的"嫌疑"最大？在人群中推广结肠镜筛查，能够降低大肠癌的发病率和病死率吗？某患者接受一项治疗之后病情改善，疾病好转真的是治疗所致，还是因为该病原本就是自限性的？

因果关系的建立与论证不仅对医学实践很重要，也是科学哲学的热点问题之一，相关研究很多。限于篇幅，这里仅提出 5 条原则，供大家参考。感兴趣的读者可参阅相关专著。

1. 先后原则　所谓先后原则，是指在时间上先有因，后有果。原因必然先于结果发生。在关于因果关系的各原则中，这一条最无疑议。例如，为了弄清药物的不良反应，首先要排查的就是用药时间，那些在不良反应发生之后才加用的药物，显然不可能是不良反应的原因。

2. 求同原则　如果某一临床现象在不同的患者身上出现，而这些患者中有一个特征是彼此都具备的，那么这一特征可能就是该临床现象的原因。

例如，1988 年我国上海市暴发甲型肝炎，先后有 30 余万人被感染。在调查病因时，研究人员发现大多数患者均有食用毛蚶的病史。经过检验，最终证实被甲肝病毒污染的毛蚶是此次疫情的主要病因。

3. 求异原则　如果某现象在一个场合出现，而在另一个场合不出现，两个场合只有一个条件不同，则该条件就可能是这种现象的原因。

临床有时会遇到回盲部病变既像肠结核，又像克罗恩病，从而难以确诊的情况。此时应先按肠结核进行抗结核治疗，如果病情无好转，则转而按照克罗恩病给予糖皮质激素和免疫抑制治疗，若病情改善则支持诊断为克罗恩病。应避免同时给予抗结核和糖皮质激素的疗法，这样做即使病情好转，也无助于判断病因。

4. 共变原则　如果某个因素发生一定程度的变化，而另一现象也随之发生一定程度的变化，则该因素与这一现象之间就可能存在因果关系。

乙型肝炎病毒感染曾被怀疑为肝细胞癌的病因。大量研究表明，乙肝病毒拷贝数越高，肝脏病变越严重，肝细胞癌的发病风险也越高。这一发现强有力地支持了乙肝病毒的致癌作用。

5. 剩余原则　已知某一现象是由复杂因素导致，如果把可能的因素一一加以排除，则剩下的无法排除的因素就可能是真正的原因。

约 10% 的急性胰腺炎病因不明，被称为"特发性急性胰腺炎"。必须排除胆石症、饮食不当、先天性胰管异常、医源性因素（药物、手术、内镜操作）、感染、肿瘤等致病因素后，才能做出这一诊断。特发性不代表没有病因，只是说明该病因目前尚未得到认识。随着研究的不断深入，所谓的特发性因素终究还是可以明确的。

需要指出的是，在实际临床工作中确定因果关联常有困难。原因是多方面的，包括：①疾病的个体差异性大，有些疾病本身就有自愈倾向，易误认为治疗有效。②疾病往往不是单个病因而是多个病因（例如，肿瘤），仅针对某个病因进行治疗难以收效。③各病因之间可能还有错综复杂的联系（例如，药物的相互作用）。④混杂因素的影响。⑤原因和结果之间不仅有必然联系，也有或然联系。因此，为避免机械决定论，在确定因果关联时应持审慎态度，留有余地，不可过于专断。

六、临床医学的不确定性

临床医学是关于可能性的艺术，不确定性是临床工作的一大特征。由于诊断难以绝对准确，我们不可避免地会误诊一部分患者。由于治疗不可能百分之百的有效，总会有一部分患者即使接受了正确的治疗，仍无法得到理想的结局。如何估计和处理这种不确定性，是医生专业素养的重要标志。

首先，医生应当和患者建立良好的关系，将诊疗活动可能面临的获益和风险据实相告，获得患方的理解和支持。

其次，医生需要统筹兼顾，通盘考虑。获益往往与风险相伴随，一般的规律是获益越大，所承担的风险也越大。是否下决心承担风险，取决于可能的获益。假设有一例急性上消化道出血的患者，医生给予静脉抑酸剂和静脉补液一般不会犹豫，因为治疗风险很小，而获益相对明确；而是否要行急诊胃镜检查则需要费一番思量，原因在于这是有创性操作，本身有一定的风险；若保守和内镜治疗失败，出血无法控制而被迫需要手术治疗时，医生就必须考虑更多的因素，例如，患者年龄、一般状况、有无手术禁忌、围手术期可能出现的并发症有哪些等。

最后，不同的疾病的决策"阈值"也有所不同。例如，一例怀疑大叶性肺炎的患者，医生做出诊断后会迅速给予经验性抗生素治疗，原因在于该病治疗得当往往收效很快；即使诊断有误，患者接受的抗生素不良反应也较小，用药相对安全。反之，如果是一个疑诊淋巴瘤的患者，医生在获得确凿的病理诊断之前，一般不会给予化疗或放疗，原因是该病预后不佳，且化疗和放疗的不良反应较多，必须明确诊断后方能实施。

七、临床思维箴言

最后，总结几条临床思维方面的经验。

1. 必须仔细询问病史，因为诊断往往就在其中　无论是常见病还是疑难病，就病史、体征和辅助检查相比较而言，对诊断贡献最大的往往是病史。病史经常可以直接提示诊断，或至少决定后续检查的方向。不仅是现病史，既往史、个人史乃至月经婚育史对诊断也都可能有很大帮助。以腹痛为例，既往腹部手术的患者发生肠梗阻，首先考虑肠粘连；长期从事冶金行业而反复剧烈腹痛者，需除外铅中毒；育龄期女性急性腹痛伴停经，应警惕宫外孕等。

2. 首先考虑常见病　西方医学界有句谚语：If you hear hoof beats, do not think zebras（听见马蹄声，也别想斑马）。意即首先考虑常见病是诊断思维的原则。就发生概率而言，由高到低排列应当是：①常见病的常见表现。②常见病的罕见表现。③罕见病的常见表现。④罕见病的罕见表现。例如，在我国，不明原因发热（FUO）最常见的病因为结核病，若结核病与另一罕见病（例如，家族性地中海热）都能解释临床表现时，应优先考虑结核病。

3. 用一个疾病解释所有表现　上述原则亦称为奥卡姆剃刀（Occam's razor）。奥卡姆（William of Occam）是中世纪英国哲学家，他提出了"如无必要，勿增实体"的思维经济原则，其目的在于尽量减少人为的多余概念，使哲学理论更加简明清晰。有人形容该理论就像锋利的剃刀，将烦琐的经院哲学削得体无完肤，因此称之为"奥卡姆剃刀"。在临床实践中，我们也可借用这一思维原则，尽量用"一元论"来解释整体病情，毕竟同一个体患多种疾病的概率远小于一种疾病。但一元论不是绝对的，当一个疾病无法解释病情全貌时，必要时也需采纳二元论甚至多元论，尤其是老年人（基础疾病较多）、免疫抑制人群（易并发多种感染）和长期住院的患者（医源性疾病）。

4. 专科患者不一定患专科疾病　患者就诊大多根据自己的症状，选择科室可能带有一定的盲目性。医生若不注重整体观念，鉴别诊断只从本科角度出发，则可能造成误诊。例如，因恶心、呕吐就诊消化科的患者，所患疾病可能在其他系统，有些还是临床急症，需要快速识别和处理，如青光眼、脑卒中、心肌梗死、酮症酸中毒、肾上腺危象等。可见，有时医生需要突破思维定势，扩大知识面，才能提高诊断水平。

5. 不轻易结束诊断思考　卡尔·波普尔（Karl Popper）曾说过："科学命题的根本特征在于能够被证明是错误的。"强调的正是人类认识的相对性。患者的疾病是客观的，而医生的诊断是主观的。要让主观认识符合客观实际，医生就必须有否定自己的勇气。疾病是一个动态演变的过程，即使初始诊断无误，也只能反映疾病某一阶段的情况。病情新的变化，可能促使医生修正、更改甚至完全推翻原有判断。对原有诊断保持一定程度的怀疑，不轻易下最后结论，为后续思考留有余地，都是这一原则的体现。例如，一例腹痛和血淀粉酶升高的老年人被诊断急性胰腺炎，经保守治疗后好转，但该患者并无胆石症或饮食不当等急性胰腺炎常见诱因，经治医师并没有因为病情好转而放弃进一步的探究。经过随访观察，发现患者胰腺周围渗出逐渐吸收，但胰头部有一个占位却始终不曾消失，进一步检查证实为胰腺癌。该胰头肿瘤阻塞胰管引发了胰腺炎，由于诊断及时，胰腺癌尚未发生转移，术后 4 年患者依然存活。

6. 不为表面现象所迷惑　类比是一种重要的临床思维方法。将患者的临床表现与已知疾病进行比较，根据相似程度判断诊断概率，是常用的诊断方法。然而，很多疾病的临床表现都有一定的相似性，鉴别诊断不仅要"异中求同"，更要学会"同中求异"，要能从复杂纷乱的表现中抓到要害，理出头绪。何谓病情的"要害"？一般而言，表现相对明显、持续存在、有规律可循的，常为疾病的重要表现，需要认真看待。例如，一位住院患者长时间发热，按感染治疗无效。通过仔细观察，医生发现患者发热很有特点：上午多无症状，体温总是在下午升高，发热时一般情况好，可以读书看报，因此怀疑为"药物热"，果断停用了所有抗生素，次日患者即热退。这一病例说明，同样是发热，有的医生只看到了表面现象，想当然地认为是感染，却没有进行更深层次的分析，从而错过了正确诊断的机会。

7. 需要治疗的是患者，不是数字　随着临床医学的发展，用于评估病情的定量指标日益增多。但我们不能忘记，患者的感受永远都是第一位的。这不仅是医学人文关怀的问题，就医疗技术而言，患者的症状、主观感受依然有不可替代的重要价值。例如，急性胰腺炎的患者何时可以恢复进食，并不取决于血淀粉酶何时降至正常，而是要看患者腹痛症状是否缓解，腹部压痛的体征是否消失。反之，盲目追求检查数值好转，而忽视病情的整体趋势变化，却可能对患者造成不良影响。例如，肝硬化并发腹腔积液的患者若过度利尿，虽可减少腹腔积液产生，但却可能造成肝性脑病或肝肾综合征等不良后果。可见，时刻要以患者为中心，综合判断病情变化，才能不背离临床医学的本质。

以上介绍了临床思维几个方面的内容，包括：临床思维的定义；病情资料的分析、综合与验证；动态观察病情变化的重要性；疾病现象之间因果关联的判断；医疗实践不确定性的处理方法。临床思维的内涵与外延都非常广阔，限于篇幅，这里只能给予扼要叙述。患者是我们最好的老师，作为医生战胜疾病的重要武器，临床思维最终还是要在医疗实践中打磨和提高。书山有路，医海无涯，希望青年医生们树立正确的学习态度，在工作中不断提高和成长，为患者提供最佳医疗服务。

（张秀静）

第二节　消化病学临床思维特点

在内科的各分支学科中，消化系统疾病不仅发病率高，疾病负担重，而且涵盖面广、病种丰富、疑难罕见病多，与其他专科常有交叉。消化病学临床思维既有内科思维的一般规律，又有自身的特殊之处。对于青年医生来说，以下几点值得关注。

一、打下扎实的内科基本功

由于临床和基础研究快速向纵深发展，医学信息量呈指数级增长，单个疾病诊疗所需要的知识量大为增加，高度的专科化成为临床医学的主流趋势。毫无疑问，细分医学专业有助于提高特定疾病的诊疗质量，但过早划分专科、过分强调专科化却容易造成专科医生知识面狭窄，缺乏全面、系统的临床思维，使得各专科横向沟通变得困难，对医学人才培养也带来了一定的消极影响。不仅如此，随着生活环境改变和老龄化社会的到来，人类疾病谱发生了很大变化。消化道肿瘤、免疫及代谢性疾病等具有综合性、复杂性，累及多系统的疾病发病率逐年升高，与此相适应，消化病学必须强调局部与整体的辨证统一。对于尚在成长的青年消化医师而言，要想熟练掌握本专业的诊治技术，不仅需要掌握消化专科的相关知识、理论和方法，还要具备扎实的内科基本功，才能在复杂多变的临床环境中应付自如。

仅以肝功能这一常见的消化科检验项目为例，就足以显示内科基本功的重要性。事实上，虽名为"肝"功能，但该检查所反映的人体异常却远远超过了肝脏的范畴。例如，①天冬氨酸氨基转移酶（AST）升高不仅见于肝脏疾病，还可见于横纹肌溶解、多发性肌炎、急性心肌梗死等肌肉病变。②碱性磷酸酶（ALP）升高可能继发于肝炎、肝硬化和胆汁淤积性肝病，还可见于骨骼疾病，例如，骨软化、佝偻病、甲状旁腺功能亢进、骨转移癌等，部分青少年的血碱性磷酸酶本身就高于成人。③乳酸脱氢酶（LDH）也是如此，该酶广泛存在于体内各器官，LDH升高不仅见于肝脏受损，还可能发生于肺栓塞、脑卒中、休克、肿瘤等多种疾病。④肝硬化等终末期肝病可造成血清蛋白下降，但血清蛋白下降并不是肝硬化的"专利"，人体清蛋白水平受多种因素影响，除了肝脏合成能力下降外，营养摄入不足、机体消耗增加（慢性感染、恶性肿瘤等）、体外丢失过多（肾病综合征、失蛋白肠病等）均可造成血清蛋白减低。⑤最后再说说黄疸，以结合型胆红素升高为主的黄疸可能是肝细胞或肝内小胆管受损造成的肝内瘀胆，也可能是胆总管结石、胰头癌等肝外病变造成的梗阻性黄疸，还可能是休克、中毒、胃肠外营养、移植物抗宿主病等系统性疾病引起；以非结合型胆红素升高为主的黄疸，最常见于Gilbert综合征和血液疾病（溶血性贫血、无效造血等），还可能是药物及心力衰竭、甲状腺功能亢进等其他疾病所致。

二、综合运用物理诊断与辅助检查

与其他专科疾病相比，消化科的辅助检查手段可谓丰富。随着影像和内镜技术的快速发展，已经能够直观呈现消化系统各器官，临床上胃肠道已无"盲区"可言。但这并不意味着传统物理诊断（physical diagnosis）技能已无足轻重，作为临床基本功，采集病史和体格检查对于诊断的重要价值是永远不会过时的。物理诊断的优势在于花费低廉，便捷迅速，可以随时重复，有利于及时发现病情变化。物理诊断还要求医师直接来到床旁，完整地采集病史，仔细查体。这使医生有更多的时间与患者相处，患者能感受到医生关心其疾苦，非常有利于密切医患关系。物理诊断对外部条件要求不高，是其另一优势。我国经济发展不均衡，仍有不少地区卫生投入不足，医疗设施匮乏，多数患者经济承受能力有限，医生娴熟的物理诊断技能就更凸显其优越性。

物理诊断的劣势在于可重复性不强，准确性和敏感性有时不及辅助检查，同时不能完全避免主观因素。这些恰恰是辅助检查的优势。辅助检查可靠性较强，更加精确，能够更早地发现病变。影像、内镜和分子生物学检查手段已经成为重要的诊断依据。某些疾病几乎只能依靠辅助检查才能做出确切诊断，例如，恶性肿瘤、病毒性肝炎、炎症性肠病、某些消化道遗传性疾病等。

辅助检查的缺点也很明显，首先是价格昂贵。我国卫生系统长期投入不足，欠账较多，医疗费用已成为社会普遍关注，影响国计民生的重大问题。当前医患关系紧张，医疗环境恶化，不少医生为了保护自己而实施"防御性医疗（defensive medicine）"，表现为"撒大网"，尽量多地做各种检查，以减轻自己的医疗责任。过度应用辅助检查，无形中助长了医疗费用的上涨。其次，虽然辅助检查的结果相对客观，但也不能完全避免主观性。因为即使检查技术是客观的，仍然需要医生判读结果，不同的人对结果的解释不可能完全一致。例如，一处胃黏膜病变，初学者可能对其熟视无睹，而经验丰富内镜医师却可以直接诊断早期胃癌，并准确判断病变范围和浸润深度。即使被誉为"金标准"的病理诊断，与医生的经验水平也有直接的关系，一例胃印戒细胞癌的病理切片，经验不足的病理医生可能会将黏膜下层的印戒细胞误认为普通的淋巴细胞而漏诊，而能力较强且观察细致的病理医生就可以做出正确诊断。最后，某些辅助检查有一定的侵入性和损伤性，如果应用不当，反而可能导致医源性损害。例如，放射检查有一定的辐射量，造影剂造成过敏和肾功能受损，内镜操作导致胃肠穿孔和出血等。

可见，物理诊断和辅助检查是相互依赖、互为补充的关系。辅助检查较多是消化疾病诊疗的一大优势，但要节约医疗资源，善加利用，才能发挥其最大效应。只有在物理诊断的基础上有选择地进行辅助检查，凭借高新技术成果来弥补临床医生感官的自然局限，才能保证临床诊断的精确性。

三、熟练掌握并应用病理生理知识

人体消化和吸收的生理功能较为复杂，消化道还是全身最大的免疫和内分泌器官，因此消化疾病不可避免地要与全身其他系统（呼吸、循环、血液、免疫、内分泌）发生密切的关联。必须掌握病理状态下各脏器之间的关系以及对全身状态的影响，才能在临床工作中准确判断，正确处置。

以肝硬化为例，理解肝硬化的各种并发症就离不开病理生理学的知识。如肝硬化腹腔积液，其产生机制至少有四种可能：①门静脉高压。②低清白蛋白血症。③肾素-血管紧张素-醛固酮系统激活。

④腹腔淋巴回流障碍。只有深入理解肝硬化腹腔积液的发生机制，才能正确运用抽腹腔积液、补充清蛋白、利尿等综合治疗手段控制腹腔积液产生。在治疗腹腔积液的过程中如何监测疗效，同时避免不良反应（电解质紊乱、肝性脑病、肾功能不全），也需要病理生理学知识的指导。

肝硬化的患者若出现肝性脑病，除了乳果糖灌肠、营养支持及对症治疗外，及时发现并去除诱因十分重要。肝性脑病的诱因有哪些？运用肝脏疾病的有关病理生理知识进行思考，不难想到以下可能：①便秘。②消化道出血。③水电解质紊乱，尤其是大量放腹腔积液或利尿后造成的容量不足、低钾血症和低钠血症。④蛋白质摄入过多。⑤感染，特别是自发性腹膜炎。⑥手术、输血、外伤、酗酒等其他因素。尽快识别并纠正上述诱因，是处理肝性脑病的关键。

四、借助网络资源，提高诊断能力

利用循证医学手段，查找、评价并应用高质量的临床研究结论，可以提高临床决策的质量，此处仅简述信息资源对疑难消化疾病的诊断价值。在临床工作中遇到诊断困境时，可以抓住患者突出的疾病特点，充分利用信息工具检索文献，有助于建立诊断。例如，北京协和医院消化科曾收治一例顽固性胃轻瘫并发脑白质病变的年轻患者，病情进行性加重，治疗反应差，却始终诊断不明。由于常规诊疗思路无法解决诊断难题，于是考虑是否为临床不熟悉的罕见病。

为求诊断，遂以"假性肠梗阻（ileus）"和"脑白质病（leukoencephalopathy）"作为主题词检索PUBMED 数据库，发现一种罕见疾病——"线粒体神经胃肠脑肌病（mitochondrial neurogastrointestinal encephalomyopathy，MNGIE）"能满意地解释全部临床表现。该病是一种常染色体隐性遗传疾病，致病突变位于 22q13.32 脱氧胸腺嘧啶核苷磷酸化酶（TYMP）基因。TYMP 基因编码胸苷磷酸化酶（TP），能催化胸苷磷酸化或脱氧尿苷向胸腺嘧啶或尿嘧啶的转变，在核苷酸救助通路中起着重要作用。TYMP 基因突变后 TP 失活，进而造成线粒体结构或功能异常，引起细胞呼吸链及能量代谢障碍，主要累及脑和横纹肌，表现为胃肠动力障碍、恶病质、进行性眼外肌麻痹、周围神经病及脑白质病。

除临床表现符合外，该患者父母为近亲结婚，更加支持遗传病的诊断假设。在其他科室（神经科、眼科、放射科、营养科等）的支持下，针对性地开展相关检查，发现患者确有高乳酸血症、眼外肌麻痹、肌肉萎缩和周围神经病，均系 MNGIE 的典型表现。最终通过基因检测，证实该患者 TYMP 基因存在 c.217G > A 的纯合突变，而患者父亲、母亲及姐姐均为该突变杂合子。回顾诊断经过，该患者最终得以确诊，首先应归功于通过文献获得正确的诊断线索。可见，在信息时代善于利用网络资源，对疑难罕见病例的诊断极有帮助。

五、消化病学临床思维实例剖析

下面将一个实际病例，对消化病学临床思维的特点加以剖析。

病例摘要（第一部分）：患者女，32 岁，因"气短、乏力 9 个月，加重伴双下肢水肿 5 个月"于 2010 年 10 月 25 日收入院。患者于 2010 年 1 月起气短、乏力，活动耐力下降，伴耳鸣、脱发。5 月起双下肢对称性水肿，严重时蔓延至大腿，晨轻暮重，休息后减轻。自觉大便颜色加深，排便次数及性状无变化。尿量及尿色无异常变化。可平卧，无夜间呼吸困难，无咳嗽、咳痰、咯血，无腹痛、恶心、呕吐、腹泻。体重变化不大。无偏食，月经量中等。既往体健。

1. 第一次临床分析　主要临床问题在哪个系统。气短、乏力并非特异性症状，可见于慢性充血性心力衰竭、呼吸功能不全、贫血以及内分泌代谢异常等多种疾病。患者水肿严重，且为对称性，应考虑全身疾病。按器官来分类，水肿病因可大致分为肝源性、肾源性以及心源性。本例既往无基础疾病、呼吸困难，不符合充血性心力衰竭或肺部病变的表现，难以用此解释病情。水肿特点也不似肾脏疾病，排尿无异常，需查尿蛋白及肾功能方能明确。耳鸣和脱发是缺铁性贫血的常见症状，该病也可引起气短。

病例摘要（第二部分）：入院查体：生命体征平稳。发育正常，体型较瘦（BMI 18.1），皮肤黏膜苍白。全身浅表淋巴结未及肿大。心肺（－）。腹平软，无压痛，肝脾肋下未及。移动性浊音（－）。双下肢中度可凹性水肿。

2. 第二次临床分析　发现贫血并考虑病因。本例既往无慢性肝病史，体检无肝硬化表现，考虑肝源性水肿可能性小。体检提示贫血。育龄期女性缺铁性贫血发病率较高，多与铁摄入减少或月经量过多有关，本例与此不符。病史提到大便颜色加深，贫血病因需警惕消化道出血，但贫血不易解释如此严重的水肿。

病例摘要（第三部分）：血常规 WBC 为 8.45×10^9/L，中性细胞为 0.61，淋巴细胞为 0.31，Hb 为 72g/L（小细胞低色素贫血），PLT 为 542×10^9/L。大便常规及苏丹Ⅲ染色（-），潜血持续（+）。尿常规（-）。24h 尿蛋白定量 0.05g。肝肾功 TP 为 45g/L，Alb 为 21g/L，余正常。凝血时间及纤维蛋白原均正常。血清铁及骨髓穿刺：符合缺铁性贫血。乙肝五项、丙肝及 HIV 抗体（-）。

3. 第三次临床分析　贫血及低清蛋白血症的病因。本例缺铁性贫血明确，血小板明显升高可能是骨髓增生活跃的表现。结合粪便潜血阳性，考虑慢性消化道失血所致。同时存在严重的低清蛋白血症，似乎也可以解释水肿。问题在于如何将两者联系起来？从病理生理机制来分析，低清蛋白血症的原因有：①摄入不足。②合成减少（见于慢性肝病）。③消耗增加（包括炎症、肿瘤、甲状腺功能亢进等）。④丢失过多。从病史来看，患者进食尚可，无慢性肝病证据，凝血功能完好，亦无发热等高代谢表现，因此清蛋白下降的原因应重点怀疑丢失过多。人体内清蛋白丢失的途径主要有两个：肾脏和消化道。本例尿蛋白阴性，肾功能正常，无肾脏病变证据，因此需考虑失蛋白肠病，即某种胃肠道病变造成慢性失血和清蛋白丢失。

病例摘要（第四部分）：血沉为 2mm/h，C 反应蛋白（CRP）为 12mg/L。抗核抗体（ANA）、抗可提取核抗原（ENA）抗体、抗双链 DNA（ds-DNA）抗体、抗中性粒细胞胞质抗体（ANCA）、抗酿酒酵母细胞抗体（ASCA）、抗麦胶蛋白抗体、补体及免疫球蛋白均（-）。癌胚抗原（CEA）、糖抗原 19-9（CA19-9）及糖抗原 125（CA125）均正常。心脏超声和胸片未见异常。小肠造影：小肠黏膜稍增粗。腹部 CT 及小肠重建：肠系膜根部多发肿大淋巴结，盆腔小肠局部肠壁稍增厚。胃镜：慢性浅表性胃炎，胃及十二指肠黏膜轻度水肿。活检：胃窦及十二指肠降部黏膜慢性炎。结肠镜未见异常。

4. 第四次临床分析　将病变部位锁定在小肠。目前检查未发现胃和大肠有明显异常，因此下一步检查重点应放在小肠，尤其应仔细观察小肠黏膜。本例炎症指标不高，肿瘤标记物和自身抗体筛查均阴性，小肠病变性质为何尚无线索。小肠的常用检查手段有两种：小肠镜和胶囊内镜。其中小肠镜可取黏膜活检，但系侵入性检查，需全身麻醉方能实施，而本例清蛋白低，贫血，一般情况弱，检查风险较高。胶囊内镜简单无创，可观察全部小肠黏膜，有利于病变定位和初步定性。该检查最主要的并发症是胶囊滞留，但本例临床表现及检查结果均未发现肠梗阻证据，无检查禁忌，适合选用。

病例摘要（第五部分）：与患者沟通后，决定行胶囊内镜检查。2010 年 11 月 9 日行胶囊内镜：食管、胃未见异常，胶囊内镜进入回肠后可见回肠黏膜间断巨大浅溃疡及白色炎性渗出，有时可见胶囊在肠内短暂潴留，勉强通过。最后胶囊内镜仍在回肠，未进入大肠。检查结束后 1 周仍未见胶囊内镜排出，腹部平片证实胶囊滞留于第 6 组小肠。患者无腹痛、腹胀等不适，余病情同前。尝试用结肠镜取出胶囊内镜，进入末段回肠约 30cm，未能发现。患者表示暂不接受手术。

5. 第五次临床分析　小肠病变分析及胶囊滞留的处理。胶囊内镜发现小肠黏膜确有病变，为节段性分布的溃疡，病变形态类似克罗恩病（CD）。文献也曾有 CD 造成蛋白丢失性肠病的报道，且溃疡形态与本例相似，因此 CD 确实需要考虑。但仔细分析后又发现，本例也有不符合 CD 之处。例如，消化道出血为 CD 活动表现，但本例炎症指标并未升高，同时也没有肠腔狭窄、肠瘘等 CD 其他常见表现，ANCA 和 ASCA 均阴性。因此，本例虽然 CD 可能性较高，但还不是最终诊断，尚需进一步观察。

胶囊内镜虽属无创性检查，但少数患者会发生胶囊滞留，发生率 1%～5%。即使检查前并无肠腔狭窄的表现，仍有个别患者发生滞留，本例即如此。从小肠黏膜病变性质来看，推测胶囊滞留的原因应是肠腔狭窄。此种情况下有三种选择：①保守治疗观察。②尝试用小肠镜取出胶囊。③开腹手术。小肠镜操作风险高，且由于肠腔狭窄，能否成功取出胶囊无把握。开腹手术能取出胶囊，还可切除病变肠段，有利诊断，但患者明确拒绝手术，目前亦无急诊手术指征。考虑到小肠黏膜存在炎性病变，临床没有感染（例如，结核）的证据，同时尊重患者的意愿，最终决定先按 CD 给予试验性治疗，若能收效，不仅病情有望缓解，且病变肠段炎症水肿好转，肠腔狭窄有望减轻，胶囊仍有可能自行排出。若届时仍未排出，则考虑手术治疗。患者对这一方案表示认可。

病例摘要（第六部分）：2010年11月16日，加用泼尼松40mg，1次/d及美沙拉嗪1g，3次/d。Hb回升至80g/L，ALB升至25g/L，要求出院随诊。但出院1个月后Hb再次下降至65g/L，ALB降至20g/L。出现脐周绞痛，进食后加重，便中有时带鲜血。腹平片：胶囊仍滞留于回肠。经过充分沟通，患者终于同意手术。2011年2月17日，行剖腹探查术。术中见距回盲瓣1m至50cm处小肠间断多发增厚充血病变，胶囊内镜嵌顿于中间一处狭窄病变上方，位于末段回肠，余小肠未见异常。遂切除50cm病变回肠，回肠端端吻合，吻合口距回盲部50cm。手术顺利。台下检查手术标本，见胶囊嵌顿处肠腔严重狭窄，小指不能通过。术后病理：病变肠段可见多发浅溃疡，深度不超过黏膜下层，伴肠腔狭窄，最终确诊为"隐源性多灶性溃疡性狭窄性小肠炎（cryptogenic multifocal ulcerous stenosing enteritis，CMUSE）"。术后患者恢复顺利，泼尼松从20mg 1次/d起缓慢减量，水肿减轻，腹痛消失，排黄色成形软便。术后2个月后电话随访，Hb为117g/L，ALB为41g/L，已恢复正常工作。

6. 第六次临床分析　确诊及后续治疗经糖皮质激素和美沙拉嗪治疗后，病情一度好转，但旋即再度加重，且出现肠梗阻症状，出血量也较前增多，已有明确的手术指征，手术也有助于明确诊断。术前的临床诊断考虑CD可能性大，但手术切除肠段的病理特征与CD的全层炎和裂隙样溃疡完全不同，提示为一种新的小肠炎性疾病。结合患者临床表现，通过检索文献及临床，病理讨论会（clinical pathological conference，CPC）最终确诊为有别于CD的另一种小肠疾病——CMUSE。

CMUSE是一种较为罕见的小肠疾病，最早由Debray在1964年报道，迄今全世界报告不超过40例。该病病因尚未明确，但可能是一种自身免疫性疾病。其诊断标准为：①不明原因的小肠狭窄和梗阻。②病理显示黏膜层和黏膜下层的浅表溃疡。③慢性病程，反复发作，尤其术后易复发。④血沉和C反应蛋白等炎症指标正常。⑤糖皮质激素治疗有效。

几乎所有患者均有慢性消化道出血，易造成缺铁性贫血。个别病例也可经肠道丢失蛋白而引起低清蛋白血症。CMUSE各溃疡之间的肠黏膜正常，因此可出现类似CD的节段性和跳跃性狭窄改变，狭窄近端肠腔可明显扩张。病灶孤立的CMUSE病例，消化道造影和术中所见均酷似小肠恶性肿瘤。与CD不同的是，CMUSE的溃疡表浅，只累及黏膜层和黏膜下层，不会出现CD的全层炎和裂隙样溃疡，因此一般不会出现肠穿孔或肠瘘，也很少发生致命性大出血。CMUSE的炎症指标多正常，肠梗阻处于急性期时可轻度升高，是与CD的另一鉴别点（本例即是如此）。由于溃疡处纤维组织增生、牵拉以及黏膜肌层增厚，可造成溃疡附近的肠腔挛缩、狭窄，因此多数病例均有不同程度的肠梗阻表现，出现腹胀、腹痛、呕吐等。本例最初即有肠腔狭窄，但并未出现肠梗阻，直至胶囊内镜滞留方才显现。事实上，正是胶囊内镜的嵌顿，才帮助指示了病变部位，经保守治疗无效后决定手术，最终得以确诊。

CMUSE对糖皮质激素有效，但由于病例数过少，剂量和疗程尚无统一意见。该病术后有复发倾向，因此需密切随访。少数糖皮质激素效果欠佳者可应用免疫抑制剂治疗。对于肠腔狭窄而又不宜手术的患者，小肠镜下球囊扩张治疗亦有报道，但远期效果尚有待于进一步观察。

总结和点评：本例是一罕见的小肠炎性疾病，易与克罗恩病混淆。小肠曾经是消化科医生的相对"盲区"，但随着检查手段的进步，我们对小肠病变的认识正越来越深入。某些检查方法，如胶囊内镜虽然理论上无创，但也有发生并发症的可能，在选择时需充分权衡利弊。面对消化道的疑难病例，必须善于分析异常结果，同时保持开阔的诊断思维，与患者充分沟通，多科室密切协作，必要时结合临床查找和研读相关文献，才能解决诊断难题，改善患者预后。

（张秀静）

第三节　内科临床思维在消化疾病诊治中的应用

消化疾病是内科的常见病，消化病学也是内科学的重要分支。近年来，随着诊断技术（尤其是影像和内镜）的不断进步，消化科的学科建设取得显著进展，已成为一个特色鲜明，而又与内科其他专业有密切关联的三级临床学科。医学生和青年医生们也许会问，既然已经成了一门专科，消化医生只需要掌握本专业的知识和技能就足够了，为什么还要强调内科临床思维？内科思维对于消化疾病的诊治究竟有何价值？要回答这些问题，我们首先要了解什么是临床思维，内科的临床思维又有什么特点。有关这一问题的详细分析，可参见本章第一节和第二节。

一、临床思维的定义及其重要性

所谓临床思维，是指我们在诊治疾病时所遵循和使用的思维方法，是我们探究和认识疾病的重要武器。临床思维是医疗工作的基础，没有正确的思维，就不会有正确的行动。无论是哪个专科的医生，只有掌握了正确的思维方法，才能准确、高效地医治患者。内科是临床医学的核心学科，为其他专业提供知识和理论基础。内科疾病病种全，患者人数大，临床表现复杂而多样，诸多疑难、罕见的疾病常对我们的诊治能力提出挑战。倘若没有清晰而又缜密的临床思维，就无法灵活地解决临床难题。当然，所谓内科临床思维，并不是要求医学生和青年医生掌握内科各专科的全部知识，而是要求大家养成正确的思维习惯，培养综合而又抽象的思维能力。须知，一个优秀的消化科医生首先应当是一名合格的内科医生，应当具有扎实的内科基本功、广博的内科知识和全面的内科临床功底，这样才能突破某些局限，正确地把握和分析临床问题（图1-3）。

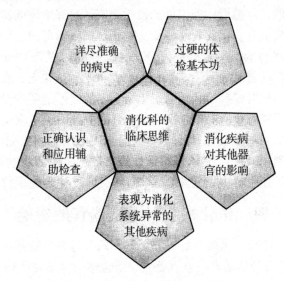

图1-3 内科临床思维在消化疾病的应用

二、技术进步对临床思维的推动和影响

近年来，用于临床工作的先进仪器越来越多，影像和内镜技术发展迅猛，大大提高了消化科的诊断能力，也深刻地改变了学科面貌。有些医生片面满足于技术的进步，却未能正确看待诊断技术的局限性，对仪器产生依赖心理，甚至认为传统的内科基本功（采集病史、床旁体检等）也已过时，一切都得靠辅助检查"说了算"。有些医生热衷于学习内镜等新技术，不愿意花时间到床旁与患者交流，忽略了作为临床思维基石的"临床调查"。这些现象令人担忧。顾名思义，"临床"医学强调的是医生来到床旁（bedside）探望、诊疗患者的过程。无论辅助检查技术如何发展，也无论是哪个专科，医生与患者密切接触、充分沟通，通过患者的叙述充分了解病情，通过视、触、叩、听等物理手段观察病情，都是诊疗活动必不可少的基本环节。这些诊疗本领不能因为辅助诊断技术的发展而丢弃。

三、临床思维的培养是医生永恒的课题

病史是构建诊断大厦的基石。对于内科诊断思维的形成，采集病史最为重要，难度也最大。一份高质量的病史，不仅能够生动、形象地描绘出疾病发展的过程，还能反映出症状和体征背后的病理生理学机制，这样的病史本身就有诊断意义。在日常工作中，患者叙述的病史常常是琐碎、凌乱和不完整的。

医生要从这些原始资料中主动挖掘，进而分清主次，合理取舍，最终整理出一条病情发展的主线，这就是"分析"与"综合"的能力。关于病史的重要性，中外医学家都曾有所感言，诸如"患者病情常常千差万别（diseases do not read textbooks）""认真倾听病史，诊断往往就在其中（listen to your patients, they will tell you the diagnosis）""病史需要主动构建，而非简单询问（to build a history rather than taking one）"等，均非虚言。临床实践和研究表明，约半数疾病依靠特征性病史即可做出初步诊断。即使一时不能确立诊断，病史也有助于缩小鉴别诊断范围，提高验前概率，为进一步针对性检查做好铺垫。

采集病史的能力必须在长期的临床实践中反复磨练，才能得到提高。病史的质量也能够反映医生思维水平的高低。例如，夜间在急诊接诊一位腹痛的老年患者，通过询问得知腹痛发病极为突然，以至于患者完全记得发病的时刻，能够清晰地回忆当时正在看的电视节目。患者描述腹痛为一种刀割样剧痛，非常剧烈，瞬间疼痛程度即达峰值，腹痛同时还伴有胸背痛，沿脊柱向下放射。根据上述症状特点，结合长期高血压、动脉粥样硬化的既往史，当即怀疑"胸主动脉夹层"，立即行心脏超声和CT检查而明确诊断，转外科手术治疗。倘若没有通过仔细询问病史而迅速怀疑这一致死性的疾病，就无法在第一时间进行针对性的检查，患者就不能很快确诊，很可能是另一个结局。

过硬的体检基本功也是消化科医生不可或缺的。如肝掌、蜘蛛痣、黄疸、肝脾肿大、锁骨上淋巴结肿大等体征，对于诊断常有重要提示作用，甚至直接影响病情判断。有时体检甚至能够补充辅助检查的不足。例如，门诊一位便血的青年患者，外院结肠镜检查阴性，仔细询问得知其便血特点为排便终末期出现，为少量鲜血，不与粪便混合，据此判断病变应位于肛门直肠部位。当即做直肠指诊，结果近肛缘处触及质硬肿物，转外科手术后确诊为直肠癌。由于肿瘤距肛门仅 2~3cm，结肠镜开始若盲进过深，退镜时在直肠又不注意反转观察就可能漏诊。另一例患者由于食欲缺乏、食欲下降而多次就诊各大医院消化科，反复接受各种检查，仅胃镜和结肠镜就有十余次，始终不能明确诊断。门诊接诊时发现该患者神情淡漠，测血压偏低，双手背侧指间关节、肘关节和口腔黏膜均有色素沉着，从而想到原发性肾上腺皮质功能不全（Addison病），经检查后很快确诊，激素替代治疗后症状完全消失。从上述两个病例可以看出，内科基本功是包括消化科在内所有内科医生的立足点，任何时候我们都不能丢弃这一重要武器，否则再先进的辅助检查手段也将成为无源之水，无本之木，更遑论医疗质量的提高。

四、消化疾病对其他器官的影响

消化器官包括食管、胃、小肠、大肠、肝脏、胆囊、胰腺等多种脏器。这些器官不仅要做好向机体提供营养的"本职工作"，还有分泌激素、调节免疫、预防感染、参与代谢、维持肠道微生态等诸多功能，并借此与其他脏器建立千丝万缕的联系，共同维持人体内环境的稳定。不少消化疾病对机体的影响并不局限于消化系统，在其他器官的表现甚至更为突出。

以消化科常见的胃食管反流病（GERD）和肝硬化为例，两者疾病虽在消化系统，但对呼吸系统也会造成影响。GERD胃酸反流刺激咽部可引起慢性咽炎，患者出现慢性咳嗽；影响下呼吸道时还可引起哮喘；个别患者长期大量反流并被误吸至肺内，甚至可能造成肺纤维化。肝硬化形成右侧胸腔积液临床十分常见。慢性肝病某些血管活性物质代谢受到影响，部分患者肺部毛细血管床过度开放，可造成右向左分流，引起顽固性低氧血症，被称为"肝肺综合征（hepato pulmonary syndrome）"。少数肝硬化患者还可出现肺动脉高压，表现为呼吸困难，活动耐力下降，被称为"门肺高压（portal pulmonary hypertension）"。晚期肝硬化患者因肝脏灭活血管活性物质能力下降，外周循环阻力下降，心脏被迫提高心排血量以维持循环稳定。心肌长期负荷过重，还可出现"肝硬化心肌病"。

再如，幽门螺杆菌是胃溃疡和胃癌的重要病因之一，这一点已为广大消化医生所熟知，然而新近研究却发现幽门螺杆菌对机体的影响远远超出了胃肠道的范畴。该菌引起的胃部慢性炎症，可激活体内免疫系统，与血小板减少性紫癜、慢性荨麻疹以及动脉粥样硬化症等多种疾病均有潜在关联。副癌综合征（paraneoplastic syndrome）是另一个常见的问题。原发性肝癌可能造成低血糖症；胰腺癌可以引起血钙升高；某些消化道恶性肿瘤可引起多种多样的神经系统症状（感觉减退、肌力下降、共济失调、痴呆、昏迷等）。倘若不能站在全身的角度来分析和研究这些问题，将无法正确理解消化疾病对全身的影响。

近年来，与精神心理疾病密切相关的功能性胃肠病日益引起重视。功能性胃肠病（functional gastro-intestinal disorders，FGIDs）是消化系统最常见的一组疾病，在成人包括 6 大类 28 种疾病。中国普通人群中 FGIDs 的患病率约为 20%，许多患者因为各式各样的消化症状就诊，仅肠易激综合征（irritable bowel syndrome，IBS）就诊患者就占消化内科门诊量的 23.6%。即使经过血生化、影像、内镜等反复检查，仍不能发现可以解释其症状的病因，对症治疗效果有限。对很多医生来说这类疾病似乎看不见、摸不着，常规处置无效，很容易感到沮丧；而对患者而言，则担心自己患了"检查不出来的罕见病"。频繁就诊既浪费了宝贵的医疗资源，也严重影响了患者的生活质量，因就诊而产生的大量误工和消耗，对社会也是不小的负担。

随着医学模式的转变，"生物－心理－社会模式"为更好地理解 FGIDs 的发病、发展和转归提供了可能。目前认为 FGIDs 是心理－社会因素和胃肠道生理紊乱通过脑－肠轴相互作用的临床产物，很多时候属于典型的全身性疾病，而非局限于胃肠一隅。相当多数的 FGIDs（尤其是顽固性病例）存在焦虑、抑郁等精神心理障碍，胃肠症状与心理疾病共同存在，互相促进。治疗 FIGIDs 不能只关注消化系统，还要重视和干预共病的精神心理问题，只有同时改善患者的精神心理状态和胃肠症状，病情才能得到良好的控制。

五、表现为消化道症状的其他疾病

不仅如此，某些其他系统疾病的消化道症状甚为突出，患者可能因此而就诊消化科。倘若消化医师知识过于狭隘，会导致临床思维的偏倚，结果就是误诊、漏诊。例如，终末期肾功能衰竭患者常有食欲减退、恶心、消瘦，患者及家人可能误以为是消化疾病而来就诊。慢性溶血性贫血可导致色素型胆石，进而引起胆绞痛、急性胆囊炎或胆源性胰腺炎。早期视神经脊髓炎的患者由于影响了延髓的呕吐中枢，可出现顽固性呕吐，而神经系统症状却并不明显。这类患者常在消化科接受大量检查而无异常发现，直至出现神经系统异常才获诊断。

仅以内分泌疾病为例，这方面的例子就很多。我们知道甲状腺功能亢进可因胃肠道蠕动加快而引起腹泻，然而甲状腺功能亢进患者也可因胆红素代谢障碍而出现黄疸，可以是结合型胆红素升高为主，也可以是非结合型胆红素升高为主，知道这一点的医生恐怕并不多。糖尿病酮症酸中毒和肾上腺危象均可引起急性剧烈腹痛，症状酷似急腹症，少数患者甚至因此而接受剖腹探查，造成严重后果。甲状旁腺功能亢进造成的高钙血症可引起胰腺炎。甲状腺功能减退可以大量腹腔积液为首发表现。类似病例均曾见诸文献报道，而在确诊前常常走过很多弯路。究其实质，这些疾病本身并非疑难罕见病，确诊所需实验室检查也并不复杂高深，之所以不能很快确诊，常常与消化医师知识结构不完整，诊断思维仅与自己专科领域有关。要想突破这些局限性，就要求我们不仅要努力学习本专业的知识，还要熟悉其他领域，尤其是内科其他专科的基本知识和理论。在完整收集临床资料的基础上进行合理的分析、归纳和综合，有意识地突破思维定势的影响（think outside the box），才能正确地诊断这些疾病。从这个意义上说，要想提高诊断能力，"一专多能"的境界应当是包括消化科在内的各专科医生追求的共同目标。有关消化系统疾病与全身相互影响的部分例证见（表1-2）。

表1-2　消化疾病与其他器官的相互影响

	疾病	机制
影响其他器官的消化疾病	胃食管反流病	造成慢性咳嗽、哮喘、肺纤维化
	肝硬化	引起胸腔积液、肝肺综合征、门肺高压、心肌病
	恶性肿瘤	通过副癌综合征出现多样的临床表现
表现为消化道症状的其他疾病	尿毒症	出现食欲缺乏、恶心、呕吐等消化不良表现
	慢性溶血	引起胆石症
	内分泌疾病	引起腹泻、黄疸、腹痛、腹腔积液等消化症状

六、结语和展望

学科可以划分，专业可有不同，但作为从事消化疾病诊治和研究的医生，我们不应忘记内科的临床基本功，不能丢弃内科的临床思维。初入医途的青年医师，临床经验还有诸多不足，树立积极的工作态度、掌握全面的内科知识、培养正确的思维方法就显得尤为重要。专科医师在学好本专业知识和本领的同时，要学会从全身的角度来看待消化疾病，用系统的方法来诊治消化疾病，才能更好地为患者服务。

（张秀静）

第二章

胃肠道运动功能

消化道中，除了上消化道（口、咽、食管上段）肌肉和肛门外括约肌是骨骼肌外，其余部分的肌肉均为平滑肌。消化道肌肉层包括纵行肌层和环行肌层，胃肠道的运动是通过这些肌肉的收缩和舒张实现的，它对于摄入食物的消化、吸收和食物残渣的排出是必要的。胃肠道不同器官呈现多种不同的运动形式，其运动功能在于：①推动摄入食物、液体向前移行，使其通过胃肠道，以利于消化和吸收，最后推动未被消化的食物残渣排出体外。②对食物进行机械性消化，研磨摄入的食物，减小食物颗粒大小，并使其与消化液充分混合，增加消化酶的作用面积，有利于食物的化学性消化。③使消化产物与消化道黏膜表面充分接触，利于营养成分的吸收。④暂时贮存食物，胃体贮存摄入食物，结肠贮存食物残渣。

第一节　胃肠道平滑肌的功能特征与运动的基本形式

一、胃肠道平滑肌的功能特征

胃肠道的运动是通过平滑肌有规律的收缩和舒张引起的。根据平滑肌细胞的活动特征，胃肠道平滑肌可分成单个单位平滑肌和多单位平滑肌两种类型。胃、肠平滑肌细胞属于单个单位平滑肌，细胞间存在大量缝隙连接，其功能活动类似于合胞体，即所有肌纤维可作为一个单位对刺激发生反应，牵拉刺激可直接引起肌肉收缩。这类平滑肌细胞中有一些细胞具有自律性，能带动整个肌肉产生自发收缩。食管、胆囊的平滑肌属于多单位平滑肌，细胞间很少有缝隙连接，每个细胞的活动都是独立的，不能产生自发性收缩，也不响应于牵拉刺激，收缩是由神经信号引起的。构成不同器官的平滑肌细胞的不同运动特性与这些器官的特殊功能密切相关。

（一）胃肠道平滑肌的自动节律性收缩

很多胃肠道平滑肌在离体条件下仍能自动而有节律地收缩和舒张。这种自动节律性是胃肠道平滑肌本身具有的特性，是肌源性的，去除神经系统的作用后自动节律性仍然存在。自动节律性的产生是因为胃肠道平滑肌上有一种特殊的起搏细胞——Cajal 间质细胞，位于纵行肌层和环行肌层之间，通过缝隙连接形成网络，构成功能合胞体。这些起搏细胞能在静息电位基础上自发产生缓慢的、节律性的去极化和复极化，并以电紧张形式扩布到环行肌和纵行肌，继而启动平滑肌的节律性电活动。这种在胃肠道平滑肌记录到的自动的、节律性的电活动，因其频率较慢而被称为慢波。慢波本身并不能引起肌肉收缩，环行肌和纵行肌在慢波电位基础上去极化达到或超过产生动作电位的阈值时，引起动作电位发放，进一步触发肌肉收缩。可见，Cajal 间质细胞产生的慢波能决定平滑肌的收缩节律，又称为基本电节律。胃肠道不同部位慢波的发生频率是不同的，胃窦为 3 次/min，十二指肠为 18 次/min，结肠为 6～10 次/min。在整体条件下，神经递质和激素可与 Cajal 细胞表面的受体结合，影响其电活动，继而影响平滑肌节律性收缩的频率和幅度。

（二）Ca^{2+} 是触发收缩的偶联因子

胃肠道平滑肌的收缩需要 Ca^{2+} 作为偶联因子来触发肌肉收缩过程。平滑肌细胞内 Ca^{2+} 既可来自细胞外液，也可来自细胞内钙贮存库（肌质网）的释放。细胞外液中的 Ca^{2+} 可通过两种途径进入细胞内：①动作电位产生时，膜电位去极化引起电压依赖性钙通道开放，Ca^{2+} 内流进入细胞。②细胞膜电位无改变，而化学物质（如神经递质或激素）与膜受体结合，激活受体控制性钙通道，导致胞内 Ca^{2+} 浓度增加。进入细胞内的 Ca^{2+} 也可激活肌质网上的受体，进一步诱发肌质网释放 Ca^{2+}。这些 Ca^{2+} 能激活相关收缩蛋白，引起肌肉收缩。

胃肠道的纵行肌和环行肌对胃肠道的运动功能发挥更重要的作用，这两类肌肉层具有明显的功能差异。环行肌层比纵行肌层厚，收缩主要依赖于细胞内肌质网释放的 Ca^{2+}，收缩时能减少相应区段管腔的直径，增加其长度；而细胞外 Ca^{2+} 流入对纵行肌的兴奋收缩偶联更重要，纵行肌收缩能缩短相应区段管腔的长度，增加其直径。

二、胃肠道运动的基本形式

食物在胃肠道中的运动是由胃肠道的运动所推进的，胃肠道运动的基本形式包括紧张性收缩（tonic contraction）和蠕动（peristalsis）。

（一）紧张性收缩

胃肠道平滑肌在静息时处于微弱的持续收缩状态称紧张性收缩，这种紧张性使胃肠道管腔内保持着一定的基础压力，同时也能使各部分器官保持一定的形状和位置。胃肠道的各种收缩活动也都是在紧张性收缩基础上发生的。

（二）蠕动

蠕动是推进胃肠道内容物向前运动的动力。蠕动发生时，在管腔内容物前端，纵行肌收缩而环行肌舒张，导致内腔膨胀以容纳内容物；在管腔内容物后端，环行肌收缩而纵行肌舒张，推动内容物向前移行。这样，胃肠道肌肉顺序收缩，在内容物前端为舒张波而其后端为收缩波，以波形运动的形式将位于收缩波前的内容物向前推进。蠕动是一个由中枢神经系统参与的多突触运动反射过程，在食管、胃、小肠和大肠都可见到，是胃肠道运动的重要形式。

此外，不同器官也具有各自特殊的运动形式，详见各节。

（戴路明）

第二节　神经系统对胃肠运动的调控

神经系统能够控制胃肠道肌肉的收缩活动。胃肠道黏膜有机械、化学、渗透压等感受器，胃肠道肌肉层中的机械感受器，它们能将内容物对管壁的扩张、肌肉的牵拉、营养成分浓度、渗透压、pH 值等信息经感觉神经传入脑进行处理，传出神经将脑整合的信息传到胃肠道肌肉，调控肌肉的收缩活动。上消化道（口、咽、食管上段）肌肉和肛门外括约肌受躯体运动神经支配，其基本中枢位于脊髓，脑内高位中枢（如运动皮质和基底神经节）的整合信息下行传入脊髓，调控这些骨骼肌的运动。食管中段至肛门的平滑肌的神经调控比较复杂，它们受外来神经和内在神经的支配，这两个系统相互协调统一完成对胃肠运动的调节。支配胃肠道平滑肌的外来神经为自主神经（又称植物神经），包括交感和副交感神经，它们的神经元胞体位于胃肠道外，发出的神经纤维到达胃肠道；内在神经的细胞体位于胃肠道管壁内，发出的纤维交织成内在神经纤维网，构成壁内神经丛（intrinsic nervous plexus），也称肠神经系统（enteric nervous system）。这些内在神经丛与外来神经纤维交织在一起，构成复杂的神经网络。来自脑和脊髓的信息，通过交感和副交感神经的传出纤维到达壁内神经丛，调节内在神经元的功能活动，继而调节胃肠道平滑肌的运动和消化腺的分泌。

一、自主神经系统对胃肠运动的调控

（一）交感神经

支配胃肠道的交感神经的细胞体位于脊髓胸腰段中间外侧柱，发出的节前纤维由脊髓腹根离开脊髓，在腹腔神经节和肠系膜上、下神经节换元，节后纤维终止于胃肠道内在神经元或直接终止于胃肠平滑肌。

交感神经节后纤维释放的神经递质是去甲肾上腺素，它对胃肠道内在神经丛有双重效应，即抑制兴奋性运动神经元而激活抑制性运动神经元，进而抑制胃肠平滑肌的运动。此外，去甲肾上腺素可直接作用于括约肌以增加其紧张性，使括约肌闭合。因此，交感神经激活能使胃肠处于运动麻痹状态，同时伴有胃肠血流量减少，这种短暂的肠梗阻现象被称为生理性肠梗阻（physiologic ileus），当交感神经持久激活时可出现病理性肠梗阻（pathologic ileus）。

许多胃肠道感觉传入纤维与交感传出纤维并行构成内脏神经，其神经元胞体位于背根脊神经节中，能将胃肠道的感觉信息传递到中枢神经系统。虽然这些传入纤维常被称为交感传入纤维，实际上它们不属于交感神经系统。

（二）副交感神经

支配胃肠道的副交感神经是迷走神经和盆神经。迷走神经由延髓迷走背核发出，节前纤维终止于食管、胃、小肠、肝、胆囊、胰、盲肠、升结肠和横结肠的壁内神经丛的节细胞。盆神经由脊髓骶部发出，节前纤维终止于降结肠、直肠的壁内神经丛的节细胞。这些节前纤维均与内在神经的细胞体形成突触联系，发出的节后纤维支配相应的胃肠道平滑肌细胞。

大部分副交感神经节后纤维释放的神经递质是乙酰胆碱，通过激活毒蕈碱型受体（M 受体）而加强胃肠道平滑肌的运动，但对胃肠道括约肌的作用是抑制性的，可引起括约肌紧张性降低。乙酰胆碱的这些作用可被 M 受体阻断药阿托品所阻断。少数副交感神经节后纤维是肽能神经纤维，神经末梢释放血管活性肠肽、P 物质等肽类物质，它们在胃的容受性舒张（receptive relaxation）等过程中起调节作用。

也有很多内脏感觉传入纤维与迷走神经传出纤维并行，它们同样也不属于副交感神经。这些感觉传入神经的胞体位于结状神经节中，它们能将感受的信息传入延髓孤束核和迷走背核，这两个核团间有密切的突触联系，构成一个整合中枢，迷走背核神经元发出迷走传出纤维至内在神经元，调控胃肠道平滑肌的运动，这被称为迷走 – 迷走反射（vago – vagal reflex）。

二、肠神经系统对胃肠运动的调控

自食管中段至肛门的绝大部分消化管壁内还有一套相对独立的内在神经系统，它是由消化管壁内大量的神经节细胞及其发出的神经纤维交织在一起构成的复杂神经网络，称为壁内神经丛或肠神经系统，外来的交感和副交感神经纤维也参与其中。肠神经系统包括感觉神经元、中间神经元和运动神经元，这些内在的神经元通过其突起与其他多个神经节细胞或其树突形成突触联系，构成完整的、相对独立的肠神经系统。因此，在去除外来神经后，内在的神经节细胞间仍有功能联系，能完成局部反射活动，可独立调节胃肠的运动。但在整体条件下，肠神经系统的功能活动又受外来的交感和副交感神经输入信号的控制和影响。

根据神经丛存在的位置，壁内神经丛可分为肌间神经丛（myenteric nerve plexus）和黏膜下神经丛（submucous nerve plexus），这两个神经网络的功能有所不同，同时二者间也有相互的纤维投射和信息交流，形成一个功能整合系统。

（一）肌间神经丛

肌间神经丛也称欧氏神经丛，位于胃肠道肌层的环行肌与纵行肌之间，神经丛中的大多数神经元都是运动神经元，它们支配消化管壁的平滑肌细胞而产生收缩效应。肌间神经丛的运动神经元包括兴奋性运动神经元和抑制性运动神经元。兴奋性神经元释放乙酰胆碱，与平滑肌细胞上 M 型胆碱受体结合后引起平滑肌收缩、肌紧张增加；抑制性神经元释放血管活性肠肽和一氧化氮（NO），两种递质的释放存在协同作用，即一种递质分泌后能促进另一种递质的释放，两种递质均能松弛平滑肌。胃肠道的纵行肌主要受兴奋性运动神经元支配，环行肌则受兴奋性和抑制性运动神经元的双重支配。因此兴奋性运动神经元主要触发纵行肌的收缩，环行肌收缩与两种运动神经元的整合效应有关。

肌间神经丛中还有感觉神经元和中间神经元，多数中间神经元都释放乙酰胆碱，可影响运动神经元的效应。此外，还有些神经元与黏膜下神经元形成突触联系或者直接影响黏膜分泌细胞的活动。

（二）黏膜下神经丛

黏膜下神经丛也称麦氏神经丛，是位于黏膜层与环行肌之间的黏膜下层，神经丛中的大部分神经元的作用是调节腺体、内分泌细胞和上皮细胞的分泌活动。黏膜下神经丛主要存在于小肠和大肠，胃中分布稀疏，食管中不存在。黏膜下神经节含有感觉神经元、中间神经元和分泌运动神经元。进食后，机械或化学刺激可直接激活感觉神经元，也可刺激肠嗜铬细胞释放 5 – 羟色胺，后者再作用于感觉神经元，传入信息经中间神经元作用于分泌运动神经元，后者兴奋可释放乙酰胆碱和血管活性肠肽，刺激胃肠道腺体分泌 H_2O、电解质和黏液。因此，黏膜下神经丛主要调节胃肠道黏膜的分泌及食物的吸收。当出现过敏反应时，肥大细胞释放的组胺也可兴奋黏膜下神经元，能导致神经性分泌性腹泻。吗啡或其他阿片制剂能压抑这些神经元的兴奋性而引起便秘。此外，黏膜下神经元也与肌间神经丛的运动神经元有突触连续，因此也参与调节胃肠平滑肌的收缩、舒张。

（戴路明）

第三节　食管的运动功能

食管是将食物由咽运送到胃的通道，在功能上分成食管上端括约肌（upper esophageal sphincter）、食管体和食管下端括约肌（lower esophageal sphincter, LES）三个区域。食管上端括约肌为骨骼肌，受躯体神经支配，而食管其余部分肌肉是平滑肌，受自主神经支配。

食管运动的主要形式是蠕动，包括原发性蠕动和继发性蠕动两种形式。原发性蠕动因吞咽动作而启动，来自软腭（第 5、9 对脑神经）、咽部（第 9 对脑神经）、会厌（第 10 对脑神经）的传入信息传至延髓吞咽中枢，经迷走神经传出至肌间神经丛，诱发食管产生自上而下的蠕动波。食团进入食管后，因扩张食管而刺激食管壁的机械感受器，由第 10 对脑神经传入延髓后，经迷走神经传出进一步诱发食管蠕动，这种蠕动为继发性蠕动。可见，继发性蠕动始于食管体，是由于食管内食团未被原发性蠕动完全排出而产生的。食管蠕动波以 2～6cm/s 的速度沿食管下行，从吞咽开始到蠕动波到达食管末端大约需要 10s。同时，食管的刺激也引起食管下端括约肌松弛，食团得以进入胃内。

食管蠕动的控制过程复杂，中枢神经和外周神经可调控这一过程。支配食管平滑肌的外来神经为迷走神经，包括抑制性纤维和兴奋性纤维。兴奋性神经纤维末梢释放乙酰胆碱，作用于食管平滑肌上 M 受体，使纵行肌收缩；抑制性神经纤维末梢释放 NO、血管活性肠肽，使环行肌舒张。另外，食团刺激食管壁引起抑制性纤维末梢释放的 NO、血管活性肠肽还能使食管下端括约肌舒张；反之，当食团进入胃内，兴奋性纤维释放的乙酰胆碱能引起食管下端括约肌收缩。

（戴路明）

第四节　胃的运动与胃排空

胃对食物的消化包括机械消化和化学消化两种形式，其中胃的机械消化作用是通过胃的运动实现的，后者包括容纳和贮存食物、混合和研磨食物、推动食糜向十二指肠移行三种功能。胃的各部分具有不同的肌电和运动功能，据此可将胃分成头区和尾区两个功能区域。头区包括胃底和胃体近端1/3，其功能是接受和暂时贮存来自食管的食团，容受性舒张是头区的主要运动形式；尾区包括胃体远端2/3、胃窦和幽门，其功能是混合、研碎食物、控制食物进入小肠的速度，蠕动是尾区的主要运动形式。头区和尾区之间无明显的、可辨别的界限。

一、胃运动的形式

（一）紧张性收缩

胃壁平滑肌常处于微弱的紧张性收缩状态，它可以使胃腔内维持一定的基础压力。胃内容物排空后，胃壁平滑肌的紧张性收缩使胃的形状变成"J"形；当胃内充满食物后，紧张性收缩能够维持胃内压在 $1 \sim 5kPa$（$10 \sim 50cmH_2O$）范围，这对胃内容物起到稳定而连续的挤压作用，有利于胃液渗入食物内部而促进化学消化，同时也促使胃内容物向胃远端推进。一些药物因能降低胃壁平滑肌的紧张性收缩而减慢胃排空。此外，紧张性收缩也有助于保持胃的正常形状和位置，防止出现胃下垂（gastroptosis）。

（二）容受性舒张

容受性舒张是胃头区平滑肌另一种重要的运动形式。当吞咽开始时，食团刺激咽、食管的机械感受器可反射性引起头区胃壁肌肉舒张，胃容积增加，这种舒张称为容受性舒张。容受性舒张使胃容积随不断进入的食物而扩大，可由空腹时的 $50ml$ 左右增加到 $1.0 \sim 1.5L$，而胃内压不发生明显改变。当此功能发生故障，能导致胃气胀、心口痛和恶心等不舒服的感觉。容受性舒张的传入和传出神经都是迷走神经，故在胃酸疾病（如消化性溃疡）而接受选择性迷走神经切除术的患者，容受性舒张不再出现，头区肌肉紧张性增加，胃壁顺应性降低。

（三）蠕动

蠕动是胃尾区平滑肌的主要运动形式。食团进入胃腔内约 5min，从尾区起搏区（胃体近端 1/3 和中段 1/3 连接处胃大弯侧）开始出现肌肉收缩，并逐渐向幽门方向推进。人胃蠕动的频率为 3 次/min，蠕动波在起始点时较弱，在传播过程中收缩力逐渐加强，扩布速度也加快，到达幽门需要 1min 左右。胃起搏点可自发产生慢波电位，并以电紧张形式向胃远端传播，其频率为 3 次/min，在慢波电位基础上产生的动作电位也迅速向幽门方向传布，触发环行肌收缩产生蠕动。可见，慢波是动作电位和胃蠕动的基础，慢波决定蠕动发生的时间、频率和速度，而动作电位的频率、振幅和持续时间决定肌肉收缩的力量和时间。

胃蠕动的作用是磨碎固体食物，促使胃内容物与胃液混合，推进食糜向幽门移动。在蠕动波未到达幽门前，幽门并未闭合，但由于幽门腔很狭窄，蠕动波仅能将大约 5ml 液化的食糜排入十二指肠。但蠕动波到达幽门时，幽门短暂关闭，终末胃窦内的固体食物可因胃窦的强力收缩而被挤压、磨碎，同时这些食物也被迫退回近侧胃窦和胃体。另外，一些蠕动波推进速度较快，可赶在胃内容物的前面，这样的收缩也能反推内容物回到胃体。这种情况反复出现在胃尾区，有利于对块状食物进行磨碎，并使之与胃液充分混合形成糊状食糜。

二、胃运动的调节

（一）神经调节

胃运动受自主神经和壁内神经丛的控制。胃壁有对牵张刺激敏感的机械感受器和对 pH 值变化敏感的化学感受器，这些感受器的感受信息经传入神经上传到延髓和脊髓，经迷走神经和交感神经传出至壁内神经丛进而调节胃的运动。迷走神经有兴奋和抑制两种影响，胃头区平滑肌容受性舒张的产生是迷走抑制性纤维作用的结果；迷走兴奋性纤维可促进头区平滑肌紧张性收缩，使尾区慢波电位传播加快，蠕动加强。交感神经兴奋可引起慢波频率和传导速度减慢，胃的收缩频率和收缩强度均受到抑制。

十二指肠和空肠的某些刺激也可以使胃蠕动减弱、幽门舒张，这称为肠 - 胃反射（entero - gastric reflex）。外来神经和壁内神经均参与这种抑制性反射。

除了延髓和脊髓外，大脑、间脑、中脑等脑的高级部位也参与胃运动的调节，如激动、发怒等情绪变化时胃肌紧张和蠕动均能受到影响。

（二）体液调节

胃的运动也受许多胃肠激素的影响，如胃窦、十二指肠 G 细胞分泌的促胃液素能增加慢波电位和动作电位的频率,加强胃的蠕动;而小肠上部 S 细胞分泌的促胰液素、I 细胞分泌的胆囊收缩素都能抑制胃的运动。

三、胃排空及其控制

胃运动的另一个重要功能是以适宜的速度逐步将食糜排入十二指肠,这一过程称为胃排空(gastric emptying)。胃的运动是促进胃排空的原动力,由于胃运动造成胃内压大于十二指肠内压,并能够克服通过幽门的阻力时,发生排空。食物进入胃后 5min 左右就开始有部分食糜排入十二指肠。胃排空的速率是由食物种类和十二指肠条件所决定的。

首先,胃排空的速率与胃内容物的物理状态和化学成分有关。胃的混合食物中,液体比固体排空快,较小颗粒比较大颗粒排空快。因为液体和液态食糜流经幽门时的阻力较小,因此排空快。而固体食物颗粒较大,通过幽门的阻力也较大,不易排空,只有经过胃运动将这些固体食物磨碎成直径 0.5mm 或更小颗粒时,才能随液体排入十二指肠。因此,胃对固体食物的排空速度主要决定于食物研磨成小颗粒的速度。此外,胃食糜的渗透压、酸度和卡路里含量也决定胃排空速率。低渗液体和高渗液体比等渗液体排空更慢,高热量食物比低热量食物排空慢。糖类食物排空最快;蛋白质类食物次之,在胃内停留 2~3h,脂肪食物排空最慢,停留 5~6h 以上。日常的混合性食物在胃内停留 4~5h。

胃排空速率也受十二指肠条件控制,以不超载小肠消化和吸收能力为限,这是一种自动控制机制。食糜进入十二指肠对肠壁的机械扩张刺激以及酸、脂肪、脂肪酸和高渗食糜的化学刺激,均可刺激上段小肠黏膜感受器,通过神经和体液两种机制抑制胃的运动,进而减慢胃排空。①神经机制:即肠-胃反射,该反射的发生是由于进入十二指肠的食糜扩张肠壁以及十二指肠存在酸度较高或高渗食糜时引起,通过迷走神经传出至壁内神经丛,抑制胃的运动,减慢胃排空速率。②体液机制:是指脂肪性食糜排入十二指肠后,可刺激小肠黏膜释放促胰液素、缩胆囊素及抑胃肽等激素,它们能抑制胃运动和胃排空,被统称为肠抑胃素(enterogastrone)。

胃运动和胃排空的抑制因素并不是始终存在的,随着食物消化产物被吸收及胃酸被肠内碱性消化液中和,胃运动和胃排空的抑制影响被逐渐消除,胃运动又增强,又将一部分食糜排入十二指肠。如此反复,直到胃内食糜完全排空。

(雷兆明)

第五节　胆囊和胆管的运动功能

胆囊的功能是暂时贮存胆汁,而胆管的功能是将肝胆汁和胆囊胆汁输送到十二指肠。胆囊和胆管壁均有肌层,包括环行肌和纵行肌,在十二指肠开口处,胆管末端管壁肌层的环行肌增厚,形成 Oddi 括约肌(Oddi sphincter)。胆囊和胆管的运动有助于胆汁排放至十二指肠。在胆汁排出的过程中,胆囊和 Oddi 括约肌呈现协调的活动,即胆囊收缩时 Oddi 括约肌舒张,胆囊舒张时 Oddi 括约肌收缩。在非消化期,胆囊平滑肌舒张而 Oddi 括约肌收缩,因此肝脏产生的胆汁不能流入十二指肠,而是通过胆囊管流入胆囊贮存,同时胆囊舒张也缓冲了胆管内的压力,避免损伤肝脏。在消化期,胆囊壁的平滑肌收缩而 Oddi 括约肌舒张,胆囊胆汁和肝胆汁可排入十二指肠。

神经调节对胆囊和胆管的运动有较弱的作用。进食动作或食物进入胃、小肠后,可引起神经反射,该反射经迷走神经传出,使胆囊收缩,Oddi 括约肌松弛。切断两侧迷走神经或应用胆碱能受体阻断剂均可阻断这种效应。迷走神经能直接作用于胆囊平滑肌,还能通过刺激胃泌素释放而间接引起胆囊收缩。交感神经的作用可通过胆囊占优势的肾上腺素 β 受体而实现。刺激交感神经,使胆囊肌肉舒张和 Oddi 括约肌收缩,有利于肝胆汁在胆囊内充盈。研究发现,恐惧、情绪紧张、忧郁及疼痛刺激都可通过交感神经引起 Oddi 括约肌紧张性加强甚至痉挛,以致阻碍胆汁排出。

体液因素是胆囊排放胆汁的主要调节因素,如胆囊收缩素、胃泌素等。胆囊收缩素是胆囊收缩的强大的生理刺激物,在蛋白质分解产物、盐酸和脂肪等进入小肠后,刺激小肠黏膜 I 细胞分泌胆囊收缩素，后者经血液循环作用于胆囊平滑肌和 Oddi 括约肌，引起胆囊强烈收缩和 Oddi 括约肌紧张性降低，促使胆囊胆汁大量排放。胆囊收缩素也能微弱刺激胆管上皮细胞分泌 HCO_3^-，使胆汁流量增加。胃泌素对胆囊平滑肌的收缩也有一定的刺激作用。

（雷兆明）

第六节　小肠和大肠的运动功能

一、小肠的运动功能

当食糜由胃排入至十二指肠，小肠内容物与消化液充分混合，使得食糜被消化、吸收，并朝大肠方向推进，这些都有赖于肠壁平滑肌的收缩运动。

（一）小肠的运动形式

1. 紧张性收缩　小肠平滑肌的紧张性收缩是小肠运动的基本形式，是其他运动有效进行的基础。当小肠紧张性收缩降低时，肠壁易于被扩张，对小肠内容物的压力减小，食糜与消化液的混合和食糜的推进均减慢。相反，当小肠紧张性增强时，食糜与消化液的混合和食糜的推进均加快。

2. 分节运动（segmentation）　是小肠在消化期的重要运动形式，是以环行肌收缩和舒张为主的节律性运动。在食糜所在肠管，有一定间距的多位点环行肌同时收缩，将食糜分割成许多节段，之后收缩节段的环行肌舒张，而舒张节段的环行肌收缩，这样原来节段的食糜被分成两半，相邻节段的两半食糜又合拢在一起形成新的节段。这样的分节运动反复进行，使食糜与消化液充分混合，利于对食糜进行化学性消化，也使食糜与肠黏膜紧密接触，有利于营养成分的吸收。

分节运动在空腹时较少发生，进食后通过神经和体液调节运动逐渐增强。小肠各部分分节运动的频率并不相同，如人十二指肠分节运动频率约为 11 次/min，在回肠末端减为约 8 次/min。分节运动本身对食糜无明显的推进作用，但因分节运动在小肠上部发生的频率高于小肠下部，因此对食糜向远端发生移动有一定作用。

3. 蠕动　可发生在小肠的任何部位，同胃肠道其他部位相同，是肠壁环行肌和纵行肌协调活动进行的。小肠的蠕动速度较慢，为 1~2cm/min，这样食糜到达回盲括约肌需要经历 3~5h。小肠蠕动波较弱，每次蠕动仅能将食糜向远端推进数厘米。蠕动沿小肠延伸，通常与分节运动并存，可使经分节运动后的食糜向前推进，到达新的肠段，再开始分节运动。

小肠还可出现蠕动冲（peristalsis rush），这种蠕动行进速度快、传播距离较远，可达 2~25cm/s，蠕动波可不中断地经过整个小肠，多个蠕动冲还可接连发生，因此能在短时间内将食糜由十二指肠推送至回肠末端。有人将这种蠕动冲称为动力推进，认为它的出现是由于肠寄生虫进入、病原菌产生的肠毒素、过敏反应及对肠黏膜的强烈刺激诱发的，因此认为动力推进是一种快速清除肠腔内不良内容物的防御性反应。伴随这个运动有时会出现腹部绞痛和腹泻。

在十二指肠和回肠末端，还存在逆蠕动，这种蠕动与正常蠕动的运动方向相反，可将食糜向近端推进，防止食糜过早进入大肠，有利于对食糜进行充分的消化和吸收。

4. 移行性复合运动　是消化间期或禁食期小肠的运动形式。进食后 2~3h，营养物质的消化和吸收完成后，小肠的运动转换成移行性复合运动，运动可因吞咽食物而结束。将压力传感器安置在胃肠道可检测到移行性复合运动（migrating motor complex）起始于胃尾区，沿肠腔缓慢向远端移行，在传播过程中移行速度逐渐减慢，最后终止于回肠末端。当一个移行性复合运动到达回肠末端时，另一个运动又在胃窦发生，移行周期为 90~120min，睡眠中也可发生。移行性复合运动的生理意义包括：①清除肠腔内未消化的残渣、脱落的细胞碎片及细菌。②促进消化间期胆汁的肠肝循环。在消化间期胆囊收缩释放胆汁到十二指肠后，移行性复合运动推进胆汁到回肠末端而被重新吸收进入肝门循环，可最小化胆囊内浓缩胆汁的蓄积，增加消化间期肠肝循环中胆汁酸的运动。③使小肠平滑肌在消化间期保持良好的功能状态。④防止结肠内微生物在消化间期迁入小肠，防止小肠内细菌过度繁殖。消化间期移行性复合运动缺失时，小肠内容物在肠腔内停滞，常伴有小肠细菌过度繁殖。

（二）小肠运动的调节

小肠蠕动的产生是由于食糜刺激了肠壁黏膜的机械和化学感受器而引起的，通过局部反射引起小肠平滑肌的活动。切除外来的自主神经或离体条件下，小肠蠕动仍存在，但麻痹内在的肠神经系统后，蠕动消失，可见小肠蠕动的发生不依赖外来神经，但需要肠神经系统的存在。在体条件下，肠神经系统受自主神经支配，迷走神经兴奋可加强小肠的蠕动；交感神经可抑制小肠的蠕动。

小肠的分节运动与迷走神经和肠神经系统的作用有关。进食后，迷走传出神经到肠神经系统的信号传送能中断移行性复合运动，启动分节运动。虽然剪断迷走神经后，移行性复合运动也可被中断，但中断不完全，且需要摄入大量食物诱导。在消化期阻断迷走神经传出，能中断小肠的分节运动；神经阻断解除后，分节运动能够恢复。

体液因素也可参与小肠运动的调节。促胃液素和胆囊收缩素可兴奋小肠的运动，而促胰液素和肾上腺素等则抑制小肠的运动。

二、大肠的运动功能

食物中各种营养成分的消化、吸收在小肠已基本完成，因此人类大肠没有重要的消化功能。由回肠进入结肠的食糜，在经过大肠后，其中的水分和无机盐被吸收，而不能消化的食物残渣经加工后以粪便的形式暂时贮存或排出体外。另外，结肠内微生物合成维生素 K 和 B 族维生素复合物也在大肠内被吸收。大肠的这些功能是通过大肠的运动功能实现的，大肠的运动形式包括：

1. 袋状往返运动　袋状往返运动（haustration movement）是由于大肠壁环行肌无规律收缩引起的，它使结肠出现一串不同大小的结肠袋，结肠袋中的内容物向前后做短距离位移，但不能向前推进，内容物受到缓慢的挤压和搓揉，促进水分和无机盐的吸收。

2. 分节或多袋推进运动　同小肠分节运动相同，进食后大肠的环行肌有规律地收缩和舒张，使一个结肠袋的内容物被推进到邻近肠段，称分节推进运动。若一段较长的结肠上同时发生多个袋状收缩并使内容物向远端推进，称为多袋推进运动。

3. 蠕动　结肠的蠕动也是由前方的舒张波和随后的收缩波组成，它可使内容物稳定地向前推进。降结肠的蠕动特别明显，而在结肠前段，偶见蠕动和逆蠕动交替进行，可延缓内容物向远端推进，利于充分吸收水分。

4. 集团运动　在进食后的一段时间，结肠出现一种进行很快且前进较远的集团运动，它开始于横结肠，可快速推进一部分结肠内容物直达乙状结肠或直肠。集团运动每日发生 3~4 次，常在饭后或胃内充满食物时出现，称为胃－结肠反射。胃－结肠反射敏感的人，在餐后会有排便的感觉，这种现象多见于儿童。

也有人根据能否将内容物先前推进，将大肠的运动分为非推进性运动和推进性运动两类，前者是对结肠内容物进行搅拌和混合的运动，如袋状往返运动、分节运动、逆蠕动，有利于水分和无机盐的吸收，后者是将结肠内容物由近端向远端推进的运动，如分节推进运动、多袋推进运动、蠕动、集团运动。

（雷兆明）

第七节　胃肠道括约肌的功能

胃肠道运动功能的完成有赖于管壁肌肉层的活动。口腔、咽、食管上段和肛门外括约肌由骨骼肌构成，其余管壁肌肉层都是由平滑肌构成。在相邻胃肠道连接部位如食管－胃、胃－十二指肠、胆管开口、回肠－结肠和肛门等处，虽然解剖学上不存在括约肌，但这些部位环行肌显著增厚，呈持续收缩状态，导致静息时肌肉紧张性大于相邻的两段消化管，形成腔内高压区，能阻止消化管内容物通过和内容物逆流，起到生理性括约肌的作用，因而被称为括约肌。

静息时胃肠道括约肌呈现持续收缩状态，这种紧张性收缩是肌源性的，为肌肉固有的特性。当食糜经过时，通过反射活动引起支配括约肌的抑制性运动神经元激活，释放抑制性递质而松弛这些括约肌，括约肌的短暂舒张可允许食糜推进。抑制性运动神经元不被激活时，括约肌维持紧张性收缩状态。

一、食管上端括约肌

食管上端括约肌位于咽与食管连接部的食管上段，该段肌肉由骨骼肌纤维构成，肌肉层明显加厚，受躯体运动神经支配。无吞咽动作时，食管上端括约肌紧张性收缩，使该处腔内压力高于大气压 $1.5 \sim 3.0kPa$（$15 \sim 30cmH_2O$），可防止食管内容物进入呼吸道，也可防止吸气时空气进入食管。吞咽发生时，通过反射活动引起食管上端括约肌舒张，利于食团进入食管体内。

二、食管 – 胃括约肌

食管 – 胃括约肌也称食管下端括约肌，位于食管与胃贲门连接处以上，用测压法可观察到。该段有长 4~6cm 的高压区，管内压力高于胃内压约 $0.67 \sim 1.33kPa$（$5 \sim 10mmHg$），能阻止胃内容物逆流进入食管。进食后，食团刺激食管机械感受性可反射性引起食管下端括约肌松弛，食团得以进入胃内。当无吞咽动作时，食管肌肉舒张，食管下端括约肌紧张性收缩而恢复高压状态。当支配食管下端括约肌的肌间神经丛损伤时，该括约肌不能松弛，出现吞咽困难等现象，称为食管下端括约肌失弛缓症。体液因素也能影响食管下端括约肌的收缩状态。食团进入胃后诱发胃黏膜 G 细胞释放促胃液素，后者可引起食管下端括约肌收缩。大量饮酒、吸烟可使食管下端括约肌张力减弱，肌闭锁不全，胃内容物反流，胃酸刺激食管下端黏膜而诱发反流性食管炎甚至诱发癌变。

三、胃 – 十二指肠括约肌

胃 – 十二指肠括约肌也称幽门括约肌（pyloric sphincter），位于胃 – 十二指肠连接处的幽门，该部位环行肌增厚，胃腔狭窄，形成高压带。这个高压带的存在，一方面可以防止十二指肠内容物逆流进入胃内，另一方面也与胃内容物的排放有关。幽门高压带在静息期处于相对松弛状态，当胃尾区蠕动波到达幽门时，括约肌短暂关闭，仅能将蠕动波前的少量食糜排入十二指肠。

闭锁不全能导致十二指肠内胆汁酸倒流，破坏胃黏膜的保护屏障，诱发胃溃疡。

四、Oddi 括约肌

在胆总管与胰管汇合进入十二指肠处，管壁肌层的环行肌增厚，形成 Oddi 括约肌。Oddi 括约肌收缩和舒张能控制胆汁和胰液进入十二指肠，也能起到防止肠内容物逆流进入胆管和胰管的作用。在胆汁排出过程中，胆囊和 Oddi 括约肌的活动是协调进行的。胆囊收缩，Oddi 括约肌舒张，胆汁排放至十二指肠；反之，胆囊舒张，Oddi 括约肌收缩。Oddi 括约肌紧张性降低，肠消化液逆流进入胆管，可引起右上腹胆绞痛。

五、回肠 – 结肠括约肌

回肠 – 结肠括约肌也称回盲括约肌（ileal sphincter），位于回肠末端与结肠交界处，长度约 4cm，平时保持轻度紧张性收缩状态，使该段内压力高于结肠内压力约 $2.66kPa$（$20mmHg$）。一方面，括约肌紧张性收缩能防止回肠内容物过快进入结肠；另一方面，能阻止结肠内容物向回肠倒流。进食后，进入胃内的食团刺激胃内机械感受器，可反射性引起回肠蠕动，当蠕动波到达回肠末端时，括约肌舒张，大约 4ml 食糜由此进入结肠。进入结肠的食糜对肠黏膜的机械和充胀刺激，可通过肠壁内神经丛反射性引起括约肌收缩和回肠运动减弱，阻止更多回肠内容物进入结肠。这样，通过回肠 – 结肠括约肌的作用，回肠内食糜不能过快进入结肠，延长了食糜在小肠内停留时间，有利于对小肠内容物进行完全的消化、吸收。此外，括约肌还能防止结肠内容物逆流进入回肠。回肠 – 结肠括约肌闭锁不全会导致结肠的细菌进入回肠，使细菌在小肠内过度繁殖。

六、肛门内括约肌

肛门内括约肌（sphincter ani internus）是直肠环行肌延伸并增厚形成的，与胃肠道内其他括约肌相似，呈紧张性收缩状态以维持肛管的闭合状态。当直肠被扩张时刺激直肠壁的牵张感受器，通过直肠 - 括约肌反射引起肛门内括约肌舒张，进而控制大肠内食物残渣的排泄。肛门内括约肌由骨盆神经丛支配，交感神经使括约肌收缩，副交感神经使括约肌松弛。

（董敬蓉）

第三章

食管疾病

第一节　食管裂孔疝

食管裂孔疝（hiatus hernia）系指部分胃囊经正常横膈上的食管裂孔而凸入胸腔。在西方国家属一种常见病，发病率可高达 10% ~ 13%，好发年龄多在 50 岁以上，女性较多。我国自广泛开展内镜检查及食管 pH 值和压力测定以来，其检出率有所增加。

一、概述

发病原因可为先天性因素如横膈脚的发育不足、食管 - 横膈韧带薄弱，再加上后天因素如腹压增高、肥胖等，把上部胃推向松弛裂孔所致。

裂孔疝可分为以下三种：①滑动裂孔疝：最常见，占 80% ~ 90%，易使胃酸反流而引起胃灼热、灼热感。②食管旁疝：通过膈食管裂孔，在食管旁有一小腹膜囊卷入胸腔，胃大弯也跟着卷入，可引起胸内堵塞感和心绞痛样的胸痛，若造成嵌顿易引起食管和胃黏膜糜烂、溃疡、出血。③混合型裂孔疝：以上两型同时存在，若疝囊过大，发生部分或全部阻塞，可出现急性或慢性梗阻症状如上腹痛、呕吐甚至出血，还可伴心律失常、呼吸困难等心肺功能障碍。

二、临床表现

1. 症状与体征　滑动裂孔疝可完全无症状，而仅在 X 线吞钡检查时才被发现。若出现症状而就诊者，可归纳有以下几组症状：①胸骨后疼痛伴胃灼热、灼热感。②类似肠梗阻的症状如上腹痛、恶心、呕吐、不排便排气。③进食发噎。④上消化道出血。⑤呼吸困难、心悸、心律失常（如房性期前收缩、室性期前收缩、窦性心动过缓等）。

2. 辅助检查　如下所述：

（1）X 线检查：①滑动裂孔疝检查时需采取俯卧位，右前斜位进行憋气试验最易于发现，也可在头低位加压的情况下出现。典型 X 线征象为三环征的出现。此种改变的可逆性为其特点，反之是胸腔胃而不是滑动裂孔疝。②食管旁疝的 X 线表现是固定征象，诊断较易，立位时见胃泡位于膈上，贲门多在横膈下方。

（2）内镜检查：①食管下段可见齿状线上移，其下方为胃底黏膜接续（食管旁疝无上移）。②反转法观察可见贲门口宽阔，其内或旁侧可见胃底黏膜构成的疝囊。③判断齿状线上移的高度及疝囊深度，轻度时疝囊深度小于 2cm，中度小于 4cm，重度大于 4cm。

三、诊断

1. 诊断　如下所述：

（1）症状：凡有以下临床表现者应考虑有食管裂孔疝，尤其多见于滑动裂孔疝：①上腹痛伴恶心、呕吐，常与体位有关，如平卧、弯腰、用力、外伤引起腹压增大时为显著。②胸骨后痛伴烧灼感。③上消化道出血无其他原因可寻者。④胸骨后疼痛向左肩放射而心电图检查无心肌梗死表现者。

（2）X线钡餐检查。

（3）胃镜检查：①贲门部松弛宽大。②齿状线上移 2～3cm。③齿状线胃黏膜显著充血、糜烂、溃疡。④反流性食管炎。⑤进入食管的胃黏膜充血或出血，患者恶心时可见橘红色胃黏膜疝入食管。⑥胃镜插入胃腔把镜头向上抬时可见疝囊。

（4）手术：可确诊。

2. 病情危重指标　出现肠梗阻表现；胃在胸腔可影响心肺，使心肺受压，出现心或肺功能不全，如呼吸困难或心律失常等。

3. 误诊漏诊原因分析　食管裂孔疝症状常涉及心、胸、腹、背、咽等，临床变化多，各种症状交替出现，易误诊，需提高诊断水平。

4. 鉴别诊断　做X线吞钡检查即可明确诊断及鉴别其他的疾病。

四、治疗

1. 内科治疗　如下所述：

（1）治疗目的：降低腹压，减少反流，保护黏膜，抑制胃酸，增加排空。

（2）治疗措施：①减少和避免腹压增加，睡卧时将床头抬高，腰带和腹部衣着不宜过紧，食量不宜过大，少量多餐，减轻体重，不饮酒。②服用 H_2 受体阻滞药或酸泵抑制药。③吞饮黏膜保护剂。④增加下食管括约肌压力及服用促进胃排空药。

2. 手术治疗　手术的目的除将食管及胃恢复至原解剖位置及缝合食管裂孔外，应注意防止胃食管反流的发生。

（董敬蓉）

第二节　胃食管反流病

一、概述

胃食管反流病（gastroesophageal reflux disease，GERD）是一种内源性化学性炎症。最近在加拿大蒙特利尔就 GERD 的定义和分类提出了全球性的循证共识，将 GERD 定义为：当胃内容物反流造成令人不快的症状和（或）并发症时所发生的状况。事实上，胃内容物可能包括反流到胃腔的十二指肠内容物，当这些含有胃酸－胃蛋白酶，或连同胆汁的胃内容物反流入食管，甚至咽、喉、口腔或呼吸道等处时，就可造成局部炎症性病损，并因此而可产生胃灼热、泛酸、胸痛、吞咽困难等食管症状以及声音嘶哑、咽喉疼痛、呛咳等食管外症状，且可能发生食管狭窄、Barrett 食管和食管腺癌等并发症。

二、流行病学

GERD 是一种临床上十分常见的胃肠道疾病。世界不同地区的患病率不一，在西方国家中该病发病率颇高，国内亦呈升高趋势。据估计，有过 GERD 症状经历者占总体人群的 1/3～1/2。在美国，45% 成人群体中每月至少有一次胃灼热症状，而另 20% 具有间断性的酸反流；50% 胃灼热症状的患者罹患反流性食管炎（reflux esophagitis，RE）；Barrett 食管发生率约为 0.4%，其癌变率为 0.4%，每年有 2～4 人转变成食管腺癌。上海地区成人胃食管反流相关症状发生率为 7.68%，GERD 患病率为 3.86%。

GERD 可发生于所有年龄段。男性 RE 的发病率比女性高 1 倍，Barrett 食管高 10 倍以上；白种人 Barrett 食管和食管腺癌的发病率比非白种人高数倍。一些并发症的发生率亦因性别、种族不同而有差异。

三、病因和发病机制

GERD 的发生是多因性的。总的来说是局部保护机制不足以抵御增强的甚至正常的含有胃酸－胃蛋

— 28 —

白酶或加上胆汁等因素的胃内容物对于食管黏膜或食管之上器官的黏膜化学性侵袭作用以及防止胃内容物反流的机制障碍的综合结果。

（一）攻击因素的增强

1. 胃内容物的致病性　胃食管反流物中的胃酸－胃蛋白酶、胆汁和胰酶都是侵害、损伤食管等器官黏膜的致病因素，且受损的程度与反流物中上述化学物的质和量、与黏膜接触时间的长，以及体位等有相关性。pH < 3 时，胃蛋白酶活性明显增加，消化黏膜上皮的蛋白质。反流入胃囊的胆盐、胰酶可形成溶血性卵磷脂等"去垢物质"，影响上皮细胞的完整性，其随胃内容物一起反流到食管内时，能增加食管黏膜的通透性，加重对食管黏膜的损害作用。

2. 幽门螺杆菌（Hp）感染　对于 Hp 感染与 GERD 的相关性一直有所争论。有文献称，Hp 阳性患者在根除后，GERD 的发病危险增加，加重 GERD 的症状或降低抑酸治疗的疗效。但也有相反结论者，或称两者无相关性。Hp 对于抗胃食管反流屏障并无影响，但因其可能与胃酸分泌有关联而间接影响GERD 的发病和治疗。

3. 药物的影响　非甾体消炎药（NSAIDs）等若干药物可因削弱黏膜屏障功能或增加胃酸分泌而致病。钙拮抗剂如地尔硫䓬、硝苯地平等可使下食管括约肌（LES）压力下降而利于反流。

（二）防御因素的削弱

1. LES 功能减退　虽说 LES 处的肌层较邻近的食管肌层为厚，且不甚对称，但严格来说，LES 是一生理学概念，是指位于食管下端、近贲门处的高压带（high pressure zone，HPZ），长度为 3～5cm，一部分位于胸腔，一部分位于腹腔。在绝大多数时间，LES 压力［10～30mmHg（1.33～3.99kPa）］超过胃内静息压，起括约肌的作用。该处肌层的厚度与压力呈正相关。其压力受某些胃肠激素和神经介质的调控，而使在正常情况下 LES 压力稳定在一定范围内。在胃窦的移行性运动复合波（MMC）Ⅲ相时，LES 压力明显升高，甚至达 80mmHg（10.64kPa），这是届时抗反流机制的表现。餐后 LES 压力明显下降，当接近于 0mmHg（0kPa）时，胃与食管腔之间已无压力差，甚易发生反流。此外，在横膈水平的食管外面还有膈脚、膈食管韧带等包裹，吸气时膈肌收缩，膈脚靠拢，使压力增高数倍，在食管外加固LES，犹如在 LES 外再有一层括约肌，此即"双括约肌"学说。如若膈脚功能良好，则即便 LES 压力明显低下，也不一定会发生反流。一旦某些因素致使 LES 功能削弱，如严重 GERD 者的膈脚作用减弱，LES 压力下降，当腹内压急剧上升时，就使胃内容物易于反流而发病。

2. 暂时性下食管括约肌松弛（tLESR）　研究发现，除在进食、吞咽、胃扩张时食管内压力大于LES 压力而使之松弛外，在非吞咽期间也可发生 LES 的自发性松弛，只是发生频率低，每分钟 2～6 次，持续时间短，每次 8～10s，故称为 tLESR。膈脚也参与 tLESR 的发生。可伴食管基础压的轻度上升，但食管体部并无蠕动收缩。因为由此而造成的食管黏膜与胃内容物的接触时间甚短，故无致病作用，属生理性。tLESR 系通过胃底、咽喉部的感受器，经迷走神经传入纤维到达脑干的孤束核和迷走神经运动背核，然后经迷走神经的传出纤维而发生。神经递质一氧化氮（NO）和血管活性肠肽（VIP）是重要的促发 tLESR 的物质。研究表明，tLESR 发生频率高、持续时间长者易发生 GERD。内镜阴性的 GERD 患者半数以上缘于频繁发生的 tLESR。

3. 食管－胃底角（His 角）异常　His 角是食管和胃底之间所形成的夹角，成年人呈锐角。该处结构在进食胃膨胀时被推向对侧，犹如一个单向活瓣阀门，起阻止胃内容物反流的作用。His 角异常变大时将失去活瓣作用而易发生胃－食管反流。

4. 存在食管裂孔疝　多数 GERD 患者伴滑动性食管裂孔疝，胃－食管连接处结构和部分胃底疝入胸段食管内。大多学者认为疝囊的存在和 LES 屏障功能的降低与 GERD 发生密切相关。不少疝囊较大的患者常伴有中、重度 RE，但两者间的因果关系尚未阐明。多数认为 His 角的破坏、膈脚张力的降低，加之 tLESR 出现频繁是其原因。食管裂孔疝不仅是反流性食管炎的病因，还可以是 GERD 的结果。

5. 食管廓清能力降低　食管下端具有对反流物的廓清作用。一般而言，这是一种耗能过程，使反流物滞留时间尽可能缩短而不致病。一旦该廓清功能低下，则易发病。

（1）食管的排空能力下降：吞咽所启动的原发性蠕动和通过神经反射所促发的继发性蠕动都有清除反流物的功效。研究发现 GERD 患者的清除功能下降，提示这种功能的减弱利于 GERD 的发生。膈疝的存在也妨碍食管排空。

（2）涎腺和食管腺分泌能力下降：唾液和食管腺所分泌的黏液 pH 值接近 7，能有效地中和反流物中的化学成分。各种原因导致的这两者的分泌减少，如吸烟、干燥综合征等，都可导致食管与反流物暴露时间延长，罹患食管炎的概率高。

6. 食管黏膜防御能力减弱　食管黏膜的完整性，上皮细胞膜、细胞间的紧密连接以及表面附着的黏液层、不移动水层等组成食管黏膜的屏障，抵御反流物中化学成分的侵袭。鳞状上皮细胞可以通过 $Na^+ - H^+$ 和 $Cl^- - HCl$ 交换机制将进入细胞的 H^+ 排出细胞，进入血液循环；而血液又提供缓冲 H^+ 作用的 HCO_3^-。此外，黏膜下的丰富血液循环有利于上皮免受损害和及时修复，是维持上述屏障功能所必需的保障。上述能力的削弱、黏膜细胞间隙的扩大可招致反流物中化学成分的损害而产生炎症，并因此接触到感觉神经末梢而出现胃灼热。

（三）其他因素

1. 近端胃扩张及胃的排空功能延缓　餐后近端胃扩张和胃排空延缓见于约半数的 GERD 患者。这不仅有机械因素参与，还可通过迷走神经反射途径而为。这易诱发 LES 松弛，减弱 LES 的屏障作用，胃排空延迟引起胃扩张，可进一步刺激胃酸分泌和增加 tLESR。摄入量大者更易造成餐后 tLESR 频发，从而参与 GERD 的发病。

2. 自主神经功能异常　GERD 患者常出现自主神经功能紊乱，以副交感神经为明显，可导致食管清除功能下降和胃排空功能延缓。其受损程度与反流症状之间呈正相关。

3. 内脏感觉敏感性异常　临床上反流相关性症状的感知与胃内容物的暴露程度并不呈正相关，表明不同个体对胃内容物刺激的感觉敏感性不一，GERD 症状的产生与个体内脏感觉敏感性增高有关。本病患者所出现的非心源性胸痛可能与食管黏膜下的感觉神经末梢的敏感性增高有关。这种敏感性不同的机制，迄今尚不清楚。

4. 心理因素　临床上种种现象表明，上述发病机制不足以完全解释所有 GERD 患者的症状，因此推测在 GERD 发病中有心理因素起一定的作用。与健康者相比，GERD 患者中发生负性生活事件较多，出现焦虑、抑郁、强迫症等表现亦明显为多。

神经 - 心理异常可能通过影响食管的运动、食管内脏感觉敏感性改变、胃酸分泌以及其他行为特征等，而引发或加重 GERD。同样，在 GERD 的治疗中，精神行为疗法可获得一定疗效。

四、病理

就反流性食管炎本身而言，其基本病理改变为食管下段黏膜的炎症，乃至溃疡形成，但可因程度不同而异。轻者，鳞状上皮的基底细胞增生，基底层占上皮层总厚度的 15% 以上；黏膜固有层乳头向表面延伸，达上皮层厚度的 2/3。此外，尚有有丝分裂相增加、上皮血管化伴血管扩张，或在乳头顶部可见 "血管湖" 以及气球样细胞等。后者可能是由于反流损伤致使细胞渗透性增加的结果。重者，上皮严重损伤或破坏，出现糜烂、溃疡形成；黏膜中有中性粒细胞或嗜酸性粒细胞的浸润，主要是限于食管黏膜、固有膜以及黏膜肌层。在上皮的细胞间隙可见淋巴细胞。溃疡修复可导致消化性狭窄、假憩室以及瘢痕形成等。有时出现假膜、炎性息肉伴肉芽组织形成和（或）纤维化以及酷似增殖不良的反应性改变。极重者，食管腔内形成隔而出现双桶样征或食管瘘（包括主动脉 - 食管瘘）。

在 Barrett 食管，食管黏膜由异型增生的柱状上皮取代原有的鳞状上皮，故齿状缘上移，食管下段鳞状上皮黏膜中有呈现为圆片状、柱状上皮的黏膜岛，或在齿状缘处向上呈指（趾）样凸出。Barrett 食管有多种细胞类型和组织病理学特征，包括胃、小肠、胰腺和结肠的上皮组分。同一患者可显示一种或多种组织病理学表现，呈镶嵌状或带状分布。绝大多数成人患者有特异的柱状上皮，其特征为有杯状细胞和绒毛状结构。

五、临床表现

随着对本病认识的深入，在加拿大共识会议上将本病的症状按食管综合征和食管外综合征提出。而食管外综合征又被分为肯定的和可能相关的两类。

（一）食管综合征

为各食管症状的不同组合，基本的食管症状主要是下列几项。不过，加拿大会议认为，在临床实践中，患者应断定其症状是否为令其无法忍受，因为有症状但并不令人无法忍受时不应诊断为 GERD。在以人群为基础的研究中，每周发生 2d 或多日轻微症状，每周发生 1 次以上中、重度症状时，常被患者认为"无法忍受"。此外，一些患者体育锻炼可能产生无法忍受的症状而平时并无或只有轻微的不适是因为锻炼诱发胃食管反流。

1. 胃灼热　为 GERD 的最主要症状。胃灼热是一种胸骨后区域烧灼感，常起源于上腹部，向胸部、背部和咽喉部放射。胃食管反流是胃灼热的最常见原因。胃灼热可能有许多非反流相关的原因，其患病率不详。

2. 反胃　是一种反流的胃内容物流到口腔或下咽部的感觉。部分患者有频发、反复和长期的反胃症状，通常发生于夜间。

胃灼热和反胃是典型反流综合征的特征性症状。

3. 胸痛　是另一项相对特异的症状。本病可能引起酷似缺血性心脏病的胸痛发作，而无胃灼热或反胃；再者，不能与缺血性心脏病相鉴别的胸痛很可能由 GERD 所致。此外，食管动力性疾病也可引起酷似缺血性心脏病的胸痛，但发生机制有别于胃食管反流者，而后者比前者更常引起胸痛。故对于胸痛患者，应明确排除心源性和其他胸部脏器、结构的病变。诚然，少部分患者食管源性胸痛可以通过神经反射而影响冠状动脉的功能，出现心绞痛发作及（或）心电图改变，对此，诊断 GERD 必须证实其食管内存在较明显的胃酸（或胃酸－胆汁）暴露（24h pH 值监测或双倍剂量 PPI 治疗试验等）。

4. 其他　此外，还有泛酸、吞咽不适、吞咽不畅甚至吞咽梗阻等症状。

（二）食管外综合征

为各食管外症状的不同组合。食管症状是由含有盐酸或盐酸－胆汁的胃内容物对食管外器官、组织如咽喉部、声带、呼吸道以及口腔等处黏膜的侵蚀，造成局部炎症所致。基本的食管外症状主要是下列几项：

1. 鼻部症状　研究发现，罹患长期或复发性鼻炎的 GERD 患者鼻－咽部 pH 值监测有明显异常，提示酸反流在发病中的作用。部分鼻窦炎的发生也与 GERD 有关。DiBaise 等对 19 名难治性鼻窦炎患者进行 24h 的 pH 值监测，其中 78% 的结果异常，在积极治疗后有 67% 患者症状得以改善。

2. 耳部症状　有研究表明，分泌性中耳炎患者也可能检测到鼻－咽部 pH 值的异常，这可能经耳咽管而致中耳炎。

3. 口腔部症状　本病患者可出现口腔的烧灼感、舌感觉过敏等感觉异常，但口腔软组织甚少受明显损害。有些患者唾液增多，这可能是胃酸反流到食管下端，通过反射而造成。还有报道称酸反流造成牙侵蚀，其发生率远高于总体人群者。

4. 咽喉部和声带症状　GERD 可因胃反流到咽部、声带而造成局部炎症，可见黏膜充血、水肿、上皮细胞增生、增厚，甚至出现胃酸或胃酸－胆汁接触性溃疡、声带炎甚至久之形成肉芽肿等，表现为长期或间歇性声音异常或嘶哑、咽喉部黏液过多、慢性咳嗽等；在儿童所见的反复发作的喉气管炎可能与 GERD 有关。

5. 呼吸道症状　本病常出现慢性咳嗽和哮喘等呼吸道症状，多系吸入反流物或经迷走反射所致。有报道称，约半数慢性咳嗽者出现酸反流，常在夜间平卧时出现呛咳，之后亦可在其他时间出现慢性咳嗽。长期的 GERD 则可造成慢性支气管炎、支气管扩张、反复发作性肺炎及特发性肺纤维化等。GERD 促发的哮喘多在中年发病，往往无过敏病史；反之，哮喘患者也易患 GERD。

6. 其他症状　部分患者可出现癔球症，发生机制不详。有学者将呃逆与 GERD 联系起来，但对两者的因果关系则持不同看法。GERD 常伴睡眠障碍，也可出现睡眠性呼吸暂停。在婴儿，GERD 可致婴儿猝死综合征，多于出生后 4~5 个月内发病。婴儿期食管的酸化可造成反射性喉痉挛而致阻塞性窒息；或是反流物刺激对酸敏感的食管受体导致窒息，终致猝死。加拿大会议还提出，上腹痛可能是 GERD 的主要症状。

六、临床分型

早先认为胃食管反流只造成的食管下端炎症称为反流性食管炎。但现已认识到胃食管的反流还可累及食管之外的脏器和组织，产生食管之外的症状，且临床表现和检查结果的组合各异，临床谱甚广。现在临床上，多数学者认同 GERD 是一个总称，包含了 3 个可能是独立的疾病。

1. 反流性食管炎　这是最为常见的一种。除有临床症状外，内镜检查时可窥见食管下段的黏膜有不同程度的糜烂或破损。活检标本的病理组织学检查可显示典型的局部炎症性改变。

2. 非糜烂性反流病（non‐erosive reflux disease，NERD）　虽在临床上存在令人不适的与反流相关的症状，而内镜检查时未能发现食管黏膜明显破损者称 NERD。然而，随着内镜技术的发展，用放大内镜或染色内镜还是可发现部分患者出现甚为轻微的糜烂，而另一部分则依然无此病变，故近有学者特将后部分患者称为内镜阴性反流病（endoscopy‐negative reflux disease，ENRD）。

3. Barrett 食管　对 Barrett 食管的解释当前并不完全一致，一般是指食管下段黏膜固有的复层鳞状上皮被胃底的单层柱状上皮所取代，并出现肠上皮化生而言。在此基础上，容易恶变成腺癌。

七、并发症

当前共识认为，除 Barrett 食管已属 GERD 的一部分外，GERD 的并发症主要是消化道出血、食管下段的溃疡和纤维狭窄以及癌变。

1. 食管溃疡　在食管下端，取代鳞状上皮的单层柱状上皮中含有壁细胞和主细胞，也能在局部分泌胃酸和胃蛋白酶原，故在适合的情况下可以发生消化性溃疡，有学者将之称为 Barrett 溃疡。临床上出现疼痛、泛酸等症状。

2. 消化道出血　食管炎症的本身及 Barrett 溃疡的病变可蚀及血管而出血，出血量各人不一，视血管受累的程度而异。量稍大者可出现呕血，色泽鲜红，多不伴胃内容物。

3. 食管下端纤维性狭窄　蒙特利尔共识将反流性狭窄的定义为由 GERD 引起的持续性食管腔变窄。长期炎症及反复修复多在食管下端造成环形的纤维组织增生，终致局部的纤维性狭窄，临床上出现渐进性吞咽困难，乃至继发性营养不良的表现。

4. 癌变　蒙特利尔共识认定食管腺癌是 GERD 的并发症，发生于 Barrett 食管的基础上。据报道称 10%~15% 的 GERD 患者会发生 Barrett 食管，白人中更甚。国外数据表明，Barrett 食管患者发生食管腺癌的危险是总体人群的数十倍到 100 余倍。流行病学资料表明，Barrett 食管患者中腺癌发生率约 0.4%。食管发生腺癌的危险性随胃灼热的频度和持续时间的增加而增加。研究显示，每周有 1 次以上胃灼热、反流或 2 种症状的患者，其发生食管腺癌的危险性增加 7.7 倍；症状严重度和频度增加、病程大于 20 年的患者发生食管腺癌的危险性增加至 43.5 倍。目前认为，GERD 患者罹患 Barrett 食管的危险因素主要包括白人、男性、酒精、烟草和肥胖等。Barrett 食管发生癌的危险性还随食管柱状上皮的范围而异，癌的发生率随化生范围的增加而上升。蒙特利尔共识认为，长段 Barrett 食管伴肠型化生（病变长度大于等于 3cm）是最重要的致危因子。

八、辅助检查

1. 质子泵抑制剂（PPI）试验　对疑有 GERD 的患者，使用奥美拉唑 20mg，每日 2 次，或相应剂量的其他 PPI，共 7d。如患者症状消失或显著好转，提示为明显的酸相关性疾病，在排除消化性溃疡等疾病后，可考虑 GERD 的诊断。

2. 食管酸滴注试验　本试验用于证实由胃酸造成的食管炎症状。空腹 8h 后，先以食管内测压定位 LES，将滴注管前端口置于 LES 上缘之上 5cm 处，经管滴注 0.1mol/L 盐酸，如在无症状状态下因滴注盐酸而症状再现则为阳性，表明患者原有的症状系由胃酸反流造成。此试验方便、易行，有一定的价值。如若结合体位变化再做此试验，可能会得到更多信息。

3. X 线钡餐检查　通常可借此检查食管黏膜的影像、是否并发膈疝，动态了解食管的运动情形、钡剂通过及被清除的情形以及按压腹部所导致的反流情况。典型 RE 者可见食管下段痉挛、黏膜粗糙，但食管壁柔软，钡剂通过顺利。偶有食管内少许钡液滞留。按压腹部可能见到钡剂反流至食管内。

4. 消化道内镜检查及组织学检查　临床上常用内镜技术来诊断 GERD。内镜检查可直接观察黏膜病损情况，并取黏膜做组织病理检查以确定病变性质。另外，还可以观察有无胃食管反流征象、食管腔内有无反流物或食物潴留、贲门闭合功能以及是否存在膈疝等。一般可见到齿状缘不同程度的上移，食管下段黏膜充血、水肿，血管纹模糊等。发现黏膜有糜烂、破损者即称为 RE。Barrett 食管的镜下表现为下段鳞状上皮黏膜中间有色泽不同的圆片状或柱状的，或自齿状缘处向上蔓延的指（趾）样凸出黏膜岛，但要确诊还必须有病理证实存在肠化。而部分 GERD 患者在常规内镜下未能发现有糜烂和破损的称非糜烂性反流病。

5. 食管测压　目前较好的测压设备是套袖式多通道压力传感器。本技术可以了解食管各部静态压力和动态收缩、传送功能，并确定上、下食管括约肌的位置、宽度和压力值等。本检查需在空腹时进行，也只能获得检查期间的数据。现已有使用压力监测检查者，所得资料更具生理性。此外，通过干咽和湿吞时测压等，可反映食管的运动情况。

6. 食管腔内动态 pH 值监测　上述测定的 LES 压力只是在特定空腹时的数据，代表测定的这一时间点的压力值，难以反映受试者整天随生理活动及病理情况而发生的变化。随着技术的进步，通过置于食管下端的 pH 值电极以测定局部的酸度，可以动态地、生理性地明确胃酸反流的形式、频率和持续时间以及症状、生理活动与食管内酸度的关系。本方法可以明确酸性非糜烂性反流病的诊断，为确诊 GERD 的重要措施之一。

7. 食管内胆汁反流检测　研究结果表明，约 2/3GERD 患者为酸－碱混合反流，如以 pH 值监测不足以发现，而前一时期开始应用的 24h 胆汁监测仪（Bilitec－2000）则可测定食管腔内的胆红素而明确碱反流。

8. 阻抗技术　应用阻抗技术可以检出 pH 值监测所不能测得的非酸性反流。使用多道腔内阻抗监测仪检测，非酸性液胃食管反流时食管阻抗降低，因为液体（水）对电的传导甚于固体食物或黏膜者；反之，气体反流（嗳气）时食管阻抗增高，因为气体对电的传导劣于固体食物或黏膜者。如在食管内多部位同时测定阻抗，则能判断食团在食管内运动的方向。吞咽液体时产生阻抗减弱的顺行波，而液体反流时则产生阻抗减弱的逆行波。

九、诊断

典型的症状和病史有利于建立诊断。不同的诊断方法对于 GERD 有不同的诊断价值。典型的胃食管反流症状加下列数项中之一项或一项以上者可建立 GERD 的临床诊断：①食管测压或影像学有反流的动力学紊乱基础（LES 压力降低、食管清除功能减弱等）或结构异常（膈疝、食管过短等）。②影像学和（或）内镜发现食管下段黏膜破损，经病理证实存在黏膜损害。③食管下段动态 pH 值检测或胆红素检测阳性。④诊断性治疗有效。根据学者的共识，典型的反流综合征可根据特征性症状诊断，而无须诊断检查。对症状不典型或者要进一步了解其严重程度和有关病因，以利于治疗方案选择的患者，需做进一步检查，需有明确的病理学改变和客观胃食管反流的证据。而食管腔内测压连同食管下端腔内 24h 非卧床 pH 值/胆红素监测依然是诊断本病的金标准。

十、治疗

GERD 的治疗原则应针对上述可能的发病机制，包括改善食管屏障－清除功能、增加 LES 压力、降低胃酸分泌、对抗可能存在的碱反流等。治疗措施依病情选择改进生活方式、药物治疗、内镜下治疗及手术治疗等。

（一）行为治疗

改善生活方式或生活习惯，以期避免 LES 的松弛或增强 LES 张力、减少反流、降低胃酸的分泌、保持胃肠道的正常运动等，在多数患者能起到一定的疗效，有时还可减少药物的使用。宜少食多餐，以减少胃腔的过度充盈。戒烟节酒和低脂、高蛋白饮食可增加 LES 压力、减少反流；不宜摄入辛辣和过甜、过咸饮食以及巧克力、薄荷、浓茶、碳酸饮料、某些水果汁（橘子汁、番茄汁）等，以避免过多刺激胃酸分泌。睡前避免进食，以减少睡眠期间的胃酸分泌和 tLESR。应尽量避免使用促使反流或黏膜损伤的药物，如抗胆碱能药物、茶碱、地西泮、麻醉药、钙拮抗药、β 受体激动药、黄体酮、α 受体激动剂、非甾体消炎药等。鼓励患者适当咀嚼口香糖，通过正常的吞咽动作协调食管的运动功能，并增加唾液分泌以增强食管清除功能，并可一定程度地中和反流物中的胃酸和胆汁。衣着宽松、保持大便通畅都可以减少腹压增高。睡眠时抬高床头 10～15cm（垫枕头无效），利用重力作用改善平卧位时食管的排空功能。建议患者适当控制体重，减少由于腹部脂肪过多引起的腹压增高。

（二）药物治疗

1. 制酸剂　如下所述：

（1）PPI：鉴于目前以 PPI 的制酸作用最强，临床上治疗本病亦以 PPI 最为有效，故为首选药物。无论是最先问世的奥美拉唑，还是相继上市的兰索拉唑、泮托拉唑、雷贝拉唑，和近期应用的埃索美拉唑，都有佳效。因为这些药物的结构不全一致，临床使用各有优点和欠缺之处，且各人的病情不同，敏感性、耐受性等也不一致，故宜因人施治。临床医生对于 PPI 用药的时间也有不同看法，一般主张初治患者用药 2～3 个月，8～12 周的常规剂量治疗对于轻度和中度的 RE 患者而言，症状多明显缓解或消失，而后再以半剂量维持使用 3～6 个月。鉴于 PPI 并不能制止反流，故大多数患者停药后易复发。因此，有人主张症状消失甚至内镜下明显改善或治愈后逐渐减少剂量，直至停药或者改用作用缓和的其他制药如 H_2 受体阻滞药，再逐渐停药，如有复发征兆时提前用药。临床上的长期应用已肯定了 PPI 维持治疗 GERD 的安全性。

（2）H_2 受体阻滞剂（H_2RA）：H_2RA，如西咪替丁、雷尼替丁、法莫替丁、尼扎替丁和罗沙替丁等也是制酸效果比较好的药物。对轻度 GERD 患者，除改进生活方式等措施外，宜应用一种常规剂量的 H_2RA，12 周内可使 1/3～1/2 的患者症状缓解。虽增大 H_2RA 剂量可一定程度提高制酸效果，但在常规剂量 2 倍以上时收益不再增大。H_2RA 也可在 PPI 控制病情后使用，并逐渐减量作为维持治疗用。

（3）碱性药物：理论上碱性药物也可以通过中和作用而减少胃酸的致病作用，对 GERD 有一定治疗作用，但鉴于若干不良反应，加之有其他性价比更佳的药物，故目前甚少使用本类药物。

（4）新型制酸剂：最近又有不少新的制酸剂问世，但尚未正式用于临床。

①H_3 受体（H_3R）激动药：在胃肠道肠肌间丛、胃黏膜内分泌细胞和壁细胞胆碱能神经中存在 H_3 受体，调节胃酸分泌。在实验狗中，H_3R 激动剂可呈剂量依赖性抑制五肽胃泌素刺激的酸分泌，这种药物的膜穿透性甚差。

②钾－竞争性酸阻断剂（potassium－competitive acid blockers，P－CAB）：为可逆性的 $H^+－K^+－ATP$ 酶抑制剂，其与质子泵细胞外部位离子结合，竞争性抑制 K^+ 进入壁细胞与 H^+ 交换，抑制质子泵活化。这类药的主要优点在于起效快，但可能有肝毒性存在。

③胃泌素受体拮抗药：胃泌素通过结合 CCK－2 受体，刺激神经内分泌细胞、ECL 细胞分泌组胺，从而刺激胃酸分泌。若干高亲和力的 CCK－2 受体拮抗药能有效阻断胃泌素的作用，抑制胃酸分泌。此外，还有学者在进行抗胃泌素疫苗的研究。

2. 胆汁吸附剂　对于碱性反流，应该使用吸附胆汁的药物，以减少其对黏膜的损害作用。铝碳酸镁是目前用得比较多的药物，在胃内其有轻度的制酸作用，更是能较理想地与胆汁结合，而在碱性环境下又释出胆汁，不影响胆汁的生理作用。硫糖铝在胃内分解后形成的成分也具有一定的中和胃酸和吸附胆汁的作用，只是逊于铝碳酸镁，且由于药物制剂的崩解度欠佳而需要溶于水或充分咀嚼后服下。考来烯胺吸附胆汁的能力更强，但其在碱性的肠腔内并不释出胆汁，临床应用不多。

3. 藻酸盐　藻酸盐与酸性胃内容物接触即可形成一层泡沫状物，悬浮于胃液上，在坐位或立位时起阻隔作用，减少食管黏膜与胃内容物的接触。临床研究表明，藻酸盐加制酸剂的积极治疗对减轻GERD症状如胃灼热、疼痛以及预防胃灼热和愈合食管炎方面优于安慰剂。需快速吞服药物，否则其在口腔内即可形成泡沫，且影响疗效。

4. 促动力药　促动力药可以通过增加 LES 张力、促进胃和食管排空以减少胃食管反流。甲氧氯普胺可有躁动、嗜睡，特别是不可逆的锥体外系症状等不良反应发生，尤多见于老年患者，故已基本上弃用。多潘立酮是一种多巴胺受体阻滞剂，可增加 LES 张力，协调胃 - 幽门 - 十二指肠的运动而促进胃排空，对 GERD 有治疗作用，但需维持治疗；少数女性患者使用后可产生高泌乳素血症，发生乳腺增生、泌乳和闭经等不良反应，但停药后数周内即可恢复。西沙比利是选择性 5 - HT$_4$ 受体激动剂，促进肠神经元释放乙酰胆碱，也能增加 LES 张力，刺激食管蠕动和胃排空，但因有 Q - T 间期延长和室性心律异常而致死的报道，现几乎在全球范围内遭弃用。莫沙比利也是选择性 5 - HT$_4$ 受体激动剂，但只是部分选择性，对全消化道有促动力作用，因临床应用时间尚短，需要进一步积累疗效和安全性资料。新型 5 - HT$_4$ 受体兴奋剂替加色罗兼有改善胃肠道运动和协调内脏敏感性的作用，现已开始用于 GERD 的治疗，同样处于疗效和安全性资料的积累中。

除一般治疗外，就制酸剂和促动力药而言，可根据临床特征用药。轻度 GERD 患者可单独选用 PPI、促动力药或 H$_2$RA；中度者宜采用 PPI 或 H$_2$RA 和促动力药联用；重度者宜加大 PPI 口服剂量，或 PPI 与促动力药联用。

5. 减少 tLESR 的药物　如下所述：

（1）抗胆碱能制剂：间断应用抗胆碱能制剂阿托品可减少近 60% 健康志愿者的 tLESR。不通过血、脑屏障的抗胆碱制剂不能减少 tLESR，但其不良反应限制了临床应用。

（2）吗啡：人类的 LES 存在阿片神经递质，吗啡可抑制吞咽和气囊扩张引起的 LES 松弛。静脉注射吗啡可减少 tLESR，减少反流事件的发生。吗啡作用部位是中枢神经，通过 μ 受体而调节 LES 压力。作用于外周的吗啡类药物无此作用。

（3）CCK 拮抗剂：CCK 可引发 tLESR，缘自胃扩张。CCK - 1 受体拮抗剂地伐西匹可阻断之，由此证明 CCK 是通过近处胃组织或近端传入神经发挥调控 tLESR 作用的。CCK - 1 受体拮抗剂氯谷胺可减少餐后胃扩张引起 tLESR 的频率。

（4）一氧化氮合酶抑制剂：一氧化氮是一种重要的节后神经抑制性递质，一氧化氮能神经存在于迷走神经背核。已证实一氧化氮合酶抑制剂 L - MNME 可抑制 tLESR 的频率，而 L - 精氨酸可抑制这种作用。抑制一氧化氮合酶会引发胃肠运动的复杂变化和心血管、泌尿系统、呼吸系统的重要改变。

（5）GABAB 兴奋剂：GABAB 是主要的抑制性中枢神经递质。其受体存在于许多中枢和外周神经中。巴氯芬抑制神经 - 肌肉接头处神经递质的释放，也是 tLESR 的强烈抑制剂。研究显示巴氯芬（40mg，每日 2 次）可减少健康人和 GERD 患者的酸反流和非酸反流。本品常见的不良反应包括嗜睡、恶心和降低癫痫发作的阈值。

6. 黏膜保护剂　用于胃部疾病的黏膜保护剂均可用于 GERD，如铝制剂、铋剂等。除发挥局部直接的保护黏膜作用外，还可能刺激前列腺素等因子的分泌、增加血液循环等，间接有利于黏膜保护和修复。现已知叶酸、维生素 C、胡萝卜素和维生素 E 等抗氧化维生素和硒、锌等微量元素可以通过稳定上皮细胞 DNA 转录水平、中和氧化黏膜表面有害物质和（或）增强黏膜修复能力等，起到防治 GERD 患者食管下段黏膜破损、化生、异型增生和癌变的作用。

（三）内镜下治疗

1. 内镜下贲门黏膜缝合皱褶成型术　在内镜下将贲门部黏膜及黏膜下层用缝合的方法建成黏膜皱褶，意在局部形成一屏障，起抗反流的作用。国内亦已开展此项技术。短期疗效显著，但因 1~2 个月后缝线易脱落，局部黏膜恢复原状而失效。

2. 氩离子凝固术（APC） 近期有学者称内镜下局部应用 APC 技术处理 Barrett 食管有一定疗效。

3. 内镜下食管扩张术 对于 RE 后期发生的食管纤维性狭窄，多采用内镜下局部的扩张术，以改善吞咽困难。操作较易，也颇为安全，但常在若干时日后需重复进行。迄今所使用的有气囊、金属、塑料及水囊扩张设备等。

（四）手术治疗

据国外资料，10%～15% GERD 患者接受手术治疗。

手术指征包括：①出现严重的症状、镜下可见溃疡等，或有严重食管动力紊乱而积极药物治疗无效者。②药物控制下还经常发生反流性吸入性肺炎等严重并发症者。③不愿接受终身药物治疗或对大量制酸剂长期应用有顾虑而选择手术者。④需要长期大剂量药物维持治疗才能控制症状者，是手术治疗的相对指征。⑤对局部黏膜有重度异型增生或可疑癌变，或是食管严重狭窄而扩张无效者。

Barrett 食管的治疗如前述，迄今无特异措施，只是从防治食管腺癌角度而言，需要严密观察，定期内镜随访，及早发现癌前病变而予以相应措施。

十一、预后

药物治疗可以使大多数患者的症状缓解，预后良好，但据多数学者的观察，完全停药后若干时日易复发，故提出宜长期维持治疗，只是所用的药品及其用量有个体差异。有报道手术治疗失败的患者或纵然有效，但还有一定的复发率，约为 10%。少数患者可发生食管溃疡、出血、狭窄、Barrett 食管等并发症。一旦并发食管癌，则预后甚差。

（董敬蓉）

第三节　贲门失弛缓症

贲门失弛缓症（achalasia）是一种食管运动障碍性疾病，以食管缺乏蠕动和食管下括约肌（LES）松弛不良为特征。临床上贲门失弛缓症表现为患者对液体和固体食物均有吞咽困难、体重减轻、餐后反食、夜间呛咳以及胸骨后不适或疼痛。本病曾称为贲门痉挛。

一、流行病学

贲门失弛缓症是一种少见疾病。欧美国家较多，发病率每年为（0.5～8.0）/10 万，男女发病率接近，约为 1：1.15。本病多见于 30～40 岁的成年人，其他年龄亦可发病。国内尚缺乏流行病学资料。

二、病因和发病机制

病因可能与基因遗传、病毒感染、自身免疫及心理社会因素有关。贲门失弛缓症的发病机制有先天性、肌源性和神经源性学说。先天性学说认为本病是常染色体隐性遗传；肌源性学说认为贲门失弛缓症 LES 压力升高是由 LES 本身病变引起，但最近的研究表明，贲门失弛缓症患者的病理改变主要在神经而不在肌肉，目前人们广泛接受的是神经源性学说。

三、临床表现

主要症状为吞咽困难、反食、胸痛，也可有呼吸道感染、贫血、体重减轻等表现。

1. 吞咽困难 几乎所有的患者均有程度不同的吞咽困难。起病多较缓慢，病初吞咽困难时有时无，时轻时重，后期则转为持续性。吞咽困难多呈间歇性发作，常因与人共餐、情绪波动、发怒、忧虑、惊骇或进食过冷和辛辣等刺激性食物而诱发。大多数患者吞咽固体和液体食物同样困难，少部分患者吞咽液体食物较固体食物更困难，故以此征象与其他食管器质性狭窄所产生的吞咽困难相鉴别。

2. 反食 多数患者合并反食症状。随着咽下困难的加重，食管的进一步扩张，相当量的内容物可潴留在食管内达数小时或数日之久，而在体位改变时反流出来，尤其是在夜间平卧位更易发生。从食管反流出来的内容物因未进入过胃腔，故无胃内呕吐物酸臭的特点，但可混有大量黏液和唾液。

3. 胸痛　是发病早期的主要症状之一，发生率为 40%～90%，性质不一，可为闷痛、灼痛或针刺痛。疼痛部位多在胸骨后及中上腹，疼痛发作有时酷似心绞痛，甚至舌下含化硝酸甘油片后可获缓解。疼痛发生的原因可能是食管平滑肌强烈收缩，或食物滞留性食管炎所致。随着吞咽困难的逐渐加剧，梗阻以上食管的进一步扩张，疼痛反而逐渐减轻。

4. 体重减轻　此症与吞咽困难的程度相关，严重吞咽困难可有明显的体重下降，但很少有恶病质样变。

5. 呼吸道症状　由于食物反流，尤其是夜间反流，误入呼吸道引起吸入性感染。出现刺激性咳嗽、咳痰、气喘等症状。

6. 出血和贫血　患者可有贫血表现。偶有出血，多为食管炎所致。

7. 其他　在后期病例，极度扩张的食管可压迫胸腔内器官而产生干咳、气急、发绀和声音嘶哑等。患者很少发生呃逆，为本病的重要特征。

8. 并发症　本病可继发食管炎、食管溃疡、巨食管症、自发性食管破裂、食管癌等。贲门失弛缓症患者患食管癌的风险为正常人的 14～140 倍。有研究报道，贲门失弛缓症治疗 30 年后，19% 的患者死于食管癌。因其并发食管癌时，临床症状可无任何变化，临床诊断比较困难，容易漏诊。

四、实验室及其他检查

（一）X 线检查

X 线检查是诊断本病的首选方法。

1. 胸部平片　本病初期，胸片可无异常。随着食管扩张，可在后前位胸片见到纵隔右上边缘膨出。在食管高度扩张、伸延与弯曲时，可见纵隔增宽而超过心脏右缘，有时可被误诊为纵隔肿瘤。当食管内潴留大量食物和气体时，食管内可见液平面。大部分病例可见胃泡消失。

2. 食管钡餐检查　动态造影可见食管的收缩具有紊乱和非蠕动性质，吞咽时 LES 不松弛，钡餐常难以通过贲门部而潴留于食管下端，并显示远端食管扩张、黏膜光滑，末端变细呈鸟嘴形或漏斗形。

（二）内镜检查

内镜下可见食管体部扩张呈憩室样膨出，无张力，蠕动差。食管内见大量食物和液体潴留，贲门口紧闭，内镜通过有阻力，但均能通过。若不能通过则要考虑有无其他器质性原因所致狭窄。

（三）食管测压

本病最重要的特点是吞咽后 LES 松弛障碍，食管体部无蠕动收缩，LES 压力升高［大于 4kPa（30mmHg）］，不能松弛、松弛不完全或短暂松弛（小于 6s），食管内压高于胃内压。

（四）放射性核素检查

用 ^{99m}Tc 标记液体后吞服，显示食管通过时间和节段性食管通过时间，同时也显示食管影像。立位时，食管通过时间平均为 7s，最长不超过 15s。卧位时比立位时要慢。

五、诊　断

根据病史有典型的吞咽困难、反食、胸痛等临床表现，结合典型的食管钡餐影像及食管测压结果即可确诊本病。

六、鉴别诊断

1. 反流性食管炎伴食管狭窄　本病反流物有酸臭味，或混有胆汁，胃灼热症状明显，应用 PPI 治疗有效。食管钡餐检查无典型的鸟嘴样改变，LES 压力降低，且低于胃内压力。

2. 恶性肿瘤　恶性肿瘤细胞侵犯肌间神经丛，或肿瘤环绕食管远端压迫食管，可见与贲门失弛缓症相似的临床表现，包括食管钡餐影像。常见的肿瘤有食管癌、贲门胃底癌等，内镜下活检具有重要的鉴别作用。如果内镜不能达到病变处则应行扩张后取活检，或行 CT 检查以明确诊断。

3. 弥漫性食管痉挛　本病亦为食管动力障碍性疾病，与贲门失弛缓症有相同的症状。但食管钡餐显示为强烈的不协调的非推进型收缩，呈现串珠样或螺旋状改变。食管测压显示为吞咽时食管各段同期收缩，重复收缩，LES 压力大部分是正常的。

4. 继发性贲门失弛缓症　锥虫病、淀粉样变性、特发性假性肠梗阻、迷走神经切断术后等也可以引起类似贲门失弛缓症的表现，食管测压无法区别病变是原发性或继发性。但这些疾病均累及食管以外的消化道或其他器官，借此与本病鉴别。

七、治疗

目前尚无有效的方法恢复受损的肌间神经丛功能，主要是针对 LES，不同程度解除 LES 的松弛障碍，降低 LES 压力，预防并发症。主要治疗手段有药物治疗、内镜下治疗和手术治疗。

（一）药物治疗

目前可用的药物有硝酸甘油类和钙离子拮抗药，如硝酸甘油 0.6mg，每日 3 次，餐前 15min 舌下含化，或硝酸异山梨酯 10mg，每日 3 次，或硝苯地平 10mg，每日 3 次。由于药物治疗的效果并不完全，且作用时间较短，一般仅用于贲门失弛缓症的早期、老年高危患者或拒绝其他治疗的患者。

（二）内镜治疗

1. 内镜下 LES 内注射肉毒毒素　肉毒毒素是肉毒梭状杆菌产生的外毒素，是一种神经肌肉胆碱能阻断剂。它能与神经肌肉接头处突触前胆碱能末梢快速而强烈地结合，阻断神经冲动的传导而使骨骼肌麻痹，还可抑制平滑肌的活动，抑制胃肠道平滑肌的收缩。内镜下注射肉毒毒素是一种简单、安全且有效的治疗手段，但由于肉毒毒素在几天后降解，其对神经肌肉接头处突触前胆碱能末梢的作用减弱或消失，因此，若要维持疗效，需要反复注射。

2. 食管扩张　球囊扩张术是目前治疗贲门失迟缓症最为有效的非手术疗法，它的近期及远期疗效明显优于其他非手术治疗，但并发症发生率较高，尤以穿孔最为严重，发生率为 1% ~5%。球囊扩张的原理主要是通过强力作用，使 LES 发生部分撕裂，解除食管远端梗阻，缓解临床症状。

3. 手术治疗　Heller 肌切开术是迄今治疗贲门失弛缓症的标准手术，其目的是降低 LES 压力，缓解吞咽困难，同时保持一定的 LES 压力，防止食管反流的发生。手术方式分为开放性手术和微创性手术两种，开放性手术术后症状缓解率可达 80% ~90%，但 10% ~46% 的患者可能发生食管反流。因此大多数学者主张加做防反流手术。尽管开放性手术的远期效果是肯定的，但是由于其创伤大、术后恢复时间长、费用昂贵，一般不作为贲门失弛缓症的一线治疗手段，仅在其他治疗方法失败，且患者适合手术时才选用开放性手术。

腔镜技术的迅速发展使贲门失弛缓症的治疗发生了巨大的变化，从开放性手术到经胸腔镜，再到经腹腔镜肌切开术，这种微创性手术的疗效与开放性手术相似，且创伤小，缩短了手术和住院时间，减少了手术并发症，有望成为治疗贲门失弛缓症的首选方法。

（刘晓丽）

第四节　Barrett 食管

一、概述

Barrett 食管（BE）是指食管下段的正常复层鳞状上皮被化生的单层柱状上皮所取代。以食管与贲门黏膜交界的连接线（齿状线）为界，在齿状线 2cm 以上出现柱状上皮者即为 Barrett 食管，可分为短段 Barrett 食管（小于 3cm）和长段 Barrett 食管（大于等于 3cm）。据国外资料，在因 GERD 症状而行内镜检查者中，BE 的检出率为 6% ~ 12%；所有内镜检查者中，检出率为 0.41% ~ 0.89%。由于本病与食管腺癌的关系密切而被普遍认为是一种癌前病变。

二、病因和发病机制

Barrett 食管的发生可分为先天性和继发性，前者极为罕见，是先天性异常所致，即由胚胎期食管上皮发育障碍引起。继发性改变被认为是 BE 的主要类型，与长期胃食管反流有关，凡可引起胃食管反流的原因都可以成为 BE 的病因。

其发病机制主要是由于 GERD 者的胃酸和胃蛋白酶反流，胃酸和胃蛋白酶反复刺激，使食管下段复层鳞状上皮受损伤，从而激活黏膜上皮中多潜能干细胞向着柱状细胞分化，在损伤修复过程中定植而形成 Barrett 上皮化生。随着食管内 24h pH 值及胆汁酸水平测定的应用，胆汁反流在 BE 形成的作用正日益受到重视。柱状上皮具有抗酸侵蚀的作用，但长期反流时已经发生的 Barrett 上皮化生仍然有损伤作用，不仅引起相应的并发症，还会促进黏膜发生异型性增生改变。BE 的长度、范围取决于食管与酸接触时间及 LESP 下降程度。Hp 与 BE 的关系也引起人们的重视。

三、临床表现

Barrett 食管常见于中年以上，平均年龄为 40 岁，而确诊的平均年龄为 55 ~ 63 岁，男女均可发病，男女之比为 3：1。由于柱状上皮比鳞状上皮更能抵御酸液的损伤，Barrett 食管本身无症状。大多数患者因为食管炎、溃疡、癌变等，才出现相应的临床症状。主要症状为非心源性胸骨后疼痛、泛酸、胃灼热、嗳气、呕吐、吞咽困难，反流物误入呼吸道发生阵发性呛咳、窒息和肺部感染。还可并发上消化道出血、穿孔、癌变。Barrett 食管是胃食管交界处发生腺癌单一、重要的危险因素，癌变率为 2.5% ~ 41.0%，平均 10%。

四、诊断方法

1. 内镜检查　内镜直视下齿状线消失或上移，见有橙红、紫红或鲜红色柱状上皮黏膜，与食管鳞状上皮有鲜明的对比，可分为环周型、岛型及不规则舌型。病灶区见充血、水肿、糜烂或溃疡。溃疡较深者，底部覆黄白色苔，周围明显充血、水肿、糜烂。反复溃疡不愈者可因瘢痕化而致食管狭窄。可伴有食管裂孔疝，表现为食管下段黏膜充血、水肿，His 角变钝，食管黏膜色泽灰白色，通常血管网消失，齿状线上移，黏膜粗糙，可有结节样增生或小息肉形成，贲门松弛开放。黏膜染色有助于诊断，喷洒 30% 复方碘溶液（Lugol 液）呈不染区（正常食管黏膜呈棕黄色），0.5% 甲苯胺蓝或 2% 亚甲蓝染色则出现蓝染（正常食管黏膜不着色）。内镜下需记录 BE 的长度及形状，可作为判断 BE 及筛选随诊的临床考虑指标。

Barrett 食管与食管腺癌发生关系密切，因此受到临床的高度重视，有人建议采用内镜检查对 Barrett 食管进行筛查，其意义在于观察异型性增生的发生，并指导临床干预的时机。报道指出，这种追踪监测指导临床干预的结果与无追踪监测的对照组比较，平均生存期延长。总的来说，对 Barrett 食管内镜追踪的临床意义是肯定的，但追踪检测间隔的时间尚无确切的报道。有报道建议：无不典型增生者每 2 ~ 3 年 1 次，低度不典型增生者每 6 个月 1 次，至少 1 年，以后为每年 1 次，高度不典型增生者每 3 个月 1 次或手术切除。

2. X 线检查　X 线钡剂造影可显示食管溃疡、狭窄和食管裂孔疝。类似于胃溃疡龛影，食管溃疡位于食管下段，长轴多与食管纵轴一致，有较宽的口部或狭颈。周围黏膜正常或水肿。龛影多为单个，有时可多发，炎症或溃疡愈合可致向心性狭窄，狭窄段较规则，轮廓线清楚。但癌变时可见管壁轮廓线不均匀或略僵硬。

3. 放射性核素扫描　过锝酸盐^{99m}Tc 选择性地浓集于胃的黏膜上皮，利用这一现象，可对异位胃黏膜进行阳性显像。静脉注射^{99m}Tc 后，进行闪烁照相，可发现食管下段明显的放射性浓聚。

4. 组织病理学检查　组织病理学检查是唯一确诊方法。取材部位必须位于齿状线 2cm 以上病灶。

多点间隔式内镜下取样可以减少高度异型增生和恶性变的遗漏，对追踪早期癌变十分重要。Reid 等人的报道指出 Barrett 食管的活组织取样应在 2cm 间隔取 4 块组织样本为好。正常黏膜为鳞状上皮，若出现柱状上皮取代的现象，结合内镜所见即可诊断。

按 Barrett 食管上皮病理组织学特点将其分为三种类型：特殊型肠化生（特殊型柱状上皮）、移行性上皮（贲门型上皮）、胃底腺型上皮。以前者最为常见。

五、诊断标准

BE 的病理学标准：①柱状上皮黏膜下层有食管腺。②食管肌层和上皮无先天性异常。③有特殊型上皮和残余的鳞状上皮岛。BE 癌变特点：①癌全部或大部分位于食管内。②组织类型属胃肠型腺癌。③癌周食管有良性或不典型增生的柱状上皮，癌多发生于特殊型上皮中。④食管黏膜有反流性炎症改变。

六、治疗

Barret 食管的治疗宗旨是长期消除食管反流症状，促进食管黏膜的愈合。其治疗主要分为内科药物治疗、外科手术治疗两方面。内科药物治疗主要采用抑酸药，最常用的是质子泵抑制药（proton pump inhibitor，PPI）和 H_2 受体拮抗药。治疗成功的指标应是基础胃酸分泌减至小于 1mmol/h，同时食物刺激后的酸分泌亦显著减少。奥美拉唑 20mg/d 使用 8 周后，只有 60% 左右的严重消化性食管炎患者痊愈。治疗失败是因奥美拉唑尚未足够抑制酸。用量增至 40mg/d 时，疗效比 20mg/d 稍好。大剂量的疗效尚无随机对照研究。目前临床研究集中于评价维持疗效所需的最低制酸作用。据报道，用奥美拉唑 20mg/d 使消化性食管炎愈合后，再用雷尼替丁 150mg 每日 2 次做维持治疗，效果不佳，但持续用奥美拉唑 20mg/d，则疗效满意可长达 12 个月。患者还可调整自身的生活方式，如抬高床头 15~20cm，控制体重，戒烟酒、少食影响食管下端括约肌的食物和药物等。

Barrett 食管的内镜治疗方法包括激光、热探头、氩气刀（APC）、光动力（PDT）、内镜下黏膜切除术等。理想的治疗是彻底破坏化生上皮、不典型增生上皮，但不损伤深层组织，以免发生狭窄和穿孔等严重并发症。APC 治疗的深度一般小于 3mm，治疗时氩气流量一般为 1~2L/min，功率 50W 左右，间隔 4~6 周治疗 1 次。联合 PPI 治疗平均 2 次 APC 治疗后化生上皮可被新生的鳞状上皮取代，也会有少许残留 BE 上皮。其缺点是因充入氩气会产生腹胀或治疗后有短暂胸骨后不适，严重的可持续数天和发生食管狭窄，发病率为 5%。在治疗重度不典型增生和局限于黏膜层的 Barrett 癌时可首选 EMR。此方法不但可达到治疗目的，还可取得组织标本，提供病理诊断依据。但在内镜下对病变的深度及范围不好判断，这给使用 EMR 治疗带来了困难。

Barrett 食管的外科治疗有 Nissen 手术（360°全周胃底折叠术）、Hill 手术（经腹胃后固定术）、Dor 手术（贲门前胃底固定术）、腹腔镜抗反流术等，主要针对抗反流治疗，使用较少。

（刘晓丽）

第五节　食管癌

食管癌（esophageal carcinoma）指来源于食管上皮（包括黏膜下腺体上皮）的恶性肿瘤。临床上以进行性吞咽困难为其最典型的症状，手术切除仍是主要治疗方法，预后取决于诊断治疗时的分期。

一、概述

全世界每年约 40 万人死于食管癌，几乎所有国家及民族均有发病，我国是食管癌发病大国，占半数以上。食管癌的流行病学有以下几个特点：①地域性分布：不同的地区发病率差别巨大。我国北部是食管癌的高发地区，河南省发病率达 130/10 万。②男性多于女性：低发区平均为 2:1，高发区约为1.5:1。③年龄因素：食管癌的发病率随年龄增加而增加，35 岁以前极少患食管癌，50 岁后发病可占全部患者的 80% 以上。④种族差别：我国以新疆哈萨克族发病率最高，苗族最低。

食管癌的具体病因目前仍不清楚，但流行病学的研究表明，食管癌有高发区提示这些地区具有其发生的高危因素，如存在强致癌物、促癌物以及缺乏一些食管癌的保护因素及该区域居民的遗传易感性等。关于吸烟与饮酒、亚硝胺类化合物、营养与微量元素、真菌感染、环境污染、遗传易感性等与其他肿瘤具有相似之处。

在食管癌的众多病因中，食管上皮的慢性物理损伤应引起重视。过烫、干硬、粗糙食物及进餐速度过快等是食管癌发病的重要危险因素之一。实验表明，70℃ 以上的烫食严重影响食管黏膜上皮细胞的增殖周期，并为细胞在有害代谢产物作用下产生癌变创造有利条件。

二、病理

与其他肿瘤类似，食管癌的发生也常经历一个长期演变过程，是一个漫长的过程，但在吞咽梗阻等临床症状出现后，病情发展即明显加快。研究发现从重度不典型增生发展到原位癌，可能需要 5 年甚至更长的时间，而从原位癌进展到出现明显临床症状，X 线发现明显的食管黏膜中断、充盈缺损、管腔狭窄及溃疡等进展期癌，还需要 3～5 年的时间，而由进展期食管癌到最终死亡的自然病程一般不超过 1 年。因此认识食管癌的发展规律，及早发现治疗食管癌是提高生存率的关键。尽管癌前病变可以长期稳定不变，但仍应引起病理学家和临床医师的高度重视。

（一）食管癌的癌前病变

1. Barrett 食管及其不典型增生　正常食管下段鳞状上皮（粉红色）与胃黏膜柱状上皮（橘红色）交界形成齿状线。食管下端的鳞状上皮在长期反流性损伤及修复过程中逐渐化生为柱状上皮，称为 Barrett 食管。此时，齿状线形态变化，橘红色柱状上皮化生常向食管侧舌样或岛样伸展，也可在食管下段见孤立的橘红色柱状上皮化生岛。Barrett 食管被公认为是食管腺癌的癌前病变，其患癌的危险性为正常人的 40～120 倍。在西方国家，近 30 年来食管腺癌的发病率迅速上升，目前已超过鳞癌，其演进过程可概括为：长期胃食管反流→反流性食管炎→Barrett 食管→不典型增生→原位癌→进展期腺癌。

2. 食管鳞状上皮异型增生　对早期食管癌的研究发现，食管中存在着单纯增生、不典型增生、癌多点病变，且各点独立，呈现一连续病变过程，原位癌处于不典型增生的包围中。食管癌的周围组织也常见不同程度的不典型增生的鳞状上皮。

（二）食管癌的大体病理

1. 早期食管癌　早期食管癌指原位癌（肿瘤局限于基底膜内）和无淋巴结转移的早期浸润癌（肿瘤局限于黏膜或黏膜下层），形态上大体分为四型。

（1）隐伏型：此为食管癌的最早期，食管黏膜仅有轻度充血或黏膜粗糙，内镜下不易辨认，需要特殊染色或内镜窄带光成像才能发现。

（2）糜烂型：黏膜可见浅的糜烂，形状大小不一，边界分界清楚，状如地图。原位癌与早期浸润癌约各占一半。

（3）斑块型：表面黏膜稍隆起，高低不平，病变范围大小不一，大约原位癌占 1/3，早期浸润癌占 2/3。

（4）乳头型：肿瘤呈乳头样向腔内突出，癌细胞分化较好，绝大多数是早期浸润癌，是早期癌最晚的类型。

2. 中晚期食管癌的大体病理　如下所述：

（1）肿块型：此型肿瘤最常见，约占 70%，肿瘤呈结节状或菜花状突出管腔，使管腔有不同程度的狭窄。

（2）溃疡型：约占 20%，病变呈大小、形状不一的溃疡，边缘不光滑，呈堤坝状隆起，溃疡底部凹凸不平，常有坏死组织覆盖。

（3）缩窄型：约占 10%，病变食管形成环状狭窄，表面粗糙不平，可有糜烂及结节，触之易出血，严重狭窄可致内镜无法通过。

（三）食管癌的组织病理

食管癌是来源于食管上皮包括黏膜下腺体上皮的恶性肿瘤，主要有以下四种组织学类型。

1. **鳞状细胞癌** 简称鳞癌，为来自食管鳞状上皮的实体肿瘤，在我国是最常见的组织类型，占 90%~95%。镜检：分化好或较好，鳞癌镜下常见癌细胞呈不同程度的角化现象，形成癌珠，也可见细胞间桥。

2. **腺癌** 在我国，食管原发腺癌仅占7%，但在西方国家，腺癌与鳞癌的发病率相当。食管腺癌多来源于 Barrett 食管的柱状上皮，故食管腺癌大多数（约80%）位于食管下段。

3. **腺鳞癌** 指腺癌与鳞癌两种成分共存于一个瘤体内，但其中任意一成分必须占瘤体的20%以上。否则只占瘤体成分大于80%的细胞类型而不能称为腺鳞癌。因鳞状细胞更易化生，腺鳞癌的生物学行为近似于腺癌。

4. **神经内分泌癌** 较罕见，分为小细胞癌与非小细胞癌。小细胞癌称为燕麦细胞癌，起源于神经内分泌细胞，可能来自鳞状上皮基底部的嗜银细胞。在结构和特征上与肺的小细胞癌相似，食管是除肺以外发生小细胞癌的最常见器官。

（四）食管癌的扩散

食管癌常见的转移方式包括直接浸润、淋巴和血行转移。

1. **直接浸润** 癌肿随病期进展可逐渐侵犯黏膜下、食管肌层及外膜，穿透食管壁后可累及邻近的器官和组织，还可沿食管长轴及周径蔓延。颈段食管癌可累及喉、气管等。胸段食管癌可累及气管、支气管、肺门、胸主动脉、奇静脉、胸导管、下肺静脉、心包、左心房、膈肌等。腹段食管癌可累及贲门、胃、肝脏、胰腺等。

2. **淋巴转移** 淋巴转移是食管癌的主要转移方式，手术标本约40%可查到淋巴结转移。主要是沿食管纵轴向上或向下进行，上段者多向上，下段者多向下。向上转移可达纵隔和颈部，向下可至腹部。

3. **血行转移** 肿瘤经血行转移较淋巴转移的发生率低，但如果出现，提示为晚期食管癌征象，可转移至肺、胸膜、肝、脑、骨、肾和肾上腺等。

三、临床表现

患者症状的严重程度并不完全反映食管癌的病期，如缩窄型食管癌很早就可出现吞咽困难症状，而溃疡型食管癌、腔内型食管癌可以在很晚才出现吞咽困难。

（一）早期症状

多数早期食管癌患者可无明显症状，常见的症状有：①进食时，尤其是大口进食或进干硬食物时，出现轻微的哽噎感。②胸骨后不适感，闷胀、疼痛或烧灼感。③吞咽异物感，进食时感觉到食管有异物存留，或进食食物挂在食管上不能咽下。④胸骨后疼痛，吞咽时胸骨后食管内刺痛或隐痛感。上述症状常常间歇出现，持续数年，但总体是缓慢、进行性加重。

（二）进展期症状

1. **进行性吞咽困难** 这是进展期食管癌最常见、最典型的临床表现，绝大多数（大于90%）的进展期食管癌患者出现此症状。特点为，短时间（数月）内，患者呈现持续性、进行性加重的吞咽困难，即先咽下干硬食物困难，继之为半流质，最后连进食流质食物也困难，并伴有进食呕吐。值得注意的是，患者的吞咽困难可因肿瘤坏死脱落而一时缓解，也可因食物阻塞食管腔而突然加重到滴水不入。

2. **吞咽疼痛** 患者在吞咽困难的同时，可发生咽部、胸骨后、剑突下或上腹部的烧灼痛、刺痛或钝痛等，其发生原因可能与肿瘤和炎症刺激引起食管肌肉的痉挛、食物潴留食管诱发的食管肌肉强力收缩试图将食物推送下行，或食物的物理因素（温度、pH 值、渗透压、硬度）刺激肿瘤溃疡面或肿瘤邻近食管黏膜的炎症面有关，因此患者服用解痉药、黏膜保护剂及改变饮食习惯等可能缓解。

3. **食物反流** 可在吞咽困难早期出现，但最多发生于吞咽困难明显时，原因为食管癌病变引起病理性唾液和食管黏液分泌增多，受食管梗阻所限而滞留于食管内并刺激食管发生逆蠕动而吐出。呕吐成分以黏液和泡沫为主，呈蛋清样，有时混入血迹或食物残渣，偶尔有脱落坏死的肿瘤组织。呕吐量可达每日数百毫升甚至数千毫升，如果在呕吐时发生误吸，可致呛咳和吸入性肺炎。

4. 胸背疼痛　表现为胸骨后、背部持续性隐痛、钝痛、烧灼痛或沉重不适感，尤以溃疡性或髓质型伴有表面溃疡患者多见，为肿瘤溃疡面受刺激或肿瘤生长累及食管及周围感觉神经所致，如出现剧烈疼痛或伴有呕血、发热者，多为肿瘤侵犯椎体或行将穿孔破溃的表现。

5. 消瘦或体重下降　也是食管癌的一个常见表现，食管癌患者的体重减轻较其他癌症患者更严重，因为食管癌直接影响患者进食，由营养下降及肿瘤消耗双重原因所致。

6. 其他症状　由于肿瘤坏死及表面溃疡破坏血管，可发生呕血；肿瘤明显外侵，压迫喉返神经引起声音嘶哑；肿瘤明显增大压迫纵隔器官，尤其是气管，可引起通气功能障碍，患者出现呼吸困难，如发生肿瘤溃烂穿通气管、支气管，可发生进食饮水呛咳。长期摄食不足导致明显慢性脱水、营养不良、消瘦及恶病质，伴有肝转移出现黄疸、腹腔积液等。

四、诊断与鉴别诊断

（一）食管癌的诊断

40 岁以上、来自食管癌高发区的患者因吞咽困难就诊时，应首先考虑食管癌的可能性，应注意了解吞咽困难的进展情况、体重变化以及有无声音嘶哑、呛咳、呕血或黑便，体格检查应注意触诊锁骨上淋巴结。

1. 内镜检查　只要患者没有内镜检查的禁忌，应首选内镜检查，尽早获得病理学依据。内镜是直视食管癌大体病理的最好方法，通过内镜可取组织活检，从而明确组织病理诊断，明显优于食管吞钡造影、CT 等影像学检查。

2. 食管吞钡造影　当患者不适宜行内镜检查时，可选用此方法。中晚期食管癌典型的 X 线表现为管腔狭窄、充盈缺损、龛影，病变段食管僵硬，蠕动中断，近端食管扩张（图 3 - 1）。

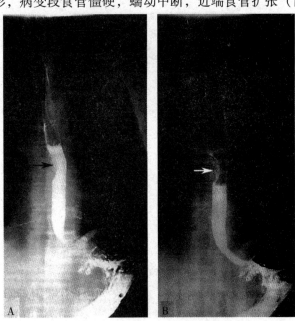

图 3 - 1　食管吞钡造影显示食管癌

3. 胸部 CT 检查　食管癌的 CT 表现为食管腔内软组织肿块，管壁增厚，管腔呈不规则或偏心性狭窄，并可显示纵隔淋巴结肿大以及有无肺部转移。通过注射造影剂的增强 CT 扫描，有助于判断食管癌对邻近脏器的侵犯情况，了解肿瘤分期，判断肿块能否切除，对合理制订食管癌的治疗方案有一定帮助。

（二）食管癌的鉴别诊断

1. 早期食管癌的鉴别诊断　如下所述：

（1）慢性咽炎：慢性咽炎为咽部黏膜、黏膜下组织的慢性炎症及淋巴滤泡增生，表现为咽部干燥、异物感、灼痛感等，常伴有咽喉部黏稠分泌物，急性发作时甚至可因咽部组织水肿引起吞咽困难甚至呼吸困难。一般慢性咽炎症状病程时间长、不会随吞咽动作加重。咽喉镜检查可见咽部黏膜充血、肿胀及淋巴滤泡增生等。但有时仍需行内镜及黏膜染色活检以除外早期食管癌变。

（2）反流性食管炎。

（3）食管静脉曲张。

（4）癔症球：多见于青年女性，时有咽部球样异物感，无吞咽梗阻，症状受心理状态影响较大，内镜检查无器质性食管病变证据。

2. 中晚期食管癌的鉴别诊断　如下所述：

（1）贲门失弛缓症：贲门失弛缓症是指由于食管下段肌层的神经节细胞变性、减少，妨碍了正常神经冲动的传递，而致食管下端贲门部不能松弛，且食管体部失去正常蠕动功能。贲门管的功能性狭窄常继发狭窄近端食管病理性扩张。本病多见于 20~50 岁的青壮年，主要症状为间歇性吞咽梗阻，呕吐食物无酸味，胸骨后饱胀不适，症状时轻时重，多数病程较长。发作常与精神紧张有关，过冷或过热的食物可使症状加重。诊断应先行内镜检查，可见食管扩张，贲门部闭合，但胃镜通过无阻力。然后再行食管吞钡造影，特征性表现为食管体部蠕动消失，食管下端及贲门部呈鸟嘴状（图 3-2），边缘整齐，上段食管常明显扩张。

（2）食管良性肿瘤：较少见，平滑肌瘤是最常见的食管良性肿瘤。其临床表现主要取决于肿瘤的部位和大小，可有不同程度的吞吐困难、呕吐、消瘦、咳嗽和胸骨后压迫感。内镜可见突向食管腔内的肿瘤，表面覆盖正常食管黏膜，发现时多在 2~8cm 大小（图 3-3A）。超声内镜显示肿瘤（图 3-3B，白色箭头所示）起源于食管固有肌层。食管钡餐造影可见食管平滑肌瘤导致的钡剂充盈缺损（图 3-3C，黑色箭头所示）。

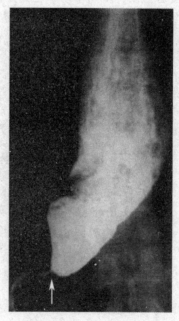

图 3-2　贲门失弛缓症

食管下端及贲门部呈鸟嘴状（箭头所示），边缘整齐，上段食管明显扩张

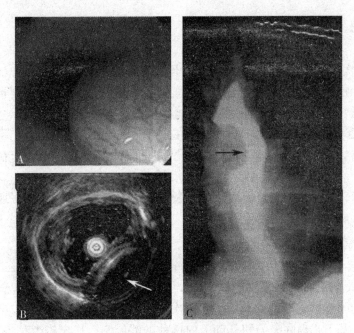

图 3-3 食管平滑肌瘤

（3）食管良性狭窄：一般有吞服强酸、强碱史，或有长期泛酸、胃灼热史，吞咽困难病史长，进展缓慢。内镜见食管腔内可有慢性炎症、瘢痕等改变，应行黏膜活检以除外癌变。食管钡餐造影呈食管狭窄、黏膜皱襞消失，管壁僵硬，光滑，管腔狭窄与正常食管逐渐过渡。

（4）食管结核：比较少见，以食管周围淋巴结结核累及食管壁常见，患者可有进食哽噎及吞咽疼痛。患者发病年龄早于食管癌患者，钡餐造影呈食管腔狭窄、管壁僵硬、可有较大溃疡，但充盈缺损及黏膜破坏较轻。确诊需内镜取活检，抗酸染色明确诊断。

（5）食管外压性狭窄：某些疾病如肺癌纵隔、肺门淋巴结转移，纵隔肿瘤、纵隔淋巴结增生以及先天性血管畸形等，均可压迫食管造成管腔狭窄，严重者引起吞咽困难症状，可误诊为食管癌。通过CT检查及胃镜检查，可以发现病变在食管腔外，尤其是腔内超声胃镜检查，可见受累部食管管壁结构完整，可排除食管癌诊断。对于异常走行的异位迷走血管，增强CT检查可明确血管发出部位、走行情况及与食管的关系。

五、治疗

（一）手术治疗

对 Tis 或 $T_{1~2}N_0$ 期的食管癌，手术切除能达到根治效果，应属首选治疗方法。随着外科、麻醉技术的不断发展，高位食管癌和高龄有并存疾病的食管癌手术切除比例增加，手术范围扩大，近年手术切除率已达90%以上，并发症发生率下降，死亡率降至 1%～3%。不幸的是，大部分患者在诊断时已进入中晚期，即使提高手术切除率，远期效果仍不令人满意。

（二）放射治疗

1. 术前放疗　术前给予适当剂量的放疗，目的是要使瘤体缩小，外侵的瘤组织退变软化，与相邻器官的癌性粘连转变为纤维性粘连而便于手术切除。对于术前检查病变位置较高、瘤体较大、外侵较多、估计手术切除困难的患者均可行术前放疗。至于放疗剂量，目前认为以 30～40Gy 为好，手术时间一般以放疗后间隔2～3周为佳。

2. 术后放疗　对术中发现癌组织已侵及邻近器官而不能彻底切除或术中发现食管旁纵隔有淋巴结行清扫可能不彻底者应行术后放疗。一般认为术后放疗可提高局部控制率，但在改善远期生存率上无意义，术后放疗不宜作为根治性食管鳞癌的辅助治疗手段。

3. 单纯放疗　多用于颈段、胸上段食管癌，因手术难度大，手术并发症多，疗效常不满意，也可用于有手术禁忌证而病变不长，尚可耐受放疗者。

（三）化学治疗

1. 术前化疗　对于预防和治疗肿瘤全身转移，化疗是目前唯一确切有效的方法。近年来，化疗已逐步成为食管癌综合治疗的重要组成部分。食管癌术前化疗的目的，首先是控制食管原发灶，使肿瘤体积缩小，临床分期降低，以利于手术切除；第二是提高对微小转移灶的控制，以减少术后复发和播散。

2. 术后化疗　术后辅助性化疗又称保驾化疗，是指食管癌经根治性切除术后，为了进一步消灭体内可能存在的微小转移灶而加用的化疗。目前认为化疗时机越早越好，一般要求在术后 2 周内进行，最迟不超过 4 周。

放疗、手术、化疗三者联用，是目前治疗食管癌的流行趋势。目的是更彻底地治疗食管癌，以求得更好的局部控制率、无病生存期和远期生存率。

（四）食管癌的微创治疗

1. 内镜下黏膜切除术及剥离术　内镜下黏膜切除术（endoscopic mucosal resection，EMR）及内镜下黏膜剥离术（endoscopic submucosal dissection，ESD）适合于 0～ⅠA 级黏膜内病灶的治疗，其 T 分期在术前依靠超声内镜明确肿瘤侵犯深度，术后病检再次确定其肿瘤分期，若发现癌症病变超过黏膜肌层时，应追加手术治疗。基于正确肿瘤分期基础上的这种微创治疗，其 5 年生存率可达 91.5%，与外科手术治疗肿瘤的效果相同。由于微创治疗保留了食管的结构，因此，从保护食管功能、减少术后并发症等方面优于传统外科手术。

2. 内镜局部注射化疗药物　是一种微创的姑息治疗，内镜下对肿瘤注射化疗药物可提高肿瘤局部药物浓度，药物可以通过淋巴引流到相应淋巴结起治疗作用，全身不良反应小。这种治疗方式常与放疗联合应用，具有放射增效作用。

3. 食管支架置入　当患者失去手术机会，吞咽梗阻严重时，可通过内镜在狭窄的食管部位置入记忆合金支架（图 3-4），术后即可解除吞咽困难症状，改善生活质量，这种微创的症状姑息治疗对癌细胞没有杀伤作用，因此必须配合放疗及化疗。近年应用于临床的 ^{125}I 离子支架，由于在支架表面覆有一层 ^{125}I，起到局部放疗作用，具有缓解吞咽梗阻和抑制肿瘤细胞的双重作用。

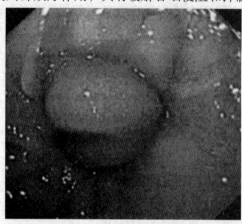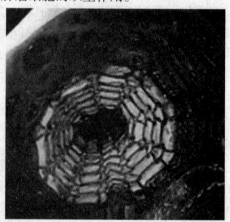

图 3-4　食管癌支架置入术前（左）后（右）

4. 光动力学疗法　是利用光敏剂对肿瘤组织特殊的亲和力，经激光或普通光源照射肿瘤组织后产生生物化学反应，即光敏效应，杀灭肿瘤细胞。食管癌的光动力治疗对晚期患者也只有姑息性疗效。

（刘晓丽）

第四章

胃及十二指肠疾病

第一节　消化性溃疡

消化性溃疡（peptic ulcer，PU）是最常见的消化疾病之一，主要包括胃溃疡（gastric ulcer，GU）和十二指肠溃疡（duodenal ulcer，DU），此外亦可发生于食管下段、小肠、胃肠吻合口及附近肠襻以及异位胃黏膜。本文中胃溃疡特指胃消化性溃疡，区别于胃溃疡性病灶的总称，后者可包括各种良、恶性病灶。溃疡的黏膜缺损超过黏膜肌层，与糜烂不同。

一、流行病学

消化性溃疡是全球性多发性疾病，但在不同国家、地区的患病率可存在不同差异。通常认为大约10%的个体一生中曾患消化性溃疡。近年来消化性溃疡发病率有逐渐下降趋势，而随着药物与诊断技术的不断发展，严重并发症的发病率亦有降低。

本病好发于男性，十二指肠溃疡常较胃溃疡常见。国内统计资料显示男女消化性溃疡发病率之比在十二指肠溃疡为（4.4～6.8）:1，胃溃疡为（3.6～4.7）:1。消化性溃疡可发生于任何年龄，但十二指肠溃疡多见于青壮年，而胃溃疡多见于中老年，两者的发病高峰可相差10岁。统计显示我国南方发病率高于北方，城市高于农村，可能与饮食习惯、工作精神压力有关。自20世纪80年代以来，随着社会老龄化与期望寿命的不断延长，中老年溃疡患者的比率呈增高趋势。溃疡病发作有季节性，秋冬和冬春之交是高发季节。

二、病因和发病机制

消化性溃疡的发生是由于对胃、十二指肠黏膜有损害作用的侵袭因素和黏膜自身防御、修复因素之间失衡的综合结果。具体在某一特例可表现为前者增强，或后者减弱，或兼而有之。十二指肠溃疡与胃溃疡在发病机制上存在不同，表现为前者主要是防御、修复因素减弱所致，而后者常为胃酸、药物、幽门螺杆菌（Helicobacter pylori，Hp）等侵袭因素增强。所以说，消化性溃疡是由多种病因导致相似结果的一类异质性疾病。

关于溃疡病的主导发病机制，经历了一个世纪的变迁。长久以来人们一直认为胃酸是发生溃疡的必需条件，因此1910年Schwartz提出的"无酸，无溃疡"的设想，在1971年被Kirsner更名为"酸消化性溃疡"的观点曾长期在溃疡的发病机制中占据统治地位。自1983年Warren和Marshall首先从人胃黏膜中分离出Hp后，这一理论逐渐受到挑战。近年来胃肠病学界盛行的溃疡病的病因是Hp，因此又提出了"无Hp，无溃疡"的论点，认为溃疡是Hp感染的结果。依照以上理论，联合应用抑酸药与根除Hp，取到了愈合溃疡、降低复发率的成果，Warren和Marshall亦因此获得了2005年诺贝尔生理学和医学奖。然而进一步研究却发现上述药物虽可使溃疡愈合，但黏膜表层腺体结构排列紊乱，黏膜下结缔组织处于过度增生状态，从而影响细胞的氧合、营养和黏膜的防御功能，是溃疡复发的病理基础。临床工作中亦发现溃疡多在原来的部位或其邻近处复发。据此，1990年Tarnawski提出了溃疡愈合质量（quality of ulcer healing，QOUH）的概念。近年来强化黏膜防御被作为消化性溃疡治疗的新途径，大量临床试验证实多种胃黏膜保护药与抑酸药联合使用，均可有效提高溃疡愈合质量，减少溃疡复发。

1. Hp 感染　大量研究证明 Hp 感染是消化性溃疡的重要病因。规范化试验证实十二指肠患者的 Hp 感染率超过 90%，而 80%～90% 的胃溃疡患者亦存在 Hp 感染。因此，对于 Hp 感染阴性的消化性溃疡，应积极寻找原因，其中以 Hp 感染检测手法不当造成假阴性、非甾体类抗炎药（NSAIDs）应用史为常见，其他原因尚包括胃泌素瘤、特发性高酸分泌、克罗恩病、心境障碍等。反之，在存在 Hp 感染的个体中亦观察到了消化性溃疡发病率的显著上升。Hp 感染可使消化性溃疡出血的危险性增加 1.79 倍。若合并 NSAIDs 应用史，Hp 感染将使罹患溃疡的风险增加 3.53 倍。

Hp 凭借其黏附因子与黏膜表面的黏附因子受体结合，在胃型黏膜（胃黏膜，尤其是幽门腺黏膜和伴有胃上皮化生的十二指肠黏膜）上定植；凭借其毒力因子的作用，诱发局部炎症和免疫反应，损害黏膜的防御修复机制；通过增加胃泌素分泌形成高酸环境，增加了侵袭因素，此两者在十二指肠溃疡和胃溃疡的发生中各有侧重。空泡毒素 A（vacuolating cytotoxin A，Vac A）和细胞毒相关基因 A（cytotoxin‑associated gene A，Cag A）是 Hp 的主要毒力标志，而其黏液酶、尿素酶、脂多糖、脂酶/磷脂酶 A、低分子蛋白及其自身抗原亦在破坏黏膜屏障、介导炎症反应方面各具作用。在 Hp 黏附的上皮细胞可见微绒毛减少、细胞间连接丧失、细胞肿胀、表面不规则、胞内黏液颗粒耗竭、空泡样变、细菌与细胞间形成黏着蒂和浅杯样结构等改变。

幽门螺杆菌致胃、十二指肠黏膜损伤有以下 4 种学说，各学说之间可相互补充。

"漏雨的屋顶"学说：Goodwin 把 Hp 感染引起的炎症胃黏膜比喻为"漏雨的屋顶"，无雨（无胃酸）仅是暂时的干燥（无溃疡）。而根除 Hp 相当于修好屋顶，房屋不易漏雨，则溃疡不易复发。许多研究显示溃疡自然病程复发率超过 70%，而 Hp 根除后溃疡的复发率明显降低。

胃泌素相关学说：指 Hp 尿素酶分解尿素产生氨，在菌体周围形成"氨云"，使胃窦部 pH 值增高，胃窦黏膜反馈性释放胃泌素，提高胃酸分泌水平，从而在十二指肠溃疡的形成中起重要作用。临床工作中，十二指肠溃疡几乎总伴有 Hp 感染。若能真正根除 Hp，溃疡几乎均可治愈。

胃上皮化生学说：Hp 一般只定植于胃上皮细胞，但在十二指肠内存在胃上皮化生的情况下，Hp 则能定植于该处并引起黏膜损伤，导致十二指肠溃疡的发生。此外，Hp 释放的毒素及其激发的免疫反应导致十二指肠炎症。炎症黏膜可自身引起或通过对其他致溃疡因子的防御力下降而导致溃疡的发生。在十二指肠内，Hp 仅在胃上皮化生部位附着定植为本学说的一个有力证据。

递质冲洗学说：Hp 感染可导致多种炎性递质的释放，这些炎性递质被胃排空至十二指肠而导致相关黏膜损伤。这个学说亦解释了为什么 Hp 主要存在于胃窦，却可以导致十二指肠溃疡的发生。

根除 Hp 的疗效体现于：Hp 被根除后，溃疡往往无须抑酸治疗亦可自行愈合；联合使用根除 Hp 疗法可有效提高抗溃疡效果，减少溃疡复发；对初次使用 NSAIDs 的患者根除 Hp 有助于预防消化性溃疡发生；反复检查已排除恶性肿瘤、NSAIDs 应用史及胃泌素瘤的难治性溃疡往往均伴 Hp 感染，有效的除菌治疗可收到意外效果。根除 Hp 的长期效果还包括阻断胃黏膜炎症－萎缩－化生的序贯病变，并最终减少胃癌的发生。

2. 非甾体类抗炎药　一些药物对消化道黏膜具有损伤作用，其中以 NSAIDs 为代表。其他药物包括肾上腺皮质激素、治疗骨质疏松的双磷酸盐、氟尿嘧啶、甲氨蝶呤等均有类似作用。一项大型荟萃分析显示，在服用 NSAIDs 的患者中，Hp 感染将使罹患溃疡的风险增加 3.53 倍；反之，在 Hp 感染的患者中，服用 NSAIDs 将使罹患溃疡的风险增加 3.55 倍。Hp 感染和 NSAIDs 可相互独立地显著增加消化性溃疡的出血风险（分别增加 1.79 倍和 4.85 倍）。目前 NSAIDs 和 Hp 已被公认为互相独立的消化性溃疡危险因素，在无 Hp 感染、无 NSAIDs 服用史的个体发生的消化性溃疡终究是少见的。比较公认的 NSAIDs 溃疡风险因素除了与药物的种类、剂量、给药形式和疗程有关外，还与既往溃疡病史、高龄患者，两种以上 NSAIDs 合用、与华法林合用、与糖皮质激素合用，合并 Hp 感染、嗜烟酒和 O 型血有关。

NSAIDs 损伤胃肠黏膜的机制包括局部直接作用和系统作用。NSAIDs 药物具有弱酸性的化学性质，其溶解后释放 H^+ 破坏胃黏膜屏障。环氧合酶（cyclooxygenase，COX）和 5－脂肪加氢酶在花生四烯酸生成前列腺素（PG）和白三烯的过程中起核心催化作用，而 PG 对胃肠道黏膜具有重要的保护作用。传统 NSAIDs 抑制 COX－1 较明显，使内源性前列腺素合成受阻，大量花生四烯酸通过脂肪加氢酶途径合成为白三烯，局部诱导中性粒细胞黏聚和血管收缩。COX－2 选择性/特异性抑制药减轻了对 COX－1 的抑制作用，但近来研究发现 COX－2 与内皮生长因子、转化生长因子的生成关系密切，提示其对胃肠道的细胞屏障亦可能存在一定保护作用。NSAIDs 可促进中性粒细胞释放氧自由基增多，导致胃黏膜微循环障碍，还通过一系列途径引起肠道损伤，导致小肠和结肠的糜烂、溃疡等病变。NSAIDs 溃疡多发生于胃窦部、升结肠和乙状结肠，亦可见于小肠，多为单发，溃疡较表浅，边缘清晰。

3. 胃酸和胃蛋白酶 消化性溃疡被定义为由胃液中的胃酸和胃蛋白酶对胃壁的自身消化而引起，这一论点直到今天仍被广泛认同。尽管 Hp 和 NSAIDs 在溃疡的发病中非常重要，但其最终仍通过自我消化的途径引起溃疡，只是上游机制在不同个体中不尽相同，即消化性溃疡的异质性。胃蛋白酶原由胃黏膜主细胞分泌，经胃酸激活转变为胃蛋白酶而降解蛋白质分子。由于胃蛋白酶的活性受到酸分泌的制约，因而探讨消化性溃疡的发病机制时重点讨论胃酸的作用。无酸的情况下罕见溃疡发生；胃泌素瘤患者好发消化性溃疡；抑酸药物促进溃疡愈合；难治性溃疡经抑酸治疗愈合后，一旦停用药物常很快复发，这些事实均提示胃酸的存在是溃疡发生的重要因素。

高酸环境在十二指肠溃疡的发病机制中占据重要地位，而胃溃疡则更多地表现为正常胃酸分泌或相对低酸。十二指肠溃疡患者对五肽胃泌素、胃泌素、组胺、倍他唑、咖啡因等刺激产生的平均最大胃酸分泌量（maximal acid output，MAO）高于正常个体，但变异范围较广。约 1/3 的患者平均基础胃酸分泌量（basic acid output，BAO）亦较高。消化间期胃酸分泌量反映基础酸分泌能力，该指标通常用 BAO 和 MAO 的比值来反映。十二指肠溃疡患者具有较高的基础酸分泌能力，其原因尚不甚明了。

相比之下，胃溃疡患者的 BAO 和 MAO 均与正常人相似，甚至低于正常；一些胃黏膜保护药虽无减少胃酸的作用，却可以促进溃疡的愈合。研究提示胃溃疡的发生主要起因于胃黏膜的局部。由于胃黏膜保护屏障的破坏，不能有效地对抗胃酸和胃蛋白酶的侵蚀和消化作用，而致溃疡发生。

4. 胃十二指肠运动异常 主要包括胃排空过速、排空延缓和十二指肠液反流。前者可使十二指肠球部酸负荷显著增加而促使十二指肠溃疡发生，而后二者可通过胃窦局部张力增加、胃泌素水平升高、反流的胆汁和胰液对胃黏膜产生损伤而在胃溃疡的发病机制中起重要作用。

5. 环境和生活因素 相同药物治疗条件下，长期吸烟者溃疡愈合率较不吸烟者显著降低。吸烟可刺激胃酸分泌增加，引起血管收缩，抑制胰液和胆汁的分泌而减弱其在十二指肠内中和胃酸的能力；烟草中烟碱可使幽门括约肌张力减低，导致胆汁反流，从而破坏胃黏膜屏障。食物对胃黏膜可引起物理和化学性损害。暴饮暴食或不规则进食可能破坏胃分泌的节律性。咖啡、浓茶、烈酒、高盐饮食、辛辣调料、泡菜等食品以及偏食、饮食过快、太烫、太凉、不规则等不良饮食习惯，均可能是本病发生的相关因素。

6. 精神因素 根据现代的心理－社会－生物医学模式观点，消化性溃疡属于典型的心身疾病。心理因素如精神紧张、情绪波动、过分焦虑可直接导致胃酸分泌失调、胃黏膜屏障削弱。消化性溃疡病的人格特征表现为顺从依赖、情绪不稳、过分自我克制、内心矛盾重重等。此类性格特点倾向于使患者在面对外来应激时，情绪得不到宣泄，从而迷走神经张力提高，胃酸和胃蛋白酶原水平上调，促进消化性溃疡的发生。

7. 遗传因素 争论较多，早年的认识受到 Hp 感染的巨大挑战而变得缺乏说服力。尽管如此，在同卵双胎同胞中确实发现溃疡发病一致性高于异卵双胎，而消化性溃疡亦为一些遗传性疾病的临床表现之一。

三、病理学

1. 部位 胃溃疡可发生于胃内任何部位，但大多发生于胃窦小弯到胃角附近。年长者则多发生于胃体小弯及后壁，而胃大弯和胃底甚少见。组织学上，胃溃疡大多发生在幽门腺区与胃底腺区移行区域靠幽门腺区一侧。该移行带在年轻人的生理位置位于胃窦近幽门 4～5cm。随着患者年龄增长，由于半生理性胃底腺萎缩和幽门腺上移［假幽门腺化生和（或）肠上皮化生］，幽门腺区黏膜逐渐扩大，此移行带位置亦逐渐上移，伴随胃黏膜退行性变增加，黏膜屏障的防御能力减弱，高位溃疡的发生机会随年龄而增加。老年人消化性溃疡常见于胃体后壁及小弯侧。BillrothⅡ式胃肠吻合术后发生的吻合口溃疡则多见于吻合口的空肠侧。

2. 数目　消化性溃疡大多为单发，少数可为 2 个或更多，称多发性溃疡。

3. 大小　十二指肠溃疡的直径一般小于 1cm；胃溃疡的直径一般小于 2.5cm。巨大溃疡尤需与胃癌相鉴别。

4. 形态　典型的胃溃疡呈类圆形，深而壁硬，于贲门侧较深做潜掘状，在幽门侧较浅呈阶梯状。切面因此呈斜漏斗状。溃疡边缘常有增厚而充血水肿，溃疡基底光滑、清洁，表面常覆以纤维素膜或纤维脓性膜而呈现灰白或灰黄色。溃疡亦可呈线状或不规则形。

5. 深度　浅者仅超过黏膜肌层，深者可贯穿肌层甚至浆膜层。

6. 并发病变　溃疡穿透浆膜层即引起穿孔。前壁穿孔多引起急性腹膜炎；后壁穿孔若发展较缓慢，往往和邻近器官如肝、胰、横结肠等粘连，称为穿透性溃疡。当溃疡基底的血管特别是动脉受到侵蚀时，会引起大出血。多次复发或肌层破坏过多，愈合后可留有瘢痕，瘢痕组织可深达胃壁各层。瘢痕收缩可成为溃疡病变局部畸形和幽门梗阻的原因。

7. 显微镜下表现　慢性溃疡底部自表层至深层可分为 4 层：①渗出层：最表层有少量炎性渗出（中性粒细胞、纤维素等）覆盖。②坏死层：主要由坏死的细胞碎片组成。③新鲜的肉芽组织层。④陈旧的肉芽组织——瘢痕层。瘢痕层内的中小动脉常呈增殖性动脉内膜炎，管壁增厚，管腔狭窄，常有血栓形成，有防止血管溃破的作用，亦可使局部血供不良，不利于组织修复。溃疡边缘可见黏膜肌和肌层的粘连或愈着，常伴慢性炎症活动。

四、临床表现

本病临床表现不一，部分患者可无症状，或以出血、穿孔为首发症状。

1. 疼痛　慢性、周期性、节律性上腹痛是典型消化性溃疡的主要症状。但无疼痛者亦不在少数，尤其见于老年人溃疡、治疗中溃疡复发以及 NSAIDs 相关性溃疡。典型的十二指肠溃疡疼痛常呈节律性和周期性疼痛，可被进食或服用相关药物所缓解。胃溃疡的症状相对不典型。疼痛产生机制与下列因素有关：①溃疡及周围组织炎症可提高局部内脏感受器的敏感性，使痛阈降低。②局部肌张力增高或痉挛。③胃酸对溃疡面的刺激。

（1）疼痛部位：十二指肠溃疡位于上腹正中或偏右，胃溃疡疼痛多位于剑突下正中或偏左，但高位胃溃疡的疼痛可出现在左上腹或胸骨后。疼痛范围一般较局限，局部有压痛。若溃疡深达浆膜层或为穿透性溃疡时，疼痛因穿透出位不同可放射至胸部、左上腹、右上腹或背部。内脏疼痛定位模糊，不应以疼痛部位确定溃疡部位。

（2）疼痛的性质与程度：溃疡疼痛的程度不一，其性质视患者的痛阈和个体差异而定，可描述为饥饿样不适感、隐痛、钝痛、胀痛、烧灼痛等，亦可诉为嗳气、压迫感、刺痛等。

（3）节律性：与进食相关的节律性疼痛是消化性溃疡的典型特征，但并非见于每个患者。十二指肠溃疡疼痛多在餐后 2~3h 出现，持续至下次进餐或服用抗酸药后完全缓解。胃溃疡疼痛多在餐后半小时出现，持续 1~2h 逐渐消失，直至下次进餐后重复上述规律。十二指肠溃疡可出现夜间疼痛，表现为睡眠中痛醒，而胃溃疡少见。胃溃疡位于幽门管处或同时并存十二指肠溃疡时，其疼痛节律可与十二指肠溃疡相同。当疼痛节律性发生变化时，应考虑病情加剧，或出现并发症。并发较重的慢性胃炎时，疼痛多无节律性。

（4）周期性：周期性疼痛为消化性溃疡的又一特征，尤以十二指肠溃疡为突出。除少数患者在第一次发作后不再复发外，大多数患者反复发作，持续数天至数月后继以较长时间的缓解，病程中出现发作期与缓解期交替。发作频率及发作/缓解期维持时间，因患者个体差异、溃疡发展情况、治疗及巩固效果而异。发作可能与下列诱因有关：季节（尤秋末或冬春）、精神紧张、情绪波动、饮食不调或服用与发病有关的药物等。

2. 其他症状 其他胃肠道症状如嗳气、泛酸、胸骨后烧灼感、上腹饱胀、恶心、呕吐、便秘等可单独或伴疼痛出现。恶心、呕吐多反映溃疡活动。频繁呕吐宿食，提示幽门梗阻。部分患者有失眠、多汗等自主神经功能紊乱症状。

3. 体征 消化性溃疡缺乏特异性体征。疾病活动期可有上腹部局限性轻压痛，缓解期无明显体征。幽门梗阻时可及振水音、胃型及胃蠕动波等相应体征。少数患者可出现贫血、体重减轻等体质性症状，多为轻度。部分患者的体质较瘦弱。

五、特殊类型的消化性溃疡

1. 巨大溃疡 指直径大于 2.5cm 的胃溃疡或大于 2cm 的十二指肠溃疡。症状常难以鉴别，但可伴明显的体重减轻及低蛋白血症，大出血及穿孔较常见。临床上需要同胃癌及恶性淋巴瘤相鉴别。随着内科抗溃疡药物的飞速发展，巨大溃疡的预后已大大好转。

2. 复合性溃疡 指胃和十二指肠同时存在溃疡，大多先发生十二指肠溃疡，后发生胃溃疡。男性多见，疼痛多缺乏节律性，出血和幽门梗阻的发生率较高。

3. 对吻溃疡 指在球部的前后壁或胃腔相对称部位同时见有溃疡。胃腔内好发于胃体部和幽门部的前、后壁。当消化腔蠕动收缩时，两处溃疡恰相合，故名。

4. 多发性溃疡 指胃或十二指肠有两个或两个以上的溃疡，疼痛程度较重、无节律性，疼痛部位不典型。

5. 食管溃疡 通常见于食管下段、齿状线附近。多并发于胃食管反流病和食管裂孔疝患者。发生于鳞状上皮的溃疡多同时伴有反流性食管炎表现，亦可发生于化生的柱状上皮（Barrett 食管）。食管 - 胃或食管 - 小肠吻合术后较多见。症状可类似于胃食管反流病或高位胃溃疡。

6. 高位胃溃疡 指胃底、贲门和贲门下区的良性溃疡，疼痛可向背部及剑突下放射，尚可向胸部放射而类似心绞痛。多数患者有消瘦、贫血等体质症状。值得注意的是在老年人，由于半生理性胃底腺萎缩和幽门腺上移，幽门腺与胃底腺交界亦逐渐上移，伴随胃黏膜退行性变增加，黏膜屏障的防御能力减弱，高位溃疡的发生机会随年龄而增大。老年人消化性溃疡常见于胃体后壁及小弯侧，直径常较大，多并发急慢性出血。较小的高位溃疡漏诊率高，若同时伴有胃癌，常进展较快。

7. 幽门管溃疡 指溃疡位于胃窦远端、十二指肠球部前端幽门管处的溃疡。症状极似十二指肠溃疡，表现为进餐后出现腹痛，疼痛剧烈，无节律性，多数患者因进餐后疼痛而畏食，抗酸治疗可缓解症状，但不能彻底，易发生幽门痉挛和幽门梗阻，出现腹胀、恶心、呕吐等症状。疼痛的节律性常不典型，但若并发 DU，疼痛的节律可较典型。常伴高胃酸分泌。内科治疗效果较差。

8. 球后溃疡 发生于十二指肠球部环形皱襞远端的消化性溃疡，多发生在十二指肠降部后内侧壁、乳头近端。具有十二指肠溃疡的症状特征，但疼痛较重而持久，向背部放射，夜间疼痛明显，易伴有出血、穿孔等并发症。漏诊率较高。药物疗效欠佳。

9. 吻合口溃疡 消化腔手术后发生于吻合口或吻合口附近肠黏膜的消化性溃疡。发病率与首次胃切除术式有关，多见于胃空肠吻合术，术后第 2~3 年为高发期。吻合口溃疡常并发出血，是不明原因消化道出血的重要原因。

10. 无症状性溃疡 亦称沉默性溃疡，约占全部消化性溃疡的 5%，近年来发病率有所增加。多见于老年人，无任何症状。常在体检时甚至尸检时才被发现，或以急性消化道出血、穿孔为首发症状。

11. 应激性溃疡 指由烧伤、严重外伤、心脑血管意外、休克、手术、严重感染等应激因素引起的消化性溃疡。由颅脑外伤、手术、肿瘤、感染及脑血管意外所引起者称 Cushing 溃疡；由重度烧伤所致者称 Curling 溃疡。多发生于应激后 1~2 周内，以 3~7d 为高峰期。溃疡通常呈多发性、浅表性不规则形，周围水肿不明显。临床表现多变，多数症状不典型或被原发病掩盖。若应激因素不能及时排除则可持续加重。消化道出血常反复发作，部分患者可发生穿孔等严重并发症，预后差，病死率高。若原发病能有效控制，则溃疡可快速愈合，一般不留瘢痕。

12. 继发于内分泌瘤的溃疡　主要见于胃泌素瘤（Zollinger - Ellison 综合征）。肿瘤分泌大量胃泌素，促使胃酸分泌水平大幅上调，主要表现为顽固性溃疡，以 DU 多见，病程长，症状顽固，常伴有腹泻，易出现出血、穿孔等并发症，药物疗效较差。

13. Dieulafoy 溃疡　发生于胃恒径动脉基础上的溃疡，是引起上消化道致命性大出血的少见病因。男性常见，好发于各种年龄，部位多见于贲门周围 6cm。病理解剖基础是异常发育的胃小动脉在自浆膜层深入黏膜下层时未能逐渐变细，而始终维持较粗的直径。该动脉易纡曲或瘤样扩张，一旦黏膜受损、浅溃疡形成则容易损伤而形成无先兆的动脉性出血。其溃疡面较小，内镜下常见裸露的动脉喷血。若不能及时有效干预，病死率甚高。

14. Meckel 憩室溃疡　Meckel 憩室是最常见的先天性真性憩室，系胚胎期卵黄管的回肠端闭合不全所致。位于末端回肠，呈指状，长 0.5 ~ 13.0cm，平均距回盲瓣 80 ~ 85cm。半数的憩室含有异位组织，大多为胃黏膜，可分泌胃酸引起局部溃疡。大部分患者无症状，可能的症状包括肠套叠、肠梗阻及溃疡所致出血或穿孔，多见于儿童。一旦出现症状，均应接受手术治疗。

六、辅助检查

1. 内镜检查　电子胃镜不仅可直接观察胃、十二指肠黏膜变化及溃疡数量、大小、形态及周围改变，还可直视下刷取细胞或钳取活组织做病理检查，对消化性溃疡做出准确诊断。此外，还能动态观察溃疡的活动期及愈合过程，明确急性出血的部位、出血速度和病因，观察药物治疗效果等。

临床上通常将消化性溃疡的内镜下表现分为 3 期，每期又可细分为 2 个阶段。

活动期（active stage，A），又称厚苔期。溃疡初发，看不到皱襞的集中。A_1 期：溃疡覆污秽厚苔，底部可见血凝块和裸露的血管，边缘不整，周围黏膜肿胀。A_2 期：溃疡覆清洁厚苔，溃疡边缘变得清晰，周边出现少量再生上皮，周围黏膜肿胀消退，并出现皱襞向溃疡中心集中的倾向。

愈合期（healing stage，H），又称薄苔期。此期可见皱襞向溃疡中心集中。H_1 期：溃疡白苔开始缩小，再生上皮明显，并向溃疡内部长入。溃疡边缘界限清晰，至底部的黏膜倾斜度变缓。H_2 期：溃疡苔进一步缩小，几乎全部为再生上皮所覆盖，毛细血管集中的范围较白苔的面积大。

瘢痕期（scarring stage，S）。白苔消失，溃疡表面继续被再生上皮修复，可见皱襞集中至溃疡中心。S_1 期（红色瘢痕期）：稍有凹陷的溃疡面全部为再生上皮所覆盖，聚集的皱襞集中于一点。当 A 期溃疡较大时，此期可表现为皱襞集中于一定的瘢痕范围。再生上皮起初为栅栏状，逐渐演变为颗粒状。S_2 期（白色瘢痕期）：溃疡面平坦，再生上皮与周围黏膜色泽、结构完全相同。皱襞集中不明显。

2. 上消化道钡剂 X 线检查　上消化道气钡双重对比造影及十二指肠低张造影术是诊断消化性溃疡的重要方法。溃疡的 X 线征象有直接和间接两种。龛影为钡剂填充溃疡的凹陷部分所形成，是诊断溃疡的直接征象。胃溃疡多在小弯侧，侧面观位于胃轮廓以外，正面观呈圆形或椭圆形，边缘整齐，周围可见皱襞呈放射状向溃疡集中。胃溃疡对侧常可见痉挛性切迹。十二指肠球部前后壁溃疡的龛影常呈圆形密度增加的钡影，周围环绕月晕样浅影或透明区，有时可见皱襞集中征象。间接征象多系溃疡周围的炎症、痉挛或瘢痕引起，钡剂检查时可见局部变形、激惹、痉挛性切迹及局部压痛点。十二指肠球部变形常表现为三叶草形和花瓣样。间接征象特异性有限，需注意鉴别。钡剂检查受钡剂及产气粉质量、体位和时机、是否服用有效祛泡剂及检查者操作水平、读片能力等影响明显，对小病灶辨别能力不理想。

3. Hp 感染的检测　Hp 感染状态对分析消化性溃疡的病因、治疗方案的选择具有重要意义。检查方法可分为侵入性和非侵入性。前者需在内镜下取胃黏膜活组织，包括组织学涂片、组织病理学切片、快速尿素酶试验（RUT）、细菌培养、聚合酶链反应（PCR）等；非侵入性检测手段无需借助内镜检查，包括 ^{13}C 或 ^{14}C 标记的尿素呼气试验（UBT）、血清学试验和粪便抗原试验（多克隆抗体、单克隆抗体）等。检查前应停用质子泵抑制药、铋剂、抗生素等药物至少 2 周，但血清学试验不受此限。

UBT 的诊断准确性大于 95%，是一项准确、实用且易开展的检测方法。RUT 阳性患者足以开始根除治疗，阴性患者存在取样偏倚可能，需在不同部位重复取材。病理切片以 Warthin Starry 银染色或改良 Giemsa 染色效果好，细菌清晰可辨，但菌落密度低、分布不均时易漏诊。粪便抗原试验适合多个标本的成批检测，但对标本保存要求高。血清学试验仅宜用于流行病学调查，评估出血性溃疡、因胃黏膜重度萎缩或黏膜相关淋巴样组织（MALT）淋巴瘤导致低细菌密度的患者以及近期使用相关药物的患者。确认 Hp 根除的试验应在治疗结束 4 周后再进行。对于一般的 Hp 感染，根除治疗后复查首选 UBT；但当患者有指证复查内镜时，可选择侵入性检查方式。

4. 胃液分析　胃溃疡患者的胃酸分泌正常或稍低于正常；十二指肠溃疡患者则多增高，以夜间及空腹时更明显。一般胃液分析结果不能真正反映胃黏膜泌酸能力，现多用五肽胃泌素或增大组胺胃酸分泌试验，分别测定 BAO、MAO 和高峰胃酸分泌量（PAO）。胃液分析操作较烦琐，且结果可与正常人群重叠，临床工作中仅用于排除胃泌素瘤所致消化性溃疡。如 BAO 超过 15mmol/h，MAO 超过 60mmol/h，或 BAO/MAO 比值大于 60%，提示胃泌素瘤。

5. 血清胃泌素测定　若疑为胃泌素瘤引起的消化性溃疡，应做此项测定。血清胃泌素水平一般与胃酸分泌成反比，而胃泌素瘤患者常表现为两者同时升高。

6. 粪便隐血试验　溃疡活动期以及伴有活动性出血的患者可呈阳性。经积极治疗多在1~2周内阴转。该试验特异性低，且无法与胃癌、结肠癌等疾病鉴别，临床价值有限。

七、诊断和鉴别诊断

根据患者慢性病程、周期性发作的节律性中上腹疼痛等症状，可做出本病的初步诊断。上消化道钡剂检查特别是内镜检查可确诊。内镜检查应进镜至十二指肠降段，并做到完整、细致。

本病应与以下疾病相鉴别。

1. 胃癌　典型表现者鉴别并不困难。活动期消化性溃疡尤其是巨大溃疡与胃癌之间有时不易区别。活动期溃疡需要与0~Ⅲ型或0~Ⅲ+Ⅱc型早期胃癌鉴别；愈合期溃疡需要与0~Ⅱc型或0~Ⅱc型+Ⅲ型早期胃癌鉴别；溃疡瘢痕需要与0~Ⅱc型早期胃癌鉴别。即便是内镜下表现为几乎完全愈合的 S_2 期胃溃疡，亦不能排除早期胃癌可能。对于内镜或钡剂下形态可疑、恶性不能除外的病灶，应特别注意病灶部位、边缘有无蚕食改变，周围黏膜皱襞的变细、中断、杵状膨大的现象。内镜下活检部位应选择溃疡边缘、黏膜糜烂表面、皱襞变化移行处。早期胃癌的内镜下表现可酷似良性溃疡或糜烂，蠕动良好不应作为良性病变的依据。活检提示为上皮内瘤变者须经警惕，低级别上皮内瘤变可消退，或为活检欠理想所致；提示为高级别上皮内瘤变者应警惕常已同时伴有胃癌，甚至已发展至进展期。

2. 胃黏膜相关淋巴样组织（MALT）淋巴瘤　症状多非特异性，内镜下形态多样，典型表现为多发性浅表溃疡，与早期胃癌相比，界限不清，黏膜面可见凹凸颗粒状改变，充血明显。溃疡经抗溃疡治疗后可愈合、再发。早期 MALT 淋巴瘤几乎均伴有 Hp 感染，根除治疗多可有效缓解甚至治愈。进展至晚期可发展为高度恶性淋巴瘤，内镜下表现为多发的巨大溃疡和结节状隆起，缺乏皱襞蚕食状、变尖、中断等癌性所见，但与胃癌相比，胃壁舒展性较好。

3. 胃泌素瘤（Zollinger – Ellison 综合征）　由胰腺非 B 细胞瘤分泌过量胃泌素，导致胃酸过度分泌所致，表现为反复发作的消化性溃疡、腹泻等症状。溃疡大多为单发，多发生于十二指肠或胃窦小弯侧，穿孔、出血等并发症发生率高，按难治性溃疡行手术治疗后易复发。由于胃泌素对胃黏膜具有营养作用，患者胃黏膜过度增生，皱襞肥大。

4. 功能性消化不良　部分患者症状酷似消化性溃疡，但不伴有出血、Hp 感染等器质性改变。内镜检查可明确鉴别。

5. 慢性胆囊炎和胆石症　疼痛与进食油腻食物有关，通常位于右上腹，并发射至肩背部，可伴发热及黄疸。可反复发。对典型表现患者不难鉴别，不典型者需依靠腹部 B 超检查。

八、治疗

消化性溃疡病因复杂，影响因素众多，需要综合性治疗，目的在于缓解临床症状，促进溃疡持久愈合，防止复发和减少并发症，提高生活质量。治疗原则需注意整体治疗与局部治疗、发作期治疗与巩固治疗相结合。

1. 一般治疗　消化性溃疡是临床常见病，普及宣教是治疗本病的重要环节。应让患者了解本病的背景因素、发病诱因及发作规律，帮助患者建立规律的生活制度，增强恢复痊愈的信心，积极配合治疗，从而达到持久愈合的目标。

生活上须避免过度紧张与劳累，缓解精神压力，保持愉快的心态。禁烟戒酒，慎用 NSAIDs、肾上腺皮质激素等易致胃黏膜损伤的药物，必须应用时应尽量选用胃肠黏膜损害较小的制剂或选择性COX - 2 抑制药，或用质子泵抑制药、胃黏膜保护药同服。米索前列醇是被公认能减少 NSAIDs 所致胃肠道并发症的预防性药物。根除 Hp 对预防 NSAIDs 相关溃疡有益。饮食要定时定量，进食不宜太快，避免过饱过饥，避免粗糙、过冷过热和刺激性大的食物如香料、浓茶、咖啡等。急性活动期症状严重的患者可给流质或软食，进食频数适当增加，症状缓解后可逐步过渡至正常饮食。消化性溃疡属心身疾病，对明显伴有焦虑、抑郁等精神症状的患者，应鉴别疾病的因果关系，并给予针对性治疗。

2. Hp 感染的治疗　根除 Hp 可有效治疗消化性溃疡，防止复发，阻遏胃黏膜持续损伤及其引起的一系列萎缩、化生性改变，从而降低胃癌发病的风险。大量证据支持对存在 Hp 感染的溃疡患者，预防溃疡复发和并发症的第一步是给予 Hp 根除治疗。对有溃疡并发症病史，多次复发或顽固性的溃疡病患者，应该持续治疗至证实 Hp 感染确实已被治愈。研究显示单用 Hp 根除疗法可使超过 90% 的十二指肠溃疡愈合。胃食管反流病与根除 Hp 不存在冲突。

一种质子泵抑制药加两种抗生素组成的三联疗法是最常用的 Hp 根除方案。质子泵抑制药常用剂量为奥美拉唑 40mg/d、兰索拉唑 60mg/d、泮托拉唑 80mg/d、雷贝拉唑 20mg/d、埃索美拉唑 40mg/d，上述剂量分 2 次，餐前服用。质子泵抑制药可替换为铋剂或 H_2 受体拮抗药，但疗效相应削弱。雷尼替丁铋盐复方制剂（RBC）是可选择的另一种药物。常用抗生素及剂量分别为：阿莫西林 2000mg/d、克拉霉素 1000mg/d、甲硝唑 800～1500mg/d 或替硝唑 1000mg/d、呋喃唑酮 400mg/d（小儿不宜）、左氧氟沙星 400～500mg/d（未成年患者不宜）、利福布汀 300mg/d、四环素 1500～2000mg/d，每日分 2 次服用。常用组合如 PPI 加阿莫西林加克拉霉素、PPI 加阿莫西林/克拉霉素加甲硝唑、PPI 加克拉霉素加呋喃唑酮/替硝唑、铋剂加甲硝唑加四环素等。

由于 Hp 耐药性发展很快，导致在很多国家和地区对甲硝唑、克拉霉素、左氧氟沙星等药物的敏感度显著下降。在三联疗法的基础上，加上含有铋剂的四联疗法已成为一线标准方案。胶体次枸橼酸铋常用量为 480mg/d，每日分 2 次服用。二线、三线抗生素如呋喃唑酮、利福布汀等可根据本地区 Hp 耐药率及患者情况决定是否应用。

Hp 根除治疗至少应持续 7d，亦有推荐 10d 或 14d。研究显示 14d 疗程的疗效较 7d 高 12%。然而较长的疗程对患者依从性要求更高。Maastricht Ⅲ 共识认为，若选择 14d 疗程，四联疗法可能是更好的选择。若 Hp 初治失败，挽救疗法应根据患者的 Hp 药敏试验决定；或暂停所有药物 2 个月以上，待 Hp 敏感性恢复后再选择复治方案。

近年来有报道认为序贯疗法是治疗 Hp 感染的一种有效方法。

3. 药物治疗

（1）制酸药为弱碱或强碱弱酸盐，能结合或中和胃酸，减少氢离子的逆向弥散并降低胃蛋白酶的活性，缓解疼痛，促进溃疡愈合。常用药物种类繁多，有可溶性和不可溶性两类。可溶性抗酸药主要为碳酸氢钠，不溶性抗酸药有碳酸钙、氧化镁、氢氧化镁、氢氧化铝及其凝胶剂、碱式碳酸铋等。中药珍珠粉、乌贼骨主要成分也是碳酸钙类。由于铋、铝、钙制剂可致便秘，而镁制剂可致腹泻，故常将上述元素搭配使用，制成复盐或复方制剂，以抵消各自不良反应。中和作用取决于药物颗粒大小及溶解速度，通常以凝胶最佳，粉剂次之，片剂又次之，后者宜嚼碎服用。由于此类药物不良反应较大，临床长期应用受限。

（2）H_2 受体拮抗药（H_2RA）：选择性阻断胃黏膜壁细胞上的组胺 H_2 受体，抑制胃酸分泌。由于 H_2 受体拮抗药疗效确切、价格低廉，为临床常用药物。常用的 H_2 受体拮抗药详见表 4-1。

表 4 - 1　常用的 H_2 受体拮抗药抑酸作用比较

药物	相对抑酸强度	抑酸等效剂量（mg）	标准剂量（mg）	长期维持剂量（mg）
西咪替丁（甲氰咪胍）	1	600 ~ 800	400 每日 2 次	400 每日 1 次
雷尼替丁（呋喃硝胺）	4 ~ 10	150	150 每日 2 次	150 每日 1 次
法莫替丁	20 ~ 50	20	20 每日 2 次	20 每日 1 次
尼扎替丁	4 ~ 10	150	150 每日 2 次	150 每日 1 次

H_2 受体拮抗药口服吸收完全，如与制酸药合用则吸收被轻度抑制。通常认为食物不影响药物吸收。药物半衰期 1 ~ 4h 不等，在体内广泛分布，可通过血 - 脑屏障和胎盘屏障，并分泌到乳汁，故此类药物不适合用于正在哺乳中的妇女。妊娠安全分级为 B 级（无证据显示相关风险）。4 种药物均通过肝脏代谢、肾小球滤过和肾小管分泌而从体内清除。H_2 受体拮抗药治疗消化性溃疡的效果呈时间依赖性，4 周疗程溃疡愈合率为 70% ~ 80%，疗程延长至 8 周，则愈合率可达 87% ~ 94%。然而，除非维持治疗，H_2 受体拮抗药治愈的溃疡复发率较高，即溃疡愈合质量欠理想。此外，泌酸反跳现象亦是 H_2 受体拮抗药的主要不足。H_2 受体拮抗药是相当安全的药物，其可能的不良反应包括抗雄激素作用、免疫增强效应、焦虑、头痛等神经系统症状、肝脏及心脏毒性等，发生率低，大多轻微且可耐受。

（3）质子泵抑制药（PPI）：作用于壁细胞分泌面的 $H^+ - K^+ - ATP$ 酶（质子泵）并使其失活，从而显著阻断任何刺激引起的胃酸分泌。仅当新的 $H^+ - K^+ - ATP$ 酶合成后，壁细胞分泌胃酸的功能才得以恢复，因此质子泵抑制剂抑制胃酸分泌的时间较长。质子泵抑制药安全高效，价格亦随着国际专利的到期、国内仿制品的大量推出而明显下调。目前此类药物已成为治疗消化性溃疡和其他一系列酸相关性疾病的首选药物。目前临床上常用的质子泵抑制药包括奥美拉唑、兰索拉唑、雷贝拉唑、泮托拉唑和埃索美拉唑。

奥美拉唑是第一代的质子泵抑制药，于 1987 年在瑞典上市。其本身是一种苯并咪唑硫氧化物。在通常剂量下，可抑制 90% 以上的胃酸分泌。4 周疗程后十二指肠溃疡愈合率达 90%，6 ~ 8 周几乎完全愈合，复发风险低。治疗消化性溃疡常用剂量为 20 ~ 40mg/d，餐前服用，DU 和 GU 的疗程分别为 4 周和 6 ~ 8 周。

兰索拉唑在其化学结构侧链中导入了氟元素，生物利用度较奥美拉唑提高了 30% 以上，而对幽门螺杆菌的抑菌活性比奥美拉唑提高了 4 倍。十二指肠溃疡患者通常口服 15 ~ 30mg/d，连用 4 ~ 6 周；胃溃疡和吻合口溃疡患者通常 30mg/d，疗程同奥美拉唑。维持治疗剂量为 15mg/d。

泮托拉唑为合成的二烷氧基吡啶化合物，其生物利用度比奥美拉唑提高 7 倍，在弱酸性环境中稳定性较好，对壁细胞的选择性更高。治疗十二指肠溃疡与胃溃疡的常用剂量分别为 40mg/d 和 80mg/d，疗程同奥美拉唑，维持剂量为 40mg/d。

雷贝拉唑与 $H^+ - K^+ - ATP$ 酶可逆性结合，可通过内源性谷胱甘肽分离。其体外抗分泌活性较奥美拉唑强 2 ~ 10 倍。研究显示雷贝拉唑缓解溃疡患者疼痛症状优于奥美拉唑。本品可直接攻击 Hp，非竞争性地、不可逆地抑制 Hp 的尿素酶。常用剂量为 20mg/d，疗程同奥美拉唑，维持剂量 10mg/d。

埃索美拉唑是奥美拉唑的（S）- 异构体，而奥美拉唑则是（S）- 型和（R）- 型的外消旋体。其代谢过程具有立体选择性，较奥美拉唑的生物利用度更高，药动学一致性较强，抑酸作用优于奥美拉唑。常用剂量为 40mg/d，疗程同奥美拉唑，维持剂量为 20mg/d。

在药物相互作用方面，研究发现奥美拉唑对细胞色素同工酶 CYP2C19 的亲和力较 CYP3A4 大 10 倍。奥美拉唑对其他药物的代谢影响较大，能降低地西泮、氯胍、苯妥英的血浆清除率，抑制吗氯贝胺的代谢，延缓甲氨蝶呤的清除，提高华法林和苯丙香豆素的抗凝血活性，对环孢素的研究结果不一。埃索美拉唑和外消旋奥美拉唑的生物转化过程相同，总代谢清除率则稍低。大量研究证实泮托拉唑的药物相互作用发生率较低。对兰索拉唑和雷贝拉唑的相关研究不如奥美拉唑和泮托拉唑广泛，但初步研究倾向于此两种药物与临床有关的严重药物相互作用较少。

对于妊娠期间用药，需仔细权衡其治疗益处与可能造成的风险。美国食品和药品管理局将奥美拉唑的妊娠安全分级定为 C 级（风险不能除外），其余质子泵抑制药均为 B 级（无证据显示相关风险）。由于研究指出动物实验中药品会转移到乳汁中，故本药品不适合用于正在哺乳中的妇女。如不得已需服药时，应避免哺乳。

总的说来，质子泵抑制药是非常安全的临床药物，不良反应少见。部分患者服用后可出现头晕、口干、恶心、腹胀、腹泻、便秘、皮疹等，大多轻微而无须中断治疗。正因如此，使得其在全球范围的过度使用问题变得越来越突出。有证据显示这种长期过度使用可导致接受治疗者胃内菌群过度生长，导致弯曲菌肠炎和假膜性肠炎的感染风险显著上升，肺炎的发病率亦因此上升。长期应用可能导致胃底腺息肉增生，虽然绝大多数情况下这是无害的。急性间质性肾炎和骨质疏松症虽不常见，亦需给予警惕。质子泵抑制药引起高胃泌素血症，动物研究发现长期大剂量应用可能导致胃黏膜肠嗜铬样细胞的过度增生并诱发胃类癌。此外，研究已提示接受质子泵抑制药治疗后，患者的 Hp 感染部位倾向于由胃窦转移至胃体，由此而致的全胃炎、胃黏膜萎缩是否因此增加，亦已成为临床研究的新热点。

（4）胃黏膜保护药：胃黏膜保护药可保护和增强胃黏膜的防御功能，部分品种尚能促进胃黏膜分泌，促进内源性 PG 合成、增加黏膜血流量等，加速黏膜的自身修复。黏膜保护药一般于餐后 2～3h 服用。

（1）米索前列醇（喜克溃）：是前列腺素 E_1 的衍生物，能抑制胃酸和胃蛋白酶分泌，增加胃十二指肠黏膜分泌功能，增加黏膜血流量。临床研究表明米索前列醇对预防 NSAIDs 引起的胃肠道损伤有效。不良反应主要是痉挛性腹痛和腹泻，可引起子宫收缩，孕妇禁用。常用剂量为 200mg 1 次/d，4～8 周为 1 个疗程。

（2）铋剂：为经典的消化不良与消化性溃疡药物，常用剂型包括枸橼酸铋钾（CBS，如三钾二枸橼酸铋）和次水杨酸铋（BSS）。在酸性环境下效果佳，胃内 pH 值升高可妨碍铋盐激活。铋剂可能通过螯合溃疡面蛋白质、抑制胃蛋白酶活性、促进 PG 合成、刺激黏膜分泌及血供等作用促进溃疡愈合，其本身尚有杀灭 Hp 的作用。CBS 常用剂量 120mg 1 次/d 或 240mg 2 次/d。主要不良反应为长期应用可能致铋中毒，又以 CBS 较 BSS 为突出，故本药适合间断服用。铋盐与结肠内硫化氢反应生成氢化铋盐，可使粪便变为黑色。

（3）硫糖铝：是硫酸化多糖的氢氧化铝盐，在酸性环境下可覆盖胃黏膜形成保护层，并可吸附胆汁酸和胃蛋白酶，促进 PG 合成，并吸附表皮生长因子使之在溃疡处浓集。硫糖铝亦有部分抗 Hp 的作用。常用剂量为 1g 1 次/d，餐前口服。便秘较常见。主要临床顾虑为慢性铝中毒，应避免与柠檬酸同服，肾功能不全时应谨慎。铝剂可妨碍食物中磷的吸收，长期应用有导致骨质疏松、骨软化的风险。

（4）铝碳酸镁：市售品达喜为层状网络晶格结构，作用包括迅速中和胃酸、可逆而选择性结合胆汁酸、阻止胃蛋白酶对胃的损伤、上调表皮生长因子及其受体表达、上调成纤维细胞生长因子及其受体的表达、促进前列腺素生成等。常用剂量为 0.5～1.0g，3 次/d。常见不良反应为腹泻。由于同为铝制剂，应用注意事项同硫糖铝。

（5）瑞巴派特（膜固思达）：可促进胃黏膜 PG 合成、增加胃黏膜血流量、促进胃黏膜分泌功能、清除氧自由基等。临床研究证明瑞巴派特可以使 Hp 相关性胃炎和 NSAIDs 引起的胃炎的组织学明显改善。常用剂量 100mg，3 次/d。不良反应轻微，包括皮疹、腹胀、腹痛等，多可耐受。

（6）替普瑞酮（施维舒）：萜类化合物，可增加胃黏膜分泌功能、增加内源性 PG 生成、促进胃黏膜再生、增加胃黏膜血流量等，从而减轻多种因子对胃黏膜的损害作用。国内外临床研究表明替普瑞酮可以促进溃疡愈合，提高溃疡愈合质量，并可防治门脉高压性胃病。常用剂量 50mg，每日 3 次。不良反应轻微。

（7）吉法酯：市售品惠加强 - G 为吉法酯和铝硅酸镁的复方制剂，具有促进溃疡修复愈合、增加胃黏膜前列腺素、促进胃黏膜分泌、增加可视黏液层厚度、促进胃黏膜微循环等作用。常用剂量为 400～800mg，3 次/d。偶见口干、恶心、心悸、便秘等不良反应。

其他胃黏膜保护药还包括 L - 谷氨酰胺呱仑酸钠、伊索拉定、蒙脱石散剂、表皮生长因子、生长抑素等，对一般患者除后二者外可选择应用。

（5）其他药物：包括促胃肠动力药物和抗胆碱能药物。对于伴有恶心、呕吐、腹胀等症状的患者，排除消化道梗阻后可酌情合用促动力药物，如甲氧氯普胺、多潘立酮、莫沙比利、伊托必利等，宜餐前服用。抗胆碱能药物能抑制胃酸分泌，解除平滑肌和血管痉挛，延缓胃排空作用，可用于十二指肠溃疡，如颠茄、溴丙胺太林等。由于不良反应较大，目前已少用。促胃肠动力药物和抗胆碱能药物药理相悖，不宜合用。

4. 药物治疗的选择　对于 Hp 阳性的消化性溃疡患者，应首先根除 Hp 感染，必要时（尤其对于胃溃疡）在根除治疗结束后再续用抗溃疡药物治疗。Hp 阴性患者直接应用抗溃疡药物治疗，主要药物首选标准剂量质子泵抑制药，次选 H_2 受体拮抗药或铋剂。胃黏膜保护药亦是有效的辅助药物，可选择1~2种合用。促动力药物等可酌情选用。通常治疗十二指肠溃疡和胃溃疡的疗程为4周和6~8周。

对消化性溃疡患者符合下列情况者，宜考虑维持治疗：不伴有 Hp 感染者；Hp 未能成功根除者在再次根除 Hp 间期；Hp 已根除但溃疡复发者；不能避免溃疡诱发因素（如烟酒、生活精神压力、非选择性 NSAIDs 药物应用）；有严重并发症而不能手术者。维持治疗方案包括：①正规维持治疗，适合于症状持久、反复发作、部分药物依赖者。可选择维持剂量质子泵抑制药、H_2 受体拮抗药或胃黏膜保护药。长期治疗需充分考虑药物体内蓄积危险、与其他药物相互作用及其他潜在风险。②间歇治疗，即当症状发作或溃疡复发时，按初发溃疡给予全疗程标准治疗。③按需治疗，即当症状发作时给予标准剂量治疗，症状控制后停药，易导致治疗不彻底，甚至可能贻误病情。

5. NSAIDs 溃疡的治疗和预防　首先应尽可能停用 NSAIDs，必须使用时，应选用临床证明对胃肠黏膜损害较小的药物或选择性 COX－2 抑制药。合理应用外用型 NSAIDs 可有效减少包括胃肠道症状在内的全身不良反应。对于伴有 Hp 感染、长期服用 NSAIDs 的患者，应予根除 Hp 治疗。质子泵抑制药可有效对抗此类溃疡，故为临床首选，H_2 受体拮抗药则疗效欠佳。米索前列醇是唯一能减少 NSAIDs 所致胃肠道并发症的预防性药物，而多种胃黏膜保护药与质子泵抑制药联用均可取得更巩固的疗效。

6. 难治性溃疡的鉴别诊断　随着消化性溃疡的药物治疗的飞速发展，真正的难治性溃疡已罕见。若消化性溃疡经质子泵抑制药正规治疗仍不能痊愈或反复发作者，在排除精神与生活习惯因素、Hp 感染、服用 NSAIDs 药物史后，应警惕是否伴有其他基础疾病，如胃泌素瘤、甲状旁腺功能亢进或克罗恩病；亦应高度疑及溃疡本身性质。早期胃癌在抗溃疡药物的作用下可几乎完全愈合（假性愈合），经验丰富的内镜操作者常可辨别。这种情况下极易发生漏诊或误诊。少见但非常严重的情况是，Borrmann Ⅳ型胃癌（皮革胃）的原发病灶，胃体或胃底部小0~Ⅱc型凹陷灶，在抗溃疡药物作用下出现假性愈合。当再次被诊断时，肿瘤往往已进展至非常严重的程度。十二指肠反复不愈的溃疡也可能是恶性淋巴瘤或十二指肠腺癌。

7. 内镜下治疗　溃疡的内镜治疗通常仅限于紧急止血术。消化性溃疡出血是上消化道出血的最常见病因，其风险随着患者年龄增大而急剧增加。尤其并发严重基础疾病、手术的风险较大时，内镜下紧急止血是最核心的处理措施。较常用的方法包括内镜直视下喷洒去甲肾上腺素、5%~10%孟氏液（碱式硫酸铁溶液）、凝血酶；局部注射肾上腺素、硬化药、黏合剂；使用热探头、热活检钳、氩离子凝固术等电外科设备；使用钛夹钳夹止血等。

8. 手术治疗　外科治疗通常限于：胃泌素瘤患者；大量或反复出血，内科治疗无效者；急性穿孔；慢性穿透性溃疡；器质性幽门梗阻；癌溃疡或高度疑及恶性肿瘤，或伴有高级别上皮内瘤变；顽固性及难治性溃疡。术中应行冷冻切片查明病变性质，避免遗漏恶性肿瘤。

九、并发症

1. 上消化道出血　消化性溃疡所致消化道出血是其最常见并发症，也是上消化道出血的首要病因。发生率为20%~25%。十二指肠溃疡发生概率多于胃溃疡。部分患者可以消化道出血为首发症状。

溃疡出血的临床表现取决于溃疡深度及出血的部位、速度和出血量。出血量大者同时表现为呕血和黑粪，出血量较少时则仅表现为黑粪或粪便隐血试验阳性。短时间内大量出血可引起头晕、心悸、晕厥、血压下降甚至急性失血性休克。发生出血前可因病灶局部充血致疼痛症状加剧，出血后疼痛反可好转。

根据典型病史和出血的临床表现，诊断不难确立。应争取在出血后 24～48h 内进行急诊内镜检查，既可进行鉴别诊断，又可明确出血情况，还可进行内镜下治疗，详见上文。急诊出血量大、内科及内镜处理无效者应外科手术治疗。出血容易复发，对于反复出血的患者，按难治性溃疡再次进行鉴别诊断。

2. 穿孔　溃疡穿透胃壁浆膜层达游离腹膜腔即导致急性穿孔，好发于十二指肠和胃的前壁。由于胃和十二指肠球部后壁紧贴脏器和组织，故当溃疡穿孔发生时，胃肠内容物不流入腹膜腔而穿透入邻近器官、组织或在局部形成包裹性积液，称为穿透性溃疡，属于溃疡慢性穿孔。穿透性溃疡以男性患者为多，常见于十二指肠球部后壁溃疡；胃溃疡较少发生，一旦发生则多数穿透至胰腺。较少的情况是溃疡穿透至肠腔形成内瘘，此时患者口中可闻及粪臭。部分情况下后壁亦可发生游离性穿孔，若仅引起局限性腹膜炎，称为亚急性穿孔。穿孔可为溃疡的首发症状。

消化性溃疡急性穿孔为外科急腹症，症状表现为突发剧烈上腹痛，可累及全腹并放射至右肩，亦常伴恶心、呕吐。患者极度痛苦面容，取蜷曲位抵抗运动。体格检查可见腹肌强直如板状、腹部明显压痛及反跳痛等急性腹膜炎体征。实验室检查提示外周血白细胞总数及中性粒细胞明显增高，大部分患者腹部 X 线片均可见膈下游离气体。腹膜炎症反应累及胰腺时可出现血清淀粉酶升高。慢性溃疡穿透后原先疼痛性质、频率、对药物的反应出现改变，并出现新的放射痛，疼痛位置可位于左上腹、右上腹或胸、背部。溃疡向胰腺穿透常致放射性腰背痛，重症者伸腰时疼痛加重；溃疡穿透入肝、胆囊时，疼痛放射至右肩背部；穿入脾脏时疼痛放射致左肩背部；与横结肠粘连时，疼痛放射到下腹部。同时可伴粘连性肠梗阻征象。体检往往可有局部压痛，部分患者尚可触到腹块，易误诊为恶性肿瘤。

溃疡穿孔需与急性阑尾炎、急性胰腺炎、急性胆管感染、宫外孕破裂、附件囊肿扭转等外科急腹症鉴别，尚需与心肌梗死相鉴别。急性穿孔一般均需急诊外科手术，慢性穿透性溃疡可试行内科治疗，疗效不佳时应选择外科手术。

3. 幽门梗阻　多由十二指肠球部溃疡引起，幽门管及幽门前区溃疡亦可致。因急性溃疡刺激幽门引起的痉挛性，或由溃疡组织重度炎症反应引起的炎症水肿性幽门梗阻均属暂时性，胃肠减压、内科抗溃疡治疗常有效。由于溃疡愈合瘢痕挛缩引起的瘢痕性以及周围组织形成粘连或牵拉导致的粘连性幽门梗阻均属器质性幽门梗阻，常需外科治疗。

幽门梗阻可引起明显的胃排空障碍，表现为上腹饱胀、嗳气、泛酸、呕吐等症状。呕吐物为酸臭的宿食，不含胆汁，量大，常发生于下午或晚上，呕吐后自觉舒适。由于患者惧怕进食，体重可迅速减轻，并出现消耗症状及恶病质。反复呕吐可致胃液中 H^+ 和 K^+ 大量丢失，引起低氯低钾性代谢性碱中毒，出现四肢无力、烦躁不安、呼吸短促、手足搐搦等表现。晨起上腹部饱胀、振水音、胃型及胃蠕动波是幽门梗阻的特征性体征。

幽门梗阻应与食管排空障碍及肠梗阻相鉴别，并需排除恶性肿瘤。禁食、胃肠减压后行胃镜检查或口服水溶性造影剂后行 X 线摄片可确诊。器质性幽门梗阻和内科治疗无效的幽门梗阻应行外科手术。手术目的在于解除梗阻，使食物和胃液能进入小肠，从而改善全身状况。

4. 癌变　既往认为胃溃疡癌变的发生率 1%～3%，目前更倾向于认为消化性溃疡与胃癌是两种不同发展的疾病，真正由慢性溃疡在反复发生 - 修复的过程中癌变的病灶罕见。更多见的情况是癌黏膜表面易于受到破坏而反复发生消化性溃疡。早期胃癌的恶性循环理论较好地解释了这一现象。此外，在明显炎症背景上出现的异型腺体经常会给病理诊断带来困难，这也是癌溃疡经常难以诊断的原因。此类癌溃疡时常被延误诊断。

临床内镜操作中不仅应重视溃疡的形态，更应注重溃疡周边组织的色调、脆性、质地等征象以及是否存在黏膜皱襞走行异常征象，并在这些部位进行追加活检。对于溃疡患者原发症状的改变，出现体质症状如发热、明显消瘦等，或持续粪便隐血试验阳性，均应引起注意。对于病程较长、反复就诊的患者，宜适当选择常规内镜、上消化道钡剂造影、超声内镜、腹部 CT 等检查方法的有机组合，避免检查方式单一造成的漏诊。

十、预后

随着消化性溃疡发病机制的越加澄清以及治疗药物的不断发展，消化性溃疡已成为一种可治愈的疾病。部分患者可反复发作，真正的消化性溃疡极少癌变。

（韩　捷）

第二节　胃炎

胃炎（gastritis）是一种病理状态，指胃黏膜对各种损伤的炎症反应过程，通常包括上皮损伤、黏膜炎症反应和上皮细胞再生三个过程。仅有上皮损伤和上皮细胞再生过程的称为胃病（gastropathy）。根据临床发病的缓急和病程的长短、内镜与组织学标准，胃炎可以分为急性胃炎及慢性胃炎；其中急性胃炎以中性粒细胞浸润为主，慢性胃炎以淋巴细胞和浆细胞浸润为主。根据病变累及部位，胃炎可分为胃窦胃炎、胃体胃炎和全胃炎。根据不同病因，胃炎可分为幽门螺杆菌相关性胃炎、自身免疫性胃炎、应激性胃炎及特殊类型胃炎等。根据病理改变，胃炎可分为非萎缩性胃炎、萎缩性胃炎。本部分按急性胃炎、慢性胃炎和特殊类型胃炎或胃病进行介绍。

一、急性胃炎

急性胃炎（acute gastritis）是多种病因引起的胃黏膜的急性炎症。内镜检查以一过性胃黏膜充血、水肿、出血、糜烂或浅表溃疡为特点。病理学以胃黏膜固有层见中性粒细胞为主的炎性细胞浸润为特点。按照病理改变不同，急性胃炎通常分为急性单纯性胃炎、急性糜烂出血性胃炎、特殊病因引起的急性胃炎如急性腐蚀性胃炎、急性化脓性胃炎等。其中以细菌及其毒素引起的急性单纯性胃炎最为常见。

（一）急性单纯性胃炎

急性单纯性胃炎（acute simple gastritis）又称急性非特异性胃炎、急性浅表性胃炎，是由多种原因引起的急性胃黏膜非特异性炎症。

1. 病因学

（1）理化因素：过冷、过热的食物和饮料，浓茶、咖啡、烈酒、刺激性调味品、过于粗糙的食物均可刺激胃黏膜，破坏黏膜屏障。

（2）生物因素：包括细菌及其毒素。常见致病菌为沙门菌、嗜盐菌、致病性大肠埃希菌等，常见毒素为金黄色葡萄球菌或肉毒杆菌毒素，尤其是前者较为常见。进食污染细菌或毒素的食物数小时后即可发生胃炎，或同时并发肠炎此即急性胃肠炎。葡萄球菌及其毒素摄入后亦可并发肠炎，且发病更快。近年因病毒感染而引起本病者渐多。

（3）其他：胃内异物或胃石、胃区放射治疗均可作为外源性刺激，导致本病。情绪波动、应激状态及体内各种因素引起的变态反应也可作为内源性刺激而致病。

2. 病理　病变多为弥漫性，也可为局限性，仅限于胃窦部黏膜。显微镜下表现为黏膜固有层炎性细胞浸润，以中性粒细胞为主，也有淋巴细胞、浆细胞浸润。黏膜水肿、充血以及局限性出血点、小糜烂坏死灶在显微镜下清晰可见。

3. 临床表现　临床上以感染或进食细菌毒素污染食物后所致的急性单纯性胃炎为多见。一般起病较急，在进食污染食物后数小时至24h发病，临床症状轻重不一，表现为中上腹不适、疼痛，以至剧烈的腹部绞痛、厌食、恶心、呕吐，因常伴有肠炎而有腹泻，大便呈水样，严重者可有发热、呕血和（或）便血、脱水、休克和酸中毒等临床症状。因饮酒、刺激性食物和药物引起的急性单纯性胃炎多表现为上腹部胀满不适、疼痛，食欲减退、恶心、呕吐等消化不良临床症状，临床症状轻重不一，伴肠炎者可出现发热、中下腹绞痛、腹泻等临床症状。体检有上腹部或脐周压痛，肠鸣音亢进。实验室检查外周血白细胞总数增加，中性粒细胞比例增多。伴有肠炎者大便常规可见黏液及红、白细胞，部分患者大便培养可检出病原菌。内镜检查可见胃黏膜明显充血、水肿，有时见糜烂及出血点，黏膜表面覆盖黏稠的炎性渗出物和黏液。但内镜不必作为常规检查。

4. 诊断　根据病史、临床表现，诊断并不困难。需注意与早期急性阑尾炎、急性胆囊炎、急性胰腺炎等鉴别。

5. 治疗

（1）一般治疗：应去除病因，卧床休息，停止一切对胃有刺激的食物或药物，给予清淡饮食，必要时禁食，多饮水，腹泻较重时可饮糖盐水。

（2）对症治疗：①腹痛者可行局部热敷，疼痛剧烈者给予解痉止痛药，如阿托品、复方颠茄片、山莨菪碱等。②剧烈呕吐时可注射甲氧氯普胺（胃复安）。③必要时给予口服 H_2 受体拮抗药，如西咪替丁、雷尼替丁，减少胃酸分泌，以减轻黏膜炎症；也可应用铝碳酸镁或硫糖铝等抗酸药或黏膜保护药。

（3）抗感染治疗：一般不需要抗感染治疗，但由细菌引起尤其伴腹泻者，可选用小檗碱（黄连素）、呋喃唑酮（痢特灵）、磺胺类制剂、诺氟沙星（氟哌酸）等喹诺酮制剂、庆大霉素等抗菌药物。

（4）维持水、电解质及酸碱平衡：因呕吐、腹泻导致水、电解质紊乱时，轻者可给予口服补液，重者应予静脉补液，可选用平衡盐液或5%葡萄糖盐水，并注意补钾；对于有酸中毒者可用5%碳酸氢钠注射液予以纠正。

6. 预后　本病为自限性疾病，病程较短，去除病因后可自愈，预后较好。

（二）急性糜烂出血性胃炎

急性糜烂出血性胃炎又称急性胃黏膜病变，是指由各种病因引起的，以胃黏膜糜烂、出血为特征的急性胃黏膜病变。

1. 病因学　引起急性糜烂出血性胃炎的病因有：

（1）药物：常见的药物有非甾体类抗炎药（NSAID），如阿司匹林、吲哚美辛、保泰松、肾上腺皮质激素、一些抗肿瘤化疗药物等，这些药物可以直接损伤胃黏膜。NASID 类药物通过抑制环氧合酶－1（COX－1）的作用而抑制胃黏膜生理性前列腺素的产生，而前列腺素在维持胃黏膜血流和黏膜屏障等方面有重要作用，从而削弱胃黏膜的屏障功能。肾上腺皮质激素可使盐酸和胃蛋白酶分泌增加，胃黏液分泌减少、胃黏膜上皮细胞的更新速度减慢而导致本病。某些抗肿瘤药如氟尿嘧啶对快速分裂的细胞如胃肠道黏膜细胞可产生明显的细胞毒作用。

（2）乙醇：对胃黏膜的损伤作用较强，其损伤作用主要通过几个途径：①对胃黏膜上皮细胞的直接损伤，破坏胃黏膜上皮细胞的完整及胃黏膜屏障功能。②对黏膜下血管损伤，主要引起血管内皮细胞损伤、血管扩张、小血管破裂、黏膜下出血等改变，造成胃黏膜屏障功能破坏，引起胃黏膜损伤。③黏膜上皮及血管内皮损伤引起局部大量炎症介质产生，中性粒细胞浸润，局部细胞损伤进一步加重。

（3）应激：引起应激的主要因素有：严重感染、严重创伤、大手术、大面积烧伤、休克、颅内病变、败血症和其他严重脏器病变或多器官功能衰竭等。严重应激可使胃血管发生痉挛性收缩，引起胃黏膜缺血缺氧，导致胃黏膜损伤、糜烂、出血，严重者可发生急性溃疡。由烧伤引起的称 Curling 溃疡，中枢神经系统病变引起者称 Cushing 溃疡。

2. 病理　本病典型表现为广泛的糜烂、浅表性溃疡和出血，常有簇状出血病灶，可遍布全胃或仅累及一部分。显微镜检查见胃黏膜上皮失去正常柱状形态而呈立方形或四方形，并有脱落，黏膜层出血伴急性炎性细胞浸润。

3. 临床表现　临床表现轻重不一，可无临床症状或为原发病临床症状掩盖。急性糜烂出血性胃炎是上消化道出血的常见病因之一，呕血和黑便是本病的主要表现。出血常为间歇性，大量出血可引起晕厥或休克。内镜检查，尤其是24~48h内行急诊胃镜检查可见胃黏膜糜烂、出血或浅表溃疡，多为弥漫性，也可为局限性。应激所致病变多位于胃体和胃底，而 NSAID 或酒精所致病变以胃窦为主。

4. 诊断　近期服药史、严重疾病、大量饮酒史及临床表现可提示本病，结合急诊胃镜检查有助于诊断。必须指出的是，急诊胃镜检查须在24~48h内进行，超过48h病变将消失。

5. 治疗　去除致病因素，积极治疗原发病。

（三）急性腐蚀性胃炎

急性腐蚀性胃炎（acute corrosive gastritis）是由于误服或误用强酸等后引起胃黏膜广泛腐蚀而造成的急性胃炎，严重者可出现穿孔。

1. 病因　吞服强酸（硫酸、盐酸）、强碱（氢氧化钾、氢氧化钠）等或其他腐蚀剂造成。

2. 病理　累及部位主要为食管和胃窦。主要的病理变化为黏膜充血、水肿和黏液增多。严重者可发生糜烂、溃疡、坏死甚至穿孔，晚期病变愈合后可能出现消化道狭窄。

3. 临床表现　急性腐蚀性胃炎病变程度及临床表现与腐蚀剂种类、浓度、吞服量以及胃内有无食物贮存、与黏膜接触时间长短等因素有关。吞服腐蚀剂后，最早出现的临床症状为口腔、咽喉、胸骨后及中上腹部剧烈疼痛，常伴有吞咽疼痛、咽下困难及频繁的恶心、呕吐。严重者可呕血、呼吸困难、发热、血压下降。食管穿孔可引起食管气管瘘及纵隔炎，胃穿孔可引起腹膜炎。与腐蚀剂接触后的消化道可出现灼痂。在急性期过后，后期的主要临床症状为梗阻，患者可逐渐形成食管、贲门或幽门瘢痕性狭窄，也可形成萎缩性胃炎。

4. 诊断　由于各种腐蚀剂中毒的处理不同，因此在诊断上重要的是一定要明确腐蚀剂的种类、吞服量与吞服时间；检查唇与口腔黏膜痂的色泽（如黑色痂提示硫酸、灰棕色痂提示盐酸、深黄色痂提示硝酸、醋酸呈白色痂，而强碱可使黏膜呈透明水肿）；同时要注意呕吐物的色、味及酸碱反应；必要时收集剩余的腐蚀剂做化学分析，对于鉴定其性质最为可靠。在急性期内，避免 X 线钡餐及胃镜检查，以防出现食管或胃穿孔。

5. 治疗　腐蚀性胃炎是一种严重的急性中毒，必须积极抢救。服毒后除解毒剂外不进其他食物，严禁洗胃，以避免穿孔。若服强酸，可给牛奶、蛋清或植物油，但不宜用碳酸氢钠中和强酸，以产生二氧化碳导致腹胀，甚至胃穿孔。若服用强碱，可给予食醋或适量果汁。常给予抗菌药物以防感染。抑酸药物应该静脉足量给予，维持到口服治疗，以减少胃酸对胃黏膜病灶的损伤。发生食管狭窄时，可用探条扩张或内镜下球囊扩张。

（四）急性化脓性胃炎

本病临床较为少见，多继发于全身系统性感染或全身免疫功能低下引起的感染。多由化脓性细菌通过血液或淋巴循环至胃黏膜下层，引起急性炎症，并可扩展至胃壁全层，又称急性蜂窝织炎性胃炎。严重者可发生穿孔。

1. 病因学　急性化脓性胃炎是由化脓菌侵犯胃壁所致，致病菌以溶血性链球菌多见，约占70%，其次为金黄色葡萄球菌、大肠杆菌、产气荚膜菌、肺炎球菌等。细菌侵入胃壁的途径有：

（1）胃溃疡、慢性胃炎、胃憩室、胃癌等，可致胃黏膜损伤，吞下的致病菌可通过受损的黏膜侵犯胃壁。

（2）败血症、感染性心内膜炎、骨髓炎等疾病时，致病菌通过血流进入胃壁。

（3）胆囊炎、腹膜炎时，致病菌可通过淋巴系统进入胃壁。

2. 病理　严重化脓性炎症时，黏膜下层大量中性粒细胞浸润、黏膜坏死、血栓形成和出血。本病可累及全胃，但很少累及贲门或幽门，最常见于胃远端1/2。

3. 临床表现　本病以全身败血症和急性腹膜炎症为其主要临床表现。通常表现为上腹部疼痛、寒战、高热。常伴有恶心、呕吐，呕吐物常混有胆汁，少部分可呕吐出脓血样物，具有诊断价值。可并发胃穿孔、腹膜炎、血栓性门静脉炎及肝脓肿。

4. 治疗　急性化脓性胃炎治疗成功的关键在于早期诊断。治疗措施包括早期足量给予抗生素抗感染治疗，纠正休克、水与电解质紊乱等。形成局限性脓肿而内科保守治疗无效时，可考虑胃部分切除。

二、慢性胃炎

慢性胃炎（chronic gastritis）是指由不同病因引起的胃黏膜的慢性炎症或萎缩性病变，临床上十分常见，占接受胃镜检查患者的80%~90%，随着年龄增长萎缩性病变的发生逐渐增高。

（一）分类

慢性胃炎是 Stahl 于 1728 年首先提出的概念，但对这一诊断始终存在分歧。1830 年，Cruveilhier 发现胃溃疡之后，对于上腹痛的患者，常诊断为溃疡病或胃神经功能症而不是胃炎。1947 年，Schindler 根据半屈式胃镜所见和胃黏膜盲目活检的结果，将慢性胃炎分为浅表性胃炎、萎缩性和肥厚性胃炎三类。1973 年，Whitehead 从病理角度，按部位、程度、活动性及有无肠腺化生进行分类，较前分类更趋合理。同年，Strichland 等提出萎缩性胃炎可根据病变部位结合血清壁细胞抗体的检测结果分为 A、B 两型。A 型胃炎主要是胃体部弥漫性萎缩、壁细胞抗体阳性，而胃窦黏膜基本正常，其发病机制与自身免疫有关。B 型胃炎其炎症和萎缩性病变在胃窦部，壁细胞抗体阴性，而胃体黏膜基本正常，其发病机制与幽门螺杆菌感染和化学损伤有关。1988 年，Wyatt 等将慢性胃炎概括为 A（autoimmune，自身免疫性）、B（bacterial，细菌性）和 C（chemical damage，化学损伤）三型。1982 年，我国慢性胃炎学术会议将其分为慢性浅表性与萎缩性胃炎。1990 年，在第九届世界胃肠病学大会上 Misiewicz 等提出了新的胃炎分类法，又称悉尼胃炎分类法。1996 年，此分类法得到更新，它由组织学和内镜两部分组成，组织学以病变为核心，确定 3 种基本诊断：①急性胃炎。②慢性胃炎。③特殊类型胃炎。加上前缀病因学诊断和后缀形态学描述，并对 5 种组织学变化即幽门螺杆菌感染、炎症程度、活动性、萎缩和肠化，分别给予程度分级（分为无、轻、中、重四级），见表 4-2。内镜部分以肉眼所见描述为主，如充血水肿、黏膜质脆、渗出、扁平糜烂、隆起糜烂、皱襞萎缩或增粗、结节状、黏膜下血管显露、黏膜内出血等，分别区分病变程度，并确定内镜下的胃炎诊断，包括充血渗出型、平坦糜烂型、隆起糜烂型、萎缩型、出血型、胃肠反流型和皱襞增生型。2000 年，在全国慢性胃炎研讨会上，我国消化专家和消化病理学专家对慢性胃炎进行讨论，结合悉尼慢性胃炎分类系统，并结合临床、内镜和病理组织学结果将慢性胃炎分为浅表性、萎缩性和特殊类型胃炎三类。2006 年 9 月，在上海召开的第二届全国慢性胃炎共识会议，会议提出仍将内镜下慢性胃炎分成非萎缩性（浅表性）胃炎、萎缩性胃炎和特殊类型胃炎三大类，但希望更多用非萎缩性胃炎的诊断，尽量避免使用浅表性胃炎。慢性萎缩性胃炎又可再分为多灶萎缩性胃炎和自身免疫性胃炎两大类。前者萎缩性改变在胃内呈多灶分布，以胃窦为主，多由幽门螺杆菌感染引起的慢性非萎缩性胃炎发展而来；后者萎缩改变主要位于胃体部，多由自身免疫引起的胃体胃炎发展而来。

表 4-2　胃黏膜萎缩程度分期

组别	胃体			
	无萎缩（0 分）	轻度萎缩（1 分）	中度萎缩（2 分）	重度萎缩（3 分）
胃窦无萎缩（0 分）	0 期	Ⅰ 期	Ⅱ 期	Ⅲ 期
胃窦轻度萎缩（1 分）	Ⅰ 期	Ⅱ 期	Ⅲ 期	Ⅳ 期
胃窦中度萎缩（2 分）	Ⅱ 期	Ⅱ 期	Ⅲ 期	Ⅳ 期
胃窦重度萎缩（3 分）	Ⅲ 期	Ⅲ 期	Ⅳ 期	Ⅳ 期

2005 年，国际萎缩研究小组提出了不同于悉尼胃炎系统的胃黏膜炎性反应和萎缩程度的分期标准，2007 年，国际工作小组将其总结为 OLGA 分级分期评估系统。该系统不同于悉尼胃炎分类系统，目的是为了将慢性胃炎的病理组织学、临床表现和癌变危险联系起来分析。

（二）流行病学

多数慢性胃炎患者无任何临床症状，难以获得确切的患病率。由于幽门螺杆菌（Helicobacter pylori，Hp）现症感染者几乎均存在慢性胃炎，Sonnenberg 等研究也证实 Hp 与慢性胃炎具有相似的流行病学特征，因此认为慢性胃炎患病率大致与当地人群中 H. pylori 感染率相当。但考虑到除 Hp 感染外，胆汁反流、药物、自身免疫性等因素也可引起慢性胃炎，因此慢性胃炎的患病率可能高于或略高于 Hp 感染率。

2011 年，由中华医学会消化内镜学分会组织开展了一项横断面调查，纳入包括 10 个城市、30 个中心、共计 8907 例有上消化道临床症状、经胃镜证实的慢性胃炎患者。结果表明，慢性非萎缩性胃炎最常见（59.3%），其次是慢性非萎缩或萎缩性胃炎伴糜烂（49.4%），慢性萎缩性胃炎比例高达 23.2%。胃窦病理提示萎缩者占 35.1%，高于内镜提示萎缩的比例（23.2%）；伴肠化者占 32.0%，上皮内瘤变占 10.6%。研究表明，我国目前慢性萎缩性胃炎的发病率较高。

（三）病因学

慢性胃炎病因尚不十分明确，目前认为与幽门螺杆菌（Hp）的长期感染、环境饮食因素、免疫因素等有关。

1. 生物因素　自 1982 年 Marshall 和 Warren 成功地从人胃黏膜活检标本中分离培养出幽门螺杆菌以来，大量研究证明，幽门螺杆菌感染是慢性胃炎的主要病因。幽门螺杆菌感染与慢性活动性胃炎的关系符合 Koch 提出的确定病原体为疾病病因的 4 项基本法则（Koch's postulates），依据如下：

（1）80% ~ 95% 的慢性活动性胃炎患者胃黏膜中有幽门螺杆菌感染，5% ~ 20% 的幽门螺杆菌阴性率反映了慢性胃炎病因的多样性。

（2）幽门螺杆菌在胃内的定植与胃内炎症分布一致。

（3）根除幽门螺杆菌后胃黏膜炎症消退，一般中性粒细胞消退较快，淋巴细胞、浆细胞消退需较长时间。

（4）从动物志愿者和动物模型中可复制幽门螺杆菌感染引起的慢性胃炎。

幽门螺杆菌引起胃炎的机制主要与以下几个方面有关：

（1）幽门螺杆菌产生多种酶如尿素酶及其代谢产物氨、过氧化氢酶、蛋白溶解酶、磷脂酶 A 等，对黏膜有破坏作用。

（2）幽门螺杆菌分泌的细胞毒素（cytotoxin）如含有细胞毒素相关基因（cagA）和空泡毒素基因（cagA）的菌株，可引起胃黏膜细胞的空泡样变性及坏死。

（3）幽门螺杆菌抗体可造成自身免疫性损伤。

2. 免疫因素　自身免疫因素是部分慢性胃炎的病因。在自身免疫性胃炎患者血清中常可检测到壁细胞抗体（PCA）和内因子抗体（IFA）。PCA 是自身抗体，其作用的抗原位于壁细胞分泌小管的微绒毛膜上，具有特异性，两者形成的免疫复合物在补体参与下，破坏壁细胞，导致壁细胞总数下降，胃酸分泌减少。内因子是壁细胞分泌的一种糖蛋白，维生素 B_{12} 与内因子结合才能被回肠吸收。IFA 也是自身抗体，可与内因子抗体结合而阻断维生素 B_{12} 与内因子结合，导致恶性贫血。

3. 环境因素　环境因素在慢性胃炎中也有重要作用，如我国北方地区的胃黏膜萎缩、肠化发生率显著高于南方地区。

4. 物理因素　长期的不良饮食习惯，如饮浓茶、烈酒、咖啡，食用过冷、过热、过于粗糙及刺激性食物，长期作用可导致胃黏膜的损伤。深度的 X 线照射胃部也可导致胃炎。

5. 化学因素　长期大量服用非甾体类抗炎药，如阿司匹林、吲哚美辛等可引起慢性胃炎黏膜损害。各种原因所致的幽门括约肌功能不全，可导致含有胆汁和胰液的十二指肠液反流入胃，从而削弱胃黏膜屏障功能，导致胃黏膜损伤。

6. 其他　年龄与慢性胃炎发病有关，慢性胃炎特别是慢性萎缩性胃炎的患病率随年龄增加而上升。胃黏膜营养因子缺乏，或胃黏膜感觉神经终器对这些因子不敏感，可引起胃黏膜萎缩。另外，其他系统的疾病，如心力衰竭、门静脉高压症和糖尿病、甲状腺病、干燥综合征等也与慢性胃炎的发病有关。

（四）病理学

慢性胃炎的过程是胃黏膜损伤与修复的慢性过程，其主要组织病理学特征是炎症、萎缩与肠化。

炎症表现为黏膜层以淋巴细胞和浆细胞为主的慢性炎性细胞浸润，幽门螺杆菌引起的慢性胃炎常见淋巴滤泡形成。根据慢性炎性细胞密集程度和浸润深度分级。正常：单个核细胞每高倍视野不超过 5 个，如数量略超正常而内镜无明显异常时，病理可诊断为无明显异常；轻度：慢性炎性细胞浸润较少，局限于黏膜浅层，不超过黏膜层的 1/3；中度：慢性炎性细胞浸润较密集，浸润深度超过 1/3 而不及 2/

3；中度：慢性炎性细胞浸润密集，浸润深度达黏膜全层。中心粒细胞浸润时提示有活动性炎症，称为慢性活动性炎症，多提示存在幽门螺杆菌感染。

慢性炎症过程中出现胃黏膜萎缩，主要表现为胃黏膜固有腺体数量减少甚至消失。胃黏膜萎缩组织学上有2种类型：①化生性萎缩：胃固有腺体被肠化或假幽门腺体替代。②非化生性萎缩：胃黏膜腺体被纤维组织或纤维肌性组织替代或炎性细胞浸润引起固有腺体数量减少。肠化或假幽门腺化生不是胃固有腺体，因此尽管胃腺体数量未减少，但也属萎缩。根据固有腺体数量减少的程度进行分级。轻度：固有腺减少不超过原有腺体的1/3；中度：固有腺减少超过1/3，但未超过2/3；重度：固有腺体减少超过2/3。

所谓肠上皮化生是指萎缩的腺体被肠腺样腺体所代替，是机体的一种适应性反应。有研究发现50岁以上患者肠腺发生率为90%以上，认为肠腺化生是胃黏膜退行性变，提出肠腺化生定义应结合年龄因素。异性增生是重要的胃癌癌前病变，是指胃黏膜细胞在再生过程中其结构和功能偏离正常轨道，表现为细胞的异型性和腺体结构的紊乱，根据严重程度分为轻度、中度和重度。上皮内瘤变分为低级别和高级别。异型增生和上皮内瘤变是同义词，后者是WHO国际癌症研究协会推荐使用的术语。

慢性胃炎观察内容包括5项组织学变化和4个分级。5项组织学变化包括Hp感染、慢性炎性反应（单个核细胞浸润）、活动性（中性粒细胞浸润）、萎缩（固有腺体减少）、肠化（肠上皮化生）。4个分级包括：0提示无，+提示轻度，++提示中度，+++提示重度。诊断标准采用我国慢性胃炎的病理诊断标准（见附录）和直观模拟评分法（图4-1）。直观模拟评分法是新悉尼系统为提高慢性胃炎国际交流一致率而提出的。我国慢性胃炎的病理诊断标准较具体，易操作，与新悉尼系统基本类似。但我国标准仅有文字叙述，可因理解不同而造成诊断上的差异。与新悉尼系统评分图结合，可提高与国际诊断标准的一致性。

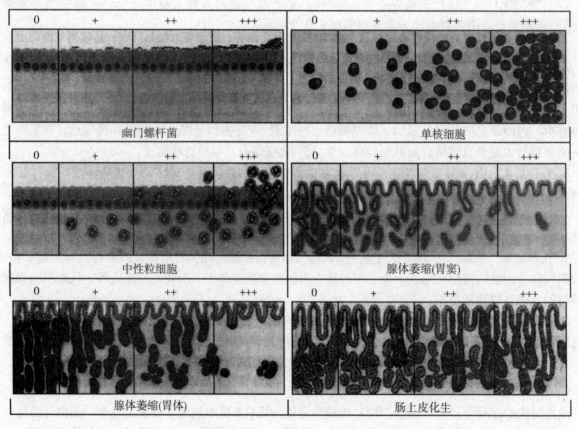

图4-1 直观模拟评分法

（五）临床表现

多数慢性胃炎患者无任何临床症状，有临床症状者主要为消化不良，且为非特异性。消化不良临床症状的有无和严重程度与慢性胃炎的内镜所见及胃黏膜的病理组织学分级无明显相关性。

（六）辅助检查

1. 实验室检查

（1）胃液分析：测定基础胃液分泌量（BAO）及注射组胺或五肽胃泌素后测定最大泌酸量（MAO）和高峰泌酸量（PAO）以判断胃泌酸功能，有助于萎缩性胃炎的诊断及指导临床治疗。非萎缩性胃炎胃酸分泌一般正常，轻度降低，有时也可增高。萎缩性胃炎局限时可正常或低酸。广泛而严重的萎缩性胃炎胃酸降低，尤以胃体胃炎明显。

（2）胃蛋白酶原：胃蛋白酶原由主细胞分泌，反映了主细胞的数量，在胃液、血液及尿中均可测得。胃蛋白酶原和胃酸分泌量常呈平行关系，但主细胞比壁细胞数量多，所以病态时，胃酸分泌常低于蛋白酶原的分泌。

（3）胃泌素：胃泌素由胃窦 G 细胞分泌，能促进胃液，特别是胃酸分泌。由于负反馈作用，胃酸低时胃泌素分泌增多，因此胃体为主的慢性胃炎或萎缩性胃炎患者中血清胃泌素水平常升高。此外，血清胃泌素高低与胃窦黏膜有无病变关系密切，胃窦黏膜病变严重，G 细胞减少，此时低胃酸胃泌素水平仍较低。

（4）壁细胞抗体（PCA）：在自身免疫性胃炎的阳性率较高。

（5）内因子（IF）：内因子是壁细胞分泌的一种糖蛋白，分子量约为 55 000，有促进维生素 B_{12} 吸收的作用，故为造血因子之一。壁细胞减少时，内因子也减少。内因子分泌与胃酸分泌平行。

2. 幽门螺杆菌检测

幽门螺杆菌检测方法分为有创性和无创性两大类。前者指需要通过胃镜检查获得胃黏膜标本的相关检查，主要包括快速尿素酶试验、组织学检查（HE 或 Warthin - Starry 或 Giemsa 染色）、幽门螺杆菌培养和组织 PCR 技术。无创性检查指不需要通过胃镜检查获得标本，包括血清抗体检测、^{13}C 或 ^{14}C 尿素呼气试验、粪便幽门螺杆菌抗原检测。

3. 胃镜检查

慢性胃炎的内镜诊断是指内镜下肉眼或特殊成像方法所见的黏膜炎性变化。需与病理检查结果结合做出最终判断。内镜下将慢性胃炎分为慢性非萎缩性（即旧称慢性浅表性）胃炎和慢性萎缩性胃炎两大基本类型，如同时存在平坦或隆起糜烂、出血、粗大黏膜皱襞或胆汁反流等征象，则可诊断为慢性非萎缩性胃炎或慢性萎缩性胃炎伴糜烂、胆汁反流等。由于多数慢性胃炎的基础病变都是炎性反应（充血渗出）或萎缩，因此，将慢性胃炎分为慢性非萎缩性胃炎及慢性萎缩性胃炎是合理的，也有利于与病理诊断的统一。

慢性非萎缩性胃炎的内镜下表现：黏膜红斑、黏膜出血点或斑块；黏膜粗糙伴或不伴水肿及充血渗出等。而其中糜烂性胃炎有 2 种类型，即平坦型和隆起型。前者表现为胃黏膜有单个或多个糜烂灶，其大小从针尖样到最大径数厘米不等；后者可见单个或多个疣状、膨大皱襞状或丘疹样隆起，最大径 5 ~ 10mm，顶端可见黏膜缺损或脐样凹陷，中央有糜烂。慢性萎缩性胃炎内镜下可见黏膜红白相间，白相为主，皱襞变平甚至消失，部分黏膜血管显露，可伴有黏膜颗粒或结节状等表现。

根据内镜所见难以做慢性胃炎各种病变的轻、中、重度分级，主要是由于现有内镜分类存在人为主观因素或过于烦琐等缺点，合理而实用的分级有待进一步研究。放大内镜结合染色对内镜下胃炎病理分类有一定帮助。放大胃镜结合染色，能清楚地显示胃黏膜微小结构，对胃炎的诊断与鉴别诊断及早期发现上皮内瘤变和肠化具有参考价值。目前亚甲蓝染色结合放大内镜对肠化和上皮内瘤变仍保持有较高的准确率。苏木精、靛胭脂染色也显示出对于上皮内瘤变的诊断作用。内镜电子染色技术结合放大内镜对慢性胃炎诊断及鉴别诊断有一定价值。共聚焦激光显微内镜可以实时观察胃黏膜的细微结构，对于慢性胃炎以及肠化和上皮内瘤变与活组织检查诊断一致率较高。

（七）诊断与鉴别诊断

鉴于多数慢性胃炎患者无任何临床症状，即使有临床症状也缺乏特异性，而且缺乏特异性体征，因此根据临床症状和体征难以做出慢性胃炎的正确诊断。慢性胃炎的确诊主要依赖内镜检查和胃黏膜活检组织学检查，尤其是后者的诊断价值更大。慢性胃炎的诊断应力求明确病因。建议常规检测幽门螺杆菌

（H. pylori，Hp）。在慢性胃炎中，胃体萎缩者血清胃泌素 G17 水平显著升高，胃蛋白酶原 I 或胃蛋白酶原 I 和 II 的比值降低：胃窦萎缩者，前者降低，后者正常；全胃萎缩者则两者均降低。因此，血清胃泌素 G17 以及胃蛋白酶原 I 和 II 的检测有助于判断胃黏膜有无萎缩和萎缩的部位。萎缩性胃体炎可由 Hp 感染或自身免疫所致，怀疑自身免疫所致者建议检测血清胃泌素、维生素 B_{12} 以及壁细胞抗体、内因子抗体等。

（八）治疗

慢性胃炎的治疗目的是缓解临床症状和改善胃黏膜炎性反应；治疗应尽可能针对病因，遵循个体化原则。无临床症状、Hp 阴性的慢性非萎缩性胃炎无须特殊治疗；但对慢性萎缩性胃炎，特别是严重的慢性萎缩性胃炎或伴有上皮内瘤变者应注意预防其恶变。

Hp 相关性胃炎是否均需根除 Hp 尚缺乏统一意见。国内 Hp 感染处理共识推荐对有胃黏膜萎缩、糜烂或有消化不良临床症状者根除 Hp。慢性胃炎的主要临床症状为消化不良，其临床症状应属于功能性消化不良。根除治疗可使 Hp 阳性的功能性消化不良患者临床症状得到长期缓解。根除 Hp 可使胃黏膜组织学得到改善，对预防消化性溃疡和胃癌等有重要意义，对改善或消除消化不良临床症状也具有费用－疗效比优势。有胃黏膜糜烂和（或）以泛酸、上腹痛等临床症状为主者，可根据病情或临床症状严重程度选用抗酸剂、H_2 受体拮抗剂或质子泵抑制药。

上腹饱胀、恶心或呕吐等为主要临床症状者可应用促动力药，如莫沙必利、盐酸伊托必利和多潘立酮等。而伴胆汁反流者则可应用促动力药和（或）有结合胆酸作用的胃黏膜保护剂，如铝碳酸镁制剂。具有明显的进食相关的腹胀、食欲减退等消化不良临床症状者，可考虑应用消化酶制剂，如复方阿嗪米特、米曲菌胰酶、各种胰酶制剂等。

精神心理因素与消化不良临床症状发生相关，睡眠障碍或有明显精神因素者，常规治疗无效和疗效差者，可考虑进行精神心理治疗。

（九）预后

慢性胃炎的转归包括逆转、持续稳定和病变加重状态。多数慢性非萎缩性胃炎患者病情较稳定，特别是不伴有 Hp 持续感染者。慢性萎缩性胃炎多数也较稳定。但中重度者不加任何干预，则可能进一步发展。伴有上皮内瘤变者发生胃癌的危险性有不同程度的增加。

一般认为，中、重度慢性萎缩性胃炎有一定的癌变率。为了既减少胃癌的发生，又方便患者且符合医药经济学要求，活检有中至重度萎缩并伴有肠化的慢性萎缩性胃炎 1 年左右随访 1 次，不伴有肠化或上皮内瘤变的慢性萎缩性胃炎可酌情内镜和病理随访。伴有低级别上皮内瘤变并证明此标本并非来自于癌旁者，根据内镜和临床情况缩短至 6 个月左右随访 1 次；而高级别上皮内瘤变需立即确认，证实后采取内镜下治疗或手术治疗。

三、特殊类型胃炎或胃病

（一）疣状胃炎

疣状胃炎又称痘疹状胃炎，或慢性糜烂性胃炎，可单独发生，也常与消化性溃疡、慢性非萎缩性胃炎或萎缩性胃炎伴发。多分布于幽门腺区和移行区范围（窦体交接区），少见于整个胃体。常呈圆形或椭圆形，高约 2mm，隆起中央有凹陷性糜烂，色浅红或覆盖黄色薄苔。病因尚不明确，可能与免疫因素、淋巴细胞浸润有关，制酸治疗有一定效果。

（二）巨大胃黏膜肥厚症

巨大胃黏膜肥厚症于 1888 年由 Menetrier 首先提出，是指由于胃黏膜过度增生而使胃壁广泛增厚的疾病，故又称 Menetrier 病，属特殊类型的慢性胃炎或胃病。国内外发病率均较低。Balfer 在 8000 具尸解病例中只发现 1 例。对此病的命名不统一，如巨大肥厚性胃炎、巨大皱襞肥厚、胃黏膜息肉样肿胀、肥厚增生性胃炎等。

目前该病病因尚不明确。病变可以是局限的，也可以是广泛的。一般常累及的部位为胃的泌酸区即胃底胃体的泌酸黏膜，但也可累及胃窦，甚至十二指肠近端。内镜下表现为在胃底部、胃体部黏膜皱襞巨大，呈脑回状，巨大皱襞多在大弯，肥大的皱襞可达 1.5cm 宽，3~4cm 高。有的呈结节状或融合性息肉状隆起，皱襞肿胀无弹性。皱襞上可有多发性糜烂或溃疡。

显微镜下所见主要是表层上皮增生，胃小凹增生延长，伴明显的囊性扩张，囊可穿透黏膜，炎性细胞浸润不明显。黏膜面上发生叠褶状黏膜肌，同时血管伸入。两皱襞之间的基底黏膜可以正常也可能变厚。胃底腺变细长，主细胞、壁细胞相对较少，代之为黏液细胞化生，可占整个黏膜的 1/3，造成低胃酸分泌，但无酸并不多见。超声胃镜能清晰显示黏膜第二层明显增厚改变，超声图像为低回声间以无回声改变，广泛黏膜皱襞增厚时在超声内镜下可显示轮状改变，黏膜第一层、黏膜下层显示清晰。本病常见于50 岁以上男性。临床表现有上腹痛、腹泻、贫血，便潜血常阳性。息肉样皱襞阻塞幽门则可发生呕吐。由于血浆蛋白从增生的胃黏膜漏到胃腔内，造成低蛋白血症和水肿以及体重下降、乏力，甚至恶病质。

由于胃恶性淋巴瘤、浸润性胃癌、佐林格-埃利森综合征、胃淀粉样变性等均可出现胃黏膜皱襞粗大，因此需与此病鉴别。Cronkhite-Canada 综合征的胃黏膜组织学虽然也类似本病，但临床鉴别较易。前者临床表现有秃发、指（趾）甲萎缩、皮肤色素沉着和消化道多发息肉。

本病轻症者无须特殊治疗，需定期随访。有蛋白丢失症者应给予高蛋白饮食。激素治疗无效。高酸者常诉胃痛，给予抑酸药、解痉药大多有效。长期顽固出血导致贫血，内科治疗无效时可考虑胃切除术。因本病有可能癌变，应密切观察，必要时可行外科手术治疗。

（三）胃假性淋巴瘤

胃假性淋巴瘤也称反应性淋巴滤泡性胃炎、灶性淋巴组织增生或良性淋巴样增生，是胃黏膜局限性或弥漫性淋巴细胞明显增生的良性疾病。临床较少见，胃镜检查易误诊为胃癌。局限型者，胃底腺区或移行区皱襞肥厚呈脑回状、结节状，多数中心伴溃疡，与恶性淋巴瘤相似。弥漫型者病变主要在胃窦，黏膜糜烂或浅表溃疡，类似于Ⅱc 型早期胃癌。

本病主要病理改变是在胃黏膜固有层中有大量淋巴细胞浸润，并有生发中心，同时也常混有其他细胞，如巨噬细胞、浆细胞、多形核白细胞等，这些特点与淋巴瘤不同。其淋巴组织浸润于正常组织境界清楚，常限于黏膜层和黏膜下层，偶可影响全层。甚至上皮内可发现淋巴细胞。全身淋巴结不受侵犯，或仅有反应性增生。

本病临床症状无特异性，常有腹痛、恶心、呕吐、呕血或黑便的临床表现。临床特点与消化性溃疡类似。内镜下表现酷似胃癌或胃溃疡恶变。

本病可能与免疫反应有关，质子泵抑制药可愈合溃疡及糜烂，但停药后易复发。激素治疗效果不明确。如与恶性淋巴瘤难以区别时，宜行手术治疗。

（四）门静脉高压性胃病

门静脉高压性胃病（portal hypertensive gastropathy，PHG），是以门静脉血流量增加或阻力增加为特征的一组临床综合征，表现为胃黏膜组织内小血管扩张，而无明显炎症。血管扩张、黏膜充血、水肿是PHG 的特征性损害，炎症浸润和腺体萎缩是次要征象。早在 1985 年，McCormack 等就报道了门静脉高压患者的胃黏膜和黏膜下血管扩张，无炎性细胞浸润，并将这些黏膜病灶称之为充血性胃病（congestive gastropathy，CG）或门静脉高压性胃病。

PHG 最常见的病因为肝硬化，其发病机制较为复杂。正常情况下，支配胃的动脉穿过浆膜层、肌层，在黏膜下层形成丰富纵状结构，再分出许多细动脉穿越黏膜肌层达黏膜表面形成毛细血管网。毛细血管再汇成小静脉下降至黏膜肌层后集成较大静脉，穿过黏膜下层最终达到胃壁外静脉回流至门静脉。胃壁在黏膜下层存在大量动静脉短路即动静脉分流。在胃处于功能期时呈闭锁状，以保证胃黏膜充足的血流供应；而处于间歇期则动静脉分流适度开放，黏膜血流减少。

门静脉高压时，由于门静脉压力高于胃静脉压力，胃静脉回流障碍，因而胃微循环发生改变。随着肝硬化加重，自由门静脉压（FPP）升高，胃壁单位面积内动静脉分流密度渐进性增加，并与 FPP 上升呈正相关。机制是 FPP 上升，毛细血管静脉压增加，处于锁闭状态的动静脉分流被动开放。另外，胰高血糖素、前列腺环素、一氧化氮等在门静脉高压时含量增加使胃小血管扩张亦是可能原因。导致结果是：①动脉血直接灌注入静脉，经毛细血管与组织交换的有效血容量下降，黏膜处于缺氧状态，对乙醇、阿司匹林、胆汁等损伤的易感性增加。②动脉血流入静脉，再加上原有回流障碍使胃充血、瘀血。③黏膜层及黏膜下层小静脉及毛细血管扩张渗透性增加使黏膜间质水肿。此外幽门螺杆菌也可能与PHG 有关，门静脉高压时胃黏膜处于低氧状态，有利于 Hp 生长，以导致 PHG。

内镜是诊断 PHG 最重要的辅助检查，有关内镜下 PHG 的分类方法有多种，较常用的有 McCormack 分类、意大利内镜协会（NIEC）分类及 Tanoue 等分类法。其中以 McCormack 分类法较为实用，临床上应用最为广泛。

McCormack 分类法将内镜下 PHG 所见分为轻、重两度：①轻度：淡粉红色样斑点或猩红热样疹；黏膜皱襞表面条索状发红；红斑呈剥脱样或镶嵌图案样外观，即红斑充血斑块，黏膜呈现细白网状，类似蛇皮样表现。②重度：弥散性樱桃红样斑点或弥漫融合性出血性胃炎。NIEC 认为内镜下有 3 种改变，分别是：

1. 蛇皮斑纹状胃小单位（Mosaic – like Pattern，MLP）　呈轻微隆起的多角形胃小区，周边小凹呈黄白色凹陷，浅、界清楚。可分为三级：①轻度：弥漫性淡红区。②中度：淡红区中心部有小红点。③重度：弥漫性发红。部位多见于胃底到胃体。

2. 红色征（red marks，RM）　表现为大小不等红色平坦或轻微隆起。NIES 共识会认为红色征为樱桃红（鲜红）斑加红点，呈现弥漫性，此种改变才是 PHG 的所见。

3. 黑棕色斑（black brown spots，BBS）　呈平坦或褐色斑，形状不整，内镜下冲洗不掉。NIES 共识会认为这不是 PHG 的特有所见，而是黏膜内出血的表现。对临床意义的重要共识是蛇皮花斑样改变，轻型出血的危险性很低，明显红色征者出血的危险性较高。Tanoue 分类法分为 3 级：Ⅰ级：轻度发红、黏膜充血但无马赛克征；Ⅱ级：重度发红、黏膜水肿呈细网状图案，有马赛克征；Ⅲ级：在Ⅱ级基础上见点状出血。多数患者有上腹部隐痛、饱胀、厌食等非特异性消化不良临床症状，部分患者虽有消化性溃疡，但很少有典型消化性溃疡的慢性、周期性、节律性上腹部疼痛病史，有些患者以上消化道出血为首发临床症状。

PHG 的治疗原则是减轻门静脉压力，改善胃黏膜血流，其主旨是加强有效血流，改善胃黏膜局部微血管血液淤滞状态。

（五）其他

围术期后胃炎，与肠液和（或）胆汁反流及胃黏膜营养因子缺乏有关，残胃癌发生率较高，治疗主要采用胃动力药和硫糖铝。肉芽肿性胃炎，是胃的肉芽肿性病变，可见于结核、梅毒、真菌感染、克罗恩病及结节病等。

附录：慢性胃炎的病理诊断标准及有关注意事宜

（1）慢性胃炎常见病变主要分为萎缩性和非萎缩性，不再用"浅表性"。因为"浅表"对应于"深层"，是深浅的划分用语，不能反映胃黏膜腺体的数量。

（2）慢性胃炎按照病变的部位分为胃窦为主胃炎、胃体为主胃炎和全胃炎。

（3）慢性胃炎有少部分是特殊类型胃炎，如化学性胃炎、淋巴细胞性胃炎、肉芽肿性胃炎、嗜酸细胞性胃炎、胶原性胃炎、放射性胃炎、感染性（细菌、病毒、真菌和寄生虫）胃炎和 Menetrier 病等。

（4）胃黏膜萎缩是指胃固有腺体减少，组织学上有两种类型。①化生性萎缩：胃黏膜固有层部分或全部由肠上皮腺体组成。②非化生性萎缩：胃黏膜层固有腺体数目减少，取代成分为纤维组织或纤维肌性组织或炎性细胞（主要是慢性炎性细胞）。

（5）只要慢性胃炎病理活检显示固有腺体萎缩，即可诊断为慢性萎缩性胃炎，而不管活检标本的萎缩块数和程度。临床医师可根据病理结果并结合内镜所见，最后做出萎缩范围和程度的判断。

（6）早期或多灶性慢性萎缩性胃炎胃黏膜萎缩呈灶状分布。需注意的是取材于糜烂或溃疡边缘的黏膜常存在腺体破坏，其导致的腺体数量减少不能被视为慢性萎缩性胃炎。此外，活检组织太浅、组织包埋方向不当等因素均可影响萎缩的判断，没有看到固有膜全层是不能判断有无萎缩的。

（7）病理诊断应对不同部位的活检组织标本分别报告。胃镜活检中对于不同部位采取活检时，应对相应活检标本分开固定和标注清楚。病理检查时标本要分别标注序号及分别包埋，切片观察后诊断时同样需分别对不同部位组织发出报告。此种报告方式可向临床医师反馈更直接的信息，有利于胃镜医师检验自己的胃镜下观察能力和提高判断准确性。

（8）多年来应用"异型增生"表示胃癌的癌前病变，近年来改为"上皮内瘤变"。异型增生分为轻度、中度和重度，上皮内瘤变分为低级别和高级别。异型增生和上皮内瘤变是同义词，后者是 WHO 和国际癌症研究协会推荐使用的术语。目前国际上对此术语的应用和国内对术语的采用及译法意见并不完全统一。

（9）组织学对 5 项组织学变化和 4 个分级的描述是

①幽门螺杆菌（Hp）感染：观察胃黏膜黏液层、表面上皮、小凹上皮和腺管上皮表面的 Hp。0：特殊染色片上未见 Hp；＋：偶见或小于标本全长 1/3 有少数 Hp；＋＋：Hp 分布达到或超过标本全长 1/3 而未达 2/3 或连续性、薄而稀疏地存在于上皮表面；＋＋＋：Hp 成堆存在，基本分布于标本全长。肠化黏膜表面通常无 Hp 定植，宜在非肠化处寻找。对炎性反应明显而 HE 染色切片未发现 Hp 的，要做特殊染色仔细寻找。推荐用较简便的 Giemsa 染色，也可按各病理科惯用的染色方法。

②慢性炎性反应（单个核细胞浸润）：根据黏膜层慢性炎性细胞的密集程度和浸润深度分级，两可时以前者为主。0：每个高倍视野中单个核细胞（包括光学显微镜下无法区分的淋巴细胞、浆细胞等）不超过 5 个，如数量略超过正常而内镜下无明显异常，病理可诊断为基本正常；＋：慢性炎性细胞较少并局限于黏膜浅层，不超过黏膜层的 1/3；＋＋：慢性炎性细胞较密集，不超过黏膜层的 2/3；＋＋＋：慢性炎性细胞密集，占据黏膜全层。计算密集程度时要避开淋巴滤泡及其周围的小淋巴细胞区。

③活动性（中性粒细胞浸润）：0：慢性炎性背景上无中性粒细胞浸润；＋：黏膜固有层有少数中性粒细胞浸润；＋＋：中性粒细胞较多存在于黏膜层，可见于表面上皮细胞、小凹上皮细胞或腺管上皮内；＋＋＋：中性粒细胞较密集，或除中度所见外还可见小凹脓肿。

④萎缩：萎缩程度以胃固有腺减少各 1/3 来计算。0：固有腺体数无减少；＋：固有腺体数减少不超过原有腺体数的 1/3；＋＋：固有腺体数减少介于原有腺体数的 1/3～2/3 之间；＋＋＋：固有腺体数减少超过 2/3，仅残留少数腺体，甚至完全消失。局限于胃小凹区域的肠化不能算萎缩。黏膜层出现淋巴滤泡不算萎缩，要观察其周围区域的腺体情况来决定。一切引起黏膜损伤的原因其病理过程都可造成腺体数量减少，不一定就是慢性萎缩性胃炎。切片中未见到黏膜肌层者，失去了判断有无萎缩的依据，不能"推测"诊断。

⑤肠化：0：无肠化；＋：肠化区占腺体和表面上皮总面积 1/3 以下；＋＋：占 1/3～2/3；＋＋＋：占 2/3 以上。

⑥其他组织学特征：不需要分级的组织学变化出现时需注明。分为非特异性和特异性两类，前者包括淋巴滤泡、小凹上皮增生、胰腺化生和假幽门腺化生等；后者包括肉芽肿、聚集的嗜酸性粒细胞浸润、明显上皮内淋巴细胞浸润和特异性病原体等。假幽门腺化生是泌酸腺萎缩的指标。判断时要核实取材部位。胃角部活检见到黏液分泌腺的不宜诊断为假幽门腺化生。

⑦有上皮内瘤变的要注明等级。

（10）胃镜活检标本的采集：由于慢性胃炎时炎性反应程度、腺体肠化、腺体萎缩、间质增生等病理组织学变化是不均匀分布的，因此对于胃镜活检需要具备一定基本条件。

①胃镜活检钳的直径需大于 2mm（因为胃黏膜一个小区的宽度为 1.5mm，深度为 1.5mm），可采用全（或半）张开活检钳方法活检。

②活检组织拉出胃镜镜筒后立刻放入固定液（10s 内为佳，以免干燥影响制片，固定液为中性缓冲 4% 甲醛溶液）。

③病理科在包埋组织时需确认黏膜的表面与深面，确保切片后可以观察到黏膜全层；否则，将失去判断有无萎缩的基本条件。

（韩　捷）

第三节　胃、十二指肠良性肿瘤

胃良性肿瘤少见，只占胃肿瘤的1%～5%。十二指肠良性肿瘤较恶性肿瘤少见，占所有小肠肿瘤的9.9%～29.8%，良、恶性比例为1：（2.6～6.8）。十二指肠良性肿瘤本身虽属良性，但部分肿瘤有一定的恶变倾向，有的本身就介于良、恶性之间，甚至在镜下均难于鉴别，有的肿瘤生长的位置与胆、胰系统有密切关系。胃、十二指肠良性肿瘤按其发生组织的不同可分为两类：来自黏膜的上皮组织，包括息肉或腺瘤；来自胃、十二指肠壁的间叶组织，包括间质瘤、平滑肌瘤、脂肪瘤、纤维瘤以及神经、血管瘤等，以息肉和平滑肌瘤比较多见，约占全部胃、十二指肠肿瘤的40%。

一、息肉

胃、十二指肠息肉是指起源于胃、十二指肠黏膜上皮细胞凸入胃、十二指肠腔内的隆起性良性病变。目前，由于高分辨率内镜的普及应用及人们健康意识的提高，胃、十二指肠息肉的病变检出率已有明显的提高，其发病率占所有良性病变的5%～10%。根据息肉的组织学可分为腺瘤性息肉、增生型息肉和炎性息肉、错构瘤性息肉等。根据有蒂或无蒂分为有蒂型、亚蒂型（广基型），日本的山田将胃内隆起性病变按其形态的不同，不论其性质将其分为四型：Ⅰ型：隆起的起势部较平滑而无明确的境界；Ⅱ型：隆起的起势部有明确的境界；Ⅲ型：隆起的起势部略小，形成亚蒂；Ⅳ型：隆起的起势部有明显的蒂部。胃息肉直径较小，多为单发，好发于中老年人群，常见于胃窦及胃体，大部分为增生性和腺瘤性息肉，以Ⅰ和Ⅱ型为主。

（一）分型

1. 胃底腺息肉　又称为Elster腺囊肿，根据临床病理可分为两类：散发性胃底腺息肉和与家族性腺瘤性息肉病有关的息肉。散发性胃底腺息肉多是由于β链蛋白基因激活突变引起，一般小于10个。散发性胃底腺息肉中异型增生灶发生率小于1%。胃底腺息肉与萎缩性胃炎无密切相关，且幽门螺杆菌（Hp）感染率也较低。有个案报道提示Hp感染对胃底腺息肉的发展有抑制作用，使息肉减小或消失，但其作用机制尚未明确。胃底腺息肉常见于发生APC基因突变的家族性腺瘤性息肉病患者中，在这些患者中，息肉表现是多样的，可遍布胃内，25%～41%可发生异型增生。内镜下散发性胃底腺息肉与家族性腺瘤性息肉病相关的胃底腺息肉没有很好的区别方法，但异型增生灶更多见于家族性腺瘤性息肉病相关的胃底腺息肉中。

2. 增生性息肉　直径多小于2cm，可无蒂或有蒂，大概占所有上皮性息肉的30%～93%，可在胃窦单发，也可以在胃内多发。该息肉是由增生的胃小凹上皮及固有腺组成，偶可观察到有丝分裂象和细胞的异形增生。这类息肉的形成与慢性炎症、Hp相关的慢性胃炎、恶性贫血、邻近溃疡或胃肠吻合口的活动性或化学性胃炎密切相关。内镜切除前，高达80%的增生性息肉在根除Hp后可好转。增生性息肉的癌变率很低，极少部分癌变系通过腺瘤样增生或继发性肠化生、异形增生发展而来。

3. 腺瘤性息肉　是真性肿瘤，发病率占上皮性息肉的3%～26%，胃窦部多见，多为单发，组织学上可分为管状腺瘤、绒毛状腺瘤和绒毛状管状腺瘤。这类息肉在存在萎缩性胃炎、肠上皮化生的胃内发生率增高，与Hp感染无明显关系。直径大于2cm的腺瘤性息肉易发生癌变，绒毛状腺瘤癌变率达28.5%～40.0%，而管状腺瘤则在5%左右，癌变的风险随着年龄的增长而增加。

4. 错构瘤性息肉　比较少见，主要包括幼年性息肉、Peutz-Jeghers综合征（PJS）和Cowden病。幼年性息肉多见于胃窦，多为单发，无癌变倾向。组织学上，由大小不等的增生腺体及富于血管与炎性细胞浸润的纤维间质组成。多发的息肉多与幼年性息肉病同时存在。PJS属于家族遗传性疾病，其遗传方式为常染色体显性遗传，主要表现为黏膜、皮肤色素斑和胃肠道息肉。显微镜下，可见正常成熟的黏膜呈不规则生长，黏液细胞增生，腺窝呈囊性扩张，平滑肌纤维束从黏膜肌层向表层放射状分割正常胃腺体。PJS发生胃肠道恶性肿瘤的风险增加，通常是由错构瘤发展成腺瘤最终变为恶性肿瘤。Cowden病为全身多脏器的化生性与错构性病变，部分为常染色体显性遗传，全身表现多样、性质各异。诊断主要依靠全消化道息肉病、皮肤表面丘疹或口腔黏膜乳头状瘤，肢端角化症或掌角化症确立。

5. 家族性息肉病综合征　主要包括家族性腺瘤性息肉病（familial adenomatous polyposis，FAP）和幼年性息肉病。FAP 是一种常染色体显性遗传病，不经治疗几乎 100% 进展成大肠癌。FAP 患者中30%～100% 存在胃息肉，多发于胃窦，大部分息肉为良性胃底腺息肉，只有 5% 为胃腺瘤性息肉。50%～90%FAP 患者存在十二指肠腺瘤和壶腹部腺瘤，多数为恶性的，为行预防性结肠切除术后患者的最主要死因。幼年性息肉病为常染色体显性遗传病，息肉发生于胃的所有部位，以胃窦部数量最多而且体积最大，伴有增生性和腺瘤性息肉。

（二）临床表现

胃、十二指肠息肉发病率比结肠息肉低，一般无明显临床症状，多在检查或尸检标本中偶然发现。息肉生长较大时可出现上腹不适、疼痛、恶心、呕吐，若息肉表面糜烂、出血，可引起呕血和黑便。疼痛多发生于上腹部，为钝痛，无规律性与特征性。位于幽门区或十二指肠的较大腺瘤性息肉可有较长的蒂，可滑入幽门口，表现为发作性幽门痉挛或幽门梗阻现象。位于 Vater 壶腹部肿瘤，可压迫胆管，出现梗阻性黄疸。部分腺瘤性息肉患者往往有慢性胃炎或恶性贫血的表现。大多数患者体格检查无阳性体征。

（三）诊断

胃、十二指肠息肉因临床症状隐匿，临床诊断较为困难，可通过 X 线钡餐和内镜及病理活检进行诊断。

1. X 线　息肉可由 X 线诊断，显示为圆形半透明的充盈缺损，如息肉有蒂时，此充盈缺损的阴影可以移动。该法对诊断胃息肉有一定价值，但其发现率低于胃镜，适用于内镜检查有禁忌证者。

2. 胃镜　无论是腺瘤性息肉还是增生性息肉，胃镜下的活组织检查是判定息肉性质和类型的最常用诊断方法。对于微小息肉，内镜下息肉切除并回收标本送检病理诊断最可靠；较大的胃息肉多是肿瘤样病变，钳夹活检可作为最基本的诊断方法，依据组织学结果决定进一步诊疗方法。有些息肉恶变早期病灶小、浅，很少浸润，而胃镜下取材有局限性，不能反映全部息肉状态而易漏诊。对于大息肉，镜下切除有困难者需手术治疗。

（四）治疗

1. 内镜治疗　随着内镜技术及治疗方法的不断改进，内镜治疗已经成为首选的治疗方法，只要患者没有内镜检查的禁忌，大多数息肉均可以经内镜下进行治疗。传统的内镜治疗包括高频电凝切除法（是目前应用最广泛的方法）、微波灼除法、激光法、尼龙丝及橡皮圈结扎法、氩离子凝固术、冷冻法、射频法、酒精注射法等均可达到切除息肉的目的。对于较大的息肉，也可采用内镜下黏膜切除术（endoscopic mucosal resection，EMR）或内镜黏膜下剥离术（endoscopic submucosal dissection，ESD）进行切除。

2. 抗 Hp 治疗　近年研究表明，Hp 感染与增生性息肉的发生密切相关，Hp 阳性的增生性息肉患者在成功去除 Hp 感染后，其中约 40% 患者息肉完全消退。

3. 手术治疗　随着内镜技术的发展和广泛应用，经内镜切除是胃息肉治疗的首选方法，传统的手术切除主要用于内镜下无法切除的较大息肉及恶性浸润性病变。

二、良性间质瘤

胃肠道间质瘤（gastrointestinal stromal tumors，GIST）是指原发于消化道，富含梭形、上皮样细胞，表达 KIT 蛋白的间叶性肿瘤，是一种相对比较少见的消化道肿瘤，其发病率占胃肠道肿瘤的 0.2%，男女发病率基本相同，90% 好发于 40～70 岁，中位发病年龄为 60 岁。目前认为其来源于肠道的 Cajal 间质细胞或其干细胞前体，是一种具有潜在恶性倾向的侵袭性肿瘤，其恶性程度主要依据病理学标准：肿瘤的大小、有丝分裂指数（MI）、肿瘤细胞的密集度、有无邻近器官侵犯及远处转移、有无出血坏死或黏膜侵犯等来评估。一般认为，肿瘤直径小于 2cm、MI < 5/50 高倍视野、无黏膜侵犯及远处转移则认

为是良性的。

（一）病理

间质瘤大小不一，界限清楚，但无薄膜，肿瘤大多位于肌壁间，少数位于浆膜层，可附于胃的外表面或黏膜下，可向腔内突起呈息肉状。极低危的肿瘤直径通常小于等于2cm，结节状、质地坚韧、切面均一、灰白色；高危性肿瘤直径通常大于5cm，可浸润周围组织或粘连，可伴黏膜溃疡形成，质较软，切面呈鱼肉样，灰红或暗褐色，可见出血、坏死和囊性变。组织学形态分为3类：梭形细胞型（70%）、上皮细胞型（20%）、梭形细胞和上皮细胞混合型（10%）。梭形细胞排列不规则，有束状、漩涡状、栅栏状，常见核周空泡；上皮样肿瘤细胞形态不一，排列呈实性片状、灶状、巢状、器官样、假腺样，胞质较丰富，红染或透明，部分细胞核堆向一侧形成印戒样细胞。间质可有无定型嗜酸性均一物质沉积。核分裂数因其恶性危险程度不同而数量各有不同。免疫组化表现：胃间质瘤特征性表达CD117（95%），大多数表达CD34（70%），局灶性表达SMA（40%）和S-100蛋白（5%），通常不表达Desmin（2%）。

（二）临床表现

GIST可发生于消化道任何部位，胃GIST最多见（60%~70%），其次为小肠（20%~30%）。临床表现与肿瘤的大小、部位、生长方式有关。一般临床症状隐匿，临床上消化道出血与触及肿块是常见病征，易发生转移。一般只有当肿瘤较大时才出现临床症状，第一次就诊时有11%~47%已有转移。40%以上的患者由于肿瘤破裂急性出血，同时出现转移。小肠GIST多数为恶性肿瘤，无临床症状者多见。以消化道出血为主要临床症状，尤其是十二指肠GIST易形成溃疡，可发生大出血；也可因肿瘤膨胀性生长或肠套叠导致小肠梗阻；少数可因肿瘤中心坏死，引起肠穿孔。

（三）诊断与鉴别诊断

内镜检查是目前发现和诊断GIST的主要方法。肿瘤位于黏膜下、肌壁间或浆膜下，而超声内镜下肿块细针穿刺是一种术前提高诊断率的手段，但穿刺水平、组织的多少均可影响病理检查结果。在诊断时应重点观察瘤细胞的形态及丰富程度、胞质的染色和细胞的排列方式等，特别是当细胞团巢形成时，应首先考虑GIST，并使用免疫组化试剂证明，CD117、CD34联合使用效果好。

鉴别诊断主要是与平滑肌肿瘤鉴别，过去诊断为平滑肌肿瘤的实质上大多是GIST。平滑肌肿瘤的免疫组化绝大多数都为CD117、CD34阴性，SMA、actin、MSA强阳性，表现为胞质阳性、Desmin部分阳性。

（四）治疗及预后

胃肠道间质瘤为消化道间叶性肿瘤，确实具有恶变潜能，对常规放疗和化疗均不敏感，切除病变是首选治疗方法，包括开放性外科手术切除、腔镜外科手术切除和各种内镜切除。

1. 内镜下治疗　随着内镜器械的发展和内镜技术的成熟，内镜黏膜下切除术（endoscopic submucosal resection，EMR）在临床获得广泛应用，EMR通过切除黏膜下病变，可对来源于黏膜肌层和黏膜下层的消化道黏膜下肿瘤进行治疗，但是对来源于固有肌层的消化道黏膜下肿瘤，易发生穿孔、出血等严重并发症。随着ESD在临床上的应用和发展，以ESD为基础的多种内镜下切除术（包括内镜黏膜下剜除术、无腹腔镜辅助的内镜全层切除术和内镜经黏膜下隧道肿瘤切除术）目前已被成功用于胃黏膜下肿瘤的治疗。ESD可以完整剥离绝大部分来源于固有肌层的消化道黏膜下肿瘤，同时提供完整的病理诊断资料，对小于5cm、术前判断为良性的胃间质瘤，ESD可以一次性完整剥离，且患者恢复快、住院时间较短，充分体现微创治疗的优越性。

2. 手术治疗　对于肿瘤直径大于5cm的胃间质瘤因可能有远处转移和消化道出血，主张立刻外科手术切除，同时对于疑有恶变或内镜不能完整切除的胃间质瘤，手术切除也是主要治疗手段，但是具有术后易复发的特点。首次完整彻底地切除肿瘤是提高疗效的关键。手术切除的原则是保证切缘阴性的整块切除，同时避免肿瘤破溃及肿瘤细胞的腹腔种植。手术方式的选择要根据肿瘤的大小、部位及其与周围脏器的关系来决定。一般较小的肿瘤且位置允许的情况下可采取局部切除或楔形切除术，肿瘤较大或部位靠近贲门或幽门时，推荐采取胃部分切除术，位于小弯侧的较大肿瘤，必要时可采取全胃切除。局部淋巴结肿大时应一并切除，但不推荐常规区域淋巴结清扫。腹腔镜手术适用于肿瘤较小、肿瘤局限、术中肿瘤破溃可能性不大的胃间质瘤。

3. 药物治疗 对于高度恶性的GIST，其复发、转移相当常见。伊马替尼（格列卫）是酪氨酸激酶的选择性抑制药，能明显抑制c-kit酪氨酸激酶的活性，阻断c-kit向下游信号传导，从而抑制GIST细胞增生和促进细胞凋亡和（或）细胞死亡。目前，格列卫已经成为治疗不可切除或转移的GIST的最佳选择。

三、平滑肌瘤

胃、十二指肠平滑肌瘤是最常见的起源于中胚层组织的良性肿瘤，多数发生于固有肌层，亦可来自黏膜肌层。常为单发，偶见多发。以胃体部为最常见，其次为胃窦、胃底、幽门和贲门。一般呈球形或卵形，质硬，无真正包膜，表面光滑，可呈分叶状，多数无蒂。小的肿瘤局限于胃壁内，大者可突入胃腔，或突出于浆膜下，或向内、外突起而呈哑铃状，有时突出浆膜面而一端游离于腹腔中。肿瘤大小不一，一般在0.5~1.0cm，但也有达2cm以上者，位于肌层内达3cm者常产生临床症状。胃平滑肌瘤占有临床症状的胃部病变的0.3%，占全部胃肿瘤的3%，占全部胃良性肿瘤的23.6%。本病多见于中年人，男女发病率之比为1.3:1。

（一）病理学

对胃平滑肌瘤的组织来源目前仍有争议，最近随着电镜和免疫组化技术的应用，有人提出部分平滑肌瘤来自胃肠道肌间神经丛施万细胞或来自未分化的间叶细胞的观点。平滑肌瘤早期位于胃、十二指肠壁内，随着不断的扩展，肿瘤可突入腔内成为黏膜下肿块（内生型），或向壁外发展成为浆膜下肿块（外生型），前者为常见的形式。偶有呈哑铃状肿瘤而累及黏膜下和浆膜下者。胃平滑肌瘤可发生于胃的任何部位，但以胃体部（40%）常见，其次为胃底、胃窦、贲门。约2.1%胃平滑肌瘤可发生恶变，十二指肠平滑肌瘤5%~20%可发生恶变。平滑肌瘤表面光滑，或呈分叶状，没有包膜，在其边缘的肿瘤细胞与周围的胃壁细胞互相混合，易与恶性平滑肌瘤混淆。多形性细胞和有丝分裂象的存在提示为恶性病变，但决定恶性的唯一结论性证据是肿瘤的转移和胃内浸润性生成。所有胃平滑肌瘤应该怀疑恶性的可能，直到随时间和行为表现提供相反的证据。

（二）临床表现

胃平滑肌瘤的临床表现差异较大，取决于肿瘤的大小、部位、生长方式以及并发症等。肿瘤小者可无临床症状，较大的向胃腔内生长的肿瘤可引起上腹部压迫感、饱胀和牵拉性疼痛。肿块伴有黏膜糜烂、溃疡者可导致反复上消化道出血，并可致缺铁性贫血。有的患者以呕血为首发临床症状，且呕血量较大，也有以消化不良或单纯黑便为临床症状者。20%的胃平滑肌瘤位于幽门附近，但位于幽门部巨大平滑肌瘤，偶可引起梗阻的临床症状。发生于胃大弯向胃外生长的肿瘤，有时可以在上腹部触及肿块。

（三）诊断

对于胃平滑肌瘤的诊断除临床上出现上消化道出血、腹痛、腹部包块者应疑及该病外，主要依靠X线及内镜等检查；当胃平滑肌瘤肿块较小时缺乏临床症状，晚期合并溃疡时又易误诊为消化性溃疡或胃癌。文献报道其诊断符合率仅为21.1%~42.9%。

1. X线 能够发现直径约1cm以上胃内肿块。平滑肌瘤X线表现为突入腔内的表面整齐的球形或半球形充盈缺损，对一些典型的腔内型的平滑肌瘤，黏膜相显示表面黏膜正常，周围正常黏膜可直接延伸到肿物表面，形成所谓的"桥形皱襞"。对疑诊黏膜下病变，X线钡餐可做出疑诊诊断，但对腔外型、壁内型及较小的平滑肌瘤则发现率低，即使发现病灶也很难与胃上皮性肿瘤、外压性隆起病变进行区别。因为X线检查所得到的胃、十二指肠表象信息不确切，又无法获得胃壁层次结构的信息，所以临床上不选用此方法来诊断平滑肌瘤。

2. 胃镜检查 常规胃镜检查能够发现绝大多数胃黏膜下病变，表现为深浅不一的圆形、半球形隆起，多数无蒂、基底甚宽，常有桥形皱襞形成，边界清楚，隆起处黏膜表面光滑，色泽与周围一致。胃镜发现黏膜下肿物容易，但确诊较困难，要明确病变的层次起源、病变性质及与周围胃壁结构的关系更困难，且由于病变位于黏膜下，普通的活检往往取材过浅过小而不能确诊，因此活检阴性不能排除本病。深挖式活检或圈套切除活检有助于提高确诊率。

3. 超声内镜　国内外大量的研究表明，超声内镜是目前诊断胃肠黏膜下病变的最佳方法，通过检查不但能够明确是否为黏膜下病变，还能对病变的大小、数目、部位、层次起源及与周围组织的关系等做出正确诊断；而且对黏膜下病变的治疗方案的制订也有重要的指导作用。通过超声内镜的检查不但能够显著提高对胃肠黏膜下病变的诊断水平，还能大大改善对这类疾病的治疗水平和质量。

4. CT、MRI　对较大病变的显示及病灶与周围组织结构的关系了解更佳，增强后显示病灶更加清楚；临床上通常用于内镜检查后因病灶较大而信息不全的胃肠黏膜下病变的联合辅助诊断。

（四）治疗

由于胃平滑肌瘤与平滑肌肉瘤鉴别较为困难，而平滑肌瘤又可以发生恶性变，所以应以手术切除治疗为宜。一般选择局部广泛切除术，切缘应距肿瘤边缘至少 2~3cm 以上。疑有恶变者应做胃大部切除术或全胃切除。对单发瘤体直径小于 2cm 者，可经内镜切除，方法与胃间质瘤相仿。对多发、无蒂、直径大于 2cm 或有出血、梗阻等临床症状或内镜活检、细胞学检查疑有恶变者，应予以腹腔镜下或剖腹手术切除。手术方式可视病变的具体情况而定，对直径小于 5cm 的胃体、胃窦及胃底平滑肌瘤，若肿瘤界限清楚，瘤体无坏死，瘤体部位胃黏膜无溃疡，腹腔又无转移灶，可行肿瘤局部切除，切缘距肿瘤 1cm。位于幽门或贲门部位的平滑肌瘤，当肿瘤直径小于 3cm 时可行保守的局部切除或连同部分胃壁做楔形切除。

四、其他较少见的良性肿瘤

（一）神经纤维瘤

胃神经纤维瘤属于神经源性肿瘤，发病率低，临床较为少见，约占胃良性肿瘤的 10%，但恶变率较高。患者多见于中年人，男女性别无明显差异。胃神经纤维瘤大多单发，以胃远端小弯侧多见；也可为全身多发性神经纤维瘤病的一部分。约 10% 的胃神经纤维瘤会发生恶性变。

肿瘤呈圆形、椭圆形或结节状，一般比平滑肌瘤小，有蒂或无蒂，生长较为缓慢。多数位于浆膜下向胃外突出，少数黏膜下生长突向胃腔，可使胃黏膜逐渐变薄，甚至发生溃疡。胃神经纤维瘤患者可表现为呕血或黑便，或类似溃疡病的周期性疼痛，或出现间歇性幽门梗阻临床症状。浆膜下巨大肿瘤压迫胃腔可以引起消化不良及食欲减退等临床症状，有时甚至可在上腹部触及包块，质地中等硬度。部分胃神经纤维瘤患者无任何自觉临床症状。

该病无明显特异性临床症状，手术前常难以确诊。胃神经纤维瘤有恶变倾向，可并发大出血，故一旦明确诊断即应手术治疗。单个带蒂的肿瘤，蒂较细小者可做肿瘤单纯切除，巨大的胃神经纤维瘤或有恶变者，应根据病变的范围做胃大部切除或全胃切除术。

（二）纤维瘤

由纤维结缔组织构成，可发生于胃任何部位，多在黏膜下，为球形或卵形。可带蒂，质硬，其内部可有钙化。应注意与平滑肌瘤（当平滑肌瘤大部分肌纤维被纤维结缔组织代替时）、炎性纤维息肉等相鉴别。

（三）脂肪瘤

脂肪瘤是胃良性间质性肿瘤，发病率低，进展缓慢，恶变极少，预后良好。胃脂肪瘤多见于中年人，男女发病率无显著差异。胃脂肪瘤可发生于胃体和胃窦，以胃窦部多见，好发于胃幽门侧。多为单发，带蒂或无蒂，一般呈分叶状，大小不等。90% 源于黏膜下生长，肿瘤向胃腔突出形成胃内型；10% 于浆膜下生长，向胃外腹腔内突出形成胃外型。少数肿瘤可发生黏膜溃疡，但多数无临床症状。无临床症状的病例可不予处理，但疑有恶性病变则需手术切除。

（四）血管瘤

本病罕见，可分为海绵状血管瘤或毛细血管瘤。多见于胃体及胃窦部，发生于黏膜下层最多，浆膜下次之。大小不一，可呈球形或分叶状，质软，色暗红或紫红。胃镜检查疑及本病时，应禁忌做活组织检查。一旦伴发黏膜溃疡，则引起出血和慢性贫血。

（五）畸胎瘤

胃畸胎瘤是一种罕见的肿瘤，好发于出生3个月内的男婴，在儿童畸胎瘤中不足1%，绝大多数为良性，恶性者较少见。胃畸胎瘤可发生于胃大弯、幽门前庭、胃前壁、胃底部后壁及胃小弯，90%以上的畸胎瘤发生在胃大弯。由多种组织组成，为囊性或实质性，既可向胃内生长，也可向胃外生长。临床主要表现为腹部包块，多位于左上腹，会出现腹胀、呕吐、呕血和（或）黑便、呼吸困难、贫血。在新生儿或婴儿中，上腹包块及上消化道出血为主要临床表现。胃畸胎瘤多为良性，及早手术切除，预后良好。

（韩　捷）

第四节　胃癌

胃癌（gastric cancer）系指源于胃黏膜上皮细胞的恶性肿瘤，主要是胃腺癌。占胃部恶性肿瘤的95%。

一、流行病学

2000年，全世界有88万胃癌新发病例，67万人死亡。近年来我国的胃癌发病率平稳或下降，如上海市区1972年的胃癌发病率男性为62.0/10万，女性为23.9/10万；至2000年，男性为36.8/10万，女性为18.11/10万。但由于人口基数大，胃癌的发病人数仍为数不少。每年约有近20万新发胃癌，占全部恶性肿瘤发病的17.2%，仍居首位。多数国家胃癌病死率下降40%以上。我国除局部地区近年来有下降迹象外，就总体而言，尚无明显的下降趋势，胃癌的病死率仍约占全部肿瘤病死率的1/5。我国胃癌高发区比较集中在辽东半岛、华东沿海以及内陆地区宁夏、甘肃、山西和陕西，南方各省为低发区。

二、分子生物学

有关胃癌的分子生物学研究非常多，尤其集中在胃癌的发生、发展、浸润和转移以及多药耐药等问题中。

（一）癌基因的异常表达

癌基因并非肿瘤所特有的，这类基因广泛存在于生物界中，从酵母到人的细胞里都存在着原癌基因。在正常细胞中癌基因可以有低水平的表达，是细胞生长、分化和信息传递的正常基因。只有在其发生突变或异常表达时，才会导致肿瘤发生。10多年来的研究表明，胃癌的发生涉及ras、c-myc、met、c-erb-2、bcl-2、k-sam等多种癌基因，而且在不同阶段具有不同基因表达的改变，这些癌基因表达的改变影响着胃癌的生物学和临床特点。

（二）抑癌基因的失活

胃黏膜正常上皮转化成癌是一个多步骤的过程，涉及多种癌基因、抑癌基因、生长因子及其受体、细胞黏附分子及DNA修复基因等的异常和积累。而抑癌基因是与癌基因的作用完全相反的一组基因，由于抑癌基因的失活或缺失，正常细胞就向恶性方向发展。因此，可以说肿瘤的形成和发展总是伴随着癌基因的激活和抑癌基因的失活这两种相关但又截然不同的变化。所以对于抑癌基因的研究，对于探索肿瘤的发病机制，寻找预防肿瘤和治疗肿瘤的新措施都具有重要的意义。胃癌是人类常见的肿瘤之一，研究抑癌基因与胃癌的关系已逐渐引起人们的广泛关注。现已发现与胃癌的发生发展有一定关系的抑癌基因有 P53、APC、MCC、DCC、$P21^{WAF1}$、$P16^{INK4A}$ 和 $P15^{INK4B}$ 等。

（三）胃癌相关基因表达的表观遗传修饰异常

表观遗传改变是指在细胞分裂过程中进行的、非基因序列改变所致基因表达水平的变化，如 DNA 甲基化、组蛋白修饰以及染色质重建等，在基因表达调控中起重要作用。DNA 甲基化是研究最多最深入的一种表观遗传机制，不仅在胚胎发育和细胞分化过程中起关键作用，而且在癌变过程中扮演重要角色。DNA 甲基化通常发生在胞嘧啶和鸟嘌呤（CpG）二核苷酸的胞嘧啶残基上，多种基因的启动子区和第一外显子富含 CpG，而 CpG 相对集中的区域称为 CpG 岛，生理情况下，CpG 岛多为非甲基化。DNA 甲基化参与细胞基因表达的调控，并与 DNA 构象的稳定、基因突变或缺失有关。基因组整体低甲基化以及特定区域（如启动子区）过甲基化，都将破坏基因组的正常甲基化模式，从而影响基因正常表达，最终导致癌变发生。

虽然有关癌基因低甲基化的研究开始较早，但近年来有关抑癌基因高甲基化的研究却发展更为迅速。而随着在不同肿瘤中发现更多的沉默基因，已认识到许多基因启动子区的 CpG 岛存在甲基化，且只有一部分是抑癌基因。较为极端的例子就是一个胃癌细胞系拥有 421 个沉默基因，其中大多数不是抑癌基因。

1. 癌基因的低甲基化 DNA 甲基化是维持细胞遗传稳定性的重要因素之一，某些癌基因的甲基化水平降低或模式改变与癌基因的激活及细胞恶变有关。近年来关于癌基因低甲基化的研究相对较少。c－myc 是一个多功能的癌基因，有转录因子活性，可启动细胞增生、抑制细胞分化、调节细胞周期并参与细胞凋亡的调控。我们就胃癌组织中 c－myc 癌基因的甲基化状态进行了分析，结果表明 c－myc 启动子区低甲基化导致该基因过度表达，从而参与胃癌的发生。

2. 抑癌基因的高甲基化 研究表明，CpG 岛甲基化致抑癌基因失活是细胞恶性转化的重要步骤。其机制可能为：①直接干扰特异转录因子和各种启动子识别位点的结合。②甲基化的 DNA 结合转录抑制因子引起基因沉默。③通过影响核小体的位置或与其染色体蛋白质相互作用而改变染色体的结构，介导转录抑制。已经证明胃癌发生和发展中，以下抑癌基因的失活与其启动子区的高甲基化有关：P16 基因、APC 基因、RUNX3 基因、E－cad－herin 基因、hMLH1 基因［导致微卫星不稳定（MSI）］。另外，CpG 岛甲基化表型（CpG island methylator phenotype，CIMP）可能是胃癌发展的早期分子事件之一。

（四）细胞凋亡和胃癌

近年来，随着对胃肠上皮细胞凋亡的深入研究，人们发现细胞凋亡是胃肠道上皮细胞丢失的主要途径。胃肠道上皮细胞凋亡异常，便会导致胃肠疾病的发生。在正常状态下，胃黏膜上皮细胞增生缓慢，凋亡也缓慢，两者保持着动态平衡。胃黏膜上皮细胞的增殖与凋亡之间的动态平衡，维持着胃黏膜的正常生理功能，两者之间的平衡失调在胃癌的发生中起着重要的作用。因此，在研究胃癌的发生与发展时，应综合考虑细胞凋亡与增生这一并存的矛盾。

三、病因与发病机制

胃癌的病因和发病机制远远未明了，但肯定与多种因素相关。

（一）环境因素

不同种族和民族的胃癌发生率病死率明显不同。在夏威夷，来自日本等胃癌高发区的第一代移民与其本土居民相近，但第二代即有明显下降，第三代甚至与当地居民相差无几，说明胃癌的发病与环境因素密切相关，且其中重要的是饮食因素。

1. 亚硝胺致病说 胃癌的发病学说中最经典和最传统的是亚硝胺致病说。研究证实，胃液中亚硝胺前提物质亚硝酸盐的含量与胃癌的患病率明显相关。流行学调查亦提示饮用水中该物质含量高的地区，胃癌发生率显著高于其他地区。天然存在的亚硝基化合物量甚微，腌制的鱼、肉和蔬菜含有大量硝酸盐和亚硝酸盐。但是，在食品加工过程中往往产生的亚硝基化合物，并非人类暴露于亚硝基化合物的主要来源。人类可以在胃内合成内源性亚硝基化合物。当慢性萎缩性胃炎出现胃酸分泌过低时，胃内细菌繁殖，后者加速硝酸盐还原为亚硝酸盐并催化亚硝化反应，生成较多的亚硝基化合物。

2. 多环芳烃化合物　熏鱼、熏肉等食物中含有较严重的包括 3，4 - 苯并芘在内的多环芳烃化合物的污染。过去冰岛居民和我国福建沿海一带有食用熏鱼等习惯，其胃癌发病率较高。

3. 其他饮食相关因素　胃癌与高盐饮食、吸烟、低蛋白饮食和较少进食新鲜蔬菜、水果有关。一些抗氧化维生素和叶酸及茶多酚等摄入较少也与胃癌的发生有一定关系。

（二）感染因素

1. 幽门螺杆菌（Hp）感染　Hp 感染与胃癌发生相关，已经被 WHO 列为 I 类致癌物。然而，Hp 致癌的机制较复杂，主要是该菌在慢性非萎缩性胃炎向萎缩性胃炎伴肠上皮化生的起始阶段，使胃壁细胞泌酸减少，利于胃内细菌繁殖和亚硝基化合物形成。另外，Hp 可释放细胞毒素和各种炎症因子和氧自由基及 NO 等，使 DNA 损伤和基因突变。当然，也有学者认为 Hp 可引起胃黏膜上皮细胞凋亡与增殖失衡。cagA⁺菌属感染可能与胃癌的关系更密切。

2. EB 病毒感染　部分胃癌患者的癌细胞中 EB 病毒感染或在癌旁组织中检出 EB 病毒基因组。

（三）遗传因素

胃癌的发生有一定的家族聚集性。胃癌患者一级亲属中胃癌发生率高于对照 2.9 倍，尤其是女性亲属竟高达 4 倍，弥漫型胃癌具有更明显的家族聚集性，相对危险度为 7.0，而肠型仅为 1.4。

种族差异也提示了遗传因素在胃癌发生中的重要性。如同是生活在美国洛杉矶地区，1972—1977 年期间，日本人、西班牙语系人、黑人、白人和中国人的胃癌死亡率分别为 38.3/10 万、18.1/10 万、16.2/10 万、9.5/10 万和 9.0/10 万。

关于血型与胃癌发生率关系，有研究称 A 型血胃癌危险度高于其他血型 20% ~ 30%。

尽管如此，迄今为止尚未发现遗传与胃癌有关的分子学依据。况且，遗传因素与共同生活环境因素相互交错，难以将上述结果完全归咎于遗传因素。

肠型胃癌多伴萎缩性胃炎和肠上皮化生，发病与环境及饮食等因素关系密切。而弥漫型胃癌发病年龄较轻，女性较多见，癌旁黏膜一般没有萎缩性胃炎和肠上皮化生，或程度很轻，术后预后比肠型差。与环境及饮食因素关系不明显，遗传因素可能起主要作用。

（四）胃癌前变化

即指某些具有恶变倾向的病变，又分为临床概念癌前期状态（precancerous conditions，又称癌前疾病）和病理学概念癌前病变（precancerous lesions）。

1. 胃癌前疾病

（1）慢性萎缩性胃炎（chronic atrophic gastritis，CAG）：正如在慢性胃炎一节中谈到的那样，该病是最重要的胃癌前疾病。肠型胃癌的发病与 CAG 进而发展为伴有肠化和异型增生直至胃癌直接相关。Correa 教授在 1988 年总结了胃癌流行病学研究的结果，提出了胃癌发病和预防模式并在 1992 年对这一模式加以完善。

胃黏膜的慢性炎症和固有腺体的萎缩。由于壁细胞萎缩而导致泌酸量减少，患者常有胃酸低下或缺乏，使胃内硝酸盐还原酶阳性菌的检出率较正常人高 2 倍，促进了胃内亚硝胺类化合物的合成。此外，此类患者的胃排空时间延长，增加了胃黏膜与致癌物质的接触时间。值得注意的是，弥漫型胃癌的发病过程就可能不同于此肠型。从生物学角度上看，这一病变过程也绝非单一方向的循序渐进过程，这取决于致病与拮抗因素的组合以及宿主的易感性。病变可停留在一个阶段甚至逆转，即使出现 DYS 也可在 5 ~ 10 年内不进展到癌。从上看出，一些胃慢性疾患，如 CAG、IM 和 DYS 与胃癌有发病学的联系。

（2）胃溃疡：迄今多数学者认为胃溃疡有一定的癌变可能性。有趣的是，动物实验和临床随访提示溃疡恶变危险性不在于胃溃疡本身而在于溃疡周围的慢性萎缩性胃炎、肠上皮化生和异型增生。文献报道胃溃疡癌变率在 0.4% ~ 3.2%，一般不超过 3.0%。

（3）胃息肉：由病理组织学，胃息肉分为增生性息肉和腺瘤性息肉两类。前者发生在胃黏膜慢性炎症基础上，约占胃良性息肉的 80%，癌变率低，约 1%。部分增生性息肉逐渐长大，可发生局部异型增生（腺瘤性变）而恶变。后者是真性肿瘤，占 10% ~ 25%。根据病理形态，可分为腺瘤性（癌变率约 10%）、绒毛状（乳头状）腺瘤性（癌变率可高达 50% ~70%）和混合型腺瘤性。结合息肉的病理学及形态学表现，一般认为直径大于 2cm、多发性、广基者癌变率高。

（4）残胃：残胃癌是指因良性疾患切除后，于残胃上发生的癌。一般认为残胃癌应是前次良性病变切除术后 5 年以上（有的指 10 年以上）在残胃所发生的原发性癌肿，但也有人将胃恶性肿瘤术后 20 年以上再发生的癌列为残胃癌。残胃癌变的机制尚未完全阐明，目前认为主要与十二指肠液反流、胃内细菌过度生长及 N - 亚硝基化合物作用有关。残胃癌的发病率一般为 0.3% ~10.0%。

（5）巨大胃黏膜肥厚症（Menetrier 病）：是一种罕见病，病理学表现为胃表面和小凹的黏液细胞弥漫增生，以致胃小凹明显伸长和迂曲，使胃黏膜皱襞粗大而隆起呈脑回状。病变主要见于胃体部，也可累及胃窦。临床特征是低胃酸和低蛋白血症。本病癌变率为 10% ~13%。

（6）疣状胃炎（verrucous gastritis, VG）：与胃癌的发生有一定关系。

2. 胃癌前病变　主要系指异型增生（dysplasia），其也称为不典型增生（atypical hyperplasia）或上皮内瘤变（intraepithelial neoplasia），后者是 WHO 国际癌症研究协会推荐使用的术语。病理表现为胃固有腺或化生的肠上皮在不断衰亡和增生过程中所出现的不正常分化和增生。根据胃腺上皮细胞的异型程度和累及范围，可分为轻度和重度。

肠上皮化生（简称肠化生）是指胃固有黏膜上皮包括幽门、胃底和贲门腺出现类似小肠黏膜上皮的现象。肠化生有相对不成熟性，具有向胃黏膜和肠黏膜双向分化的特点。

四、病理组织学

（一）发生部位

胃窦癌发生率较高，其次为贲门癌。近几年贲门癌发生率有增长趋势。

（二）大体形态

1. 早期胃癌　病变仅限于黏膜和黏膜下层者为早期胃癌，其中黏膜层者为黏膜内癌，包括未突破固有膜的原位癌。包括隆起型（息肉型，Ⅰ型）、表浅型（胃炎型，Ⅱ型）和凹陷型（溃疡型，Ⅲ型），其中Ⅱ型又分为Ⅱa（隆起表浅型）、Ⅱb（平坦表浅型）及Ⅱc（凹陷表浅型）三亚型。另外，经常存在上述各型的不同组合。

2. 进展期胃癌　胃癌突破黏膜下层累及肌层者即为进展期胃癌，也称为中晚期胃癌。按照 Borrmann 分类，其可分为以下 4 个类型：

Ⅰ型（息肉样型或蕈伞型）：少见。向胃腔内生长形如菜花样隆起，中央可有糜烂与溃疡，呈息肉状，基底较宽，境界较清楚。

Ⅱ型（溃疡型）：较多见，肿瘤有较大溃疡形成，边缘隆起明显而清楚，向周围浸润不明显。

Ⅲ型（溃疡浸润型）：最多见。中心有较大溃疡，其边缘隆起，部分被浸润破坏，境界不清，癌组织在黏膜下的浸润范围超过肉眼所见的肿瘤边界，较早侵及浆膜或淋巴结转移。

Ⅳ型（弥漫浸润型）：约占 10%。弥漫性浸润生长，边界模糊。因夹杂纤维组织增生，致胃壁增厚而僵硬，又称"皮革胃"。

另外，同时并存 2 种或以上类型者为混合型。

（三）组织病理学

1. 组织学分类　而其中 WHO 分类方法为我国采用。

（1）腺癌：包括乳头状腺癌、管状腺癌（由分化程度分为高分化和中分化两亚类）、低分化腺癌（基本无腺管结构，胞质内含有黏液）。

（2）黏液腺癌：瘤组织含大量细胞外黏液，癌细胞"漂浮"在黏液中。

（3）印戒细胞癌：即黏液癌。

（4）特殊类型癌：包括腺鳞癌、鳞癌和类癌等。

2. Lauren 分型 根据组织结构、生物学行为及流行病等特征，胃癌可大致分为肠型及弥漫型。

肠型胃癌一般具有明显的腺管结构，类似于肠癌结构。产生的黏液与类似于肠型黏液。弥漫型胃癌的癌细胞分化较差，弥漫性生长，缺乏细胞连接，多数低分化腺癌及印戒细胞癌属于此。其实，还有10%~20%的胃癌兼有肠型和弥漫型的特征，难以归入其中的任何一型。

（四）扩散与转移

1. 直接浸润蔓延 胃窦癌主要是通过浆膜下浸润的癌细胞越过幽门环或黏膜下的癌细胞通过淋巴管蔓延侵及十二指肠。贲门癌等近端癌则可直接扩展侵犯食管下端。胃癌也可直接蔓延至网膜、横结肠及肝和胰腺等。

2. 淋巴结转移 70%左右的胃癌转移（尤其是弥漫型胃癌更多）由淋巴结途径进行。癌细胞经过胃黏膜和黏膜下淋巴丛，转移至胃周淋巴结、主动脉旁淋巴结及腹腔动脉旁淋巴结。癌细胞也通过胸导管转移至左锁骨上淋巴结。当然，也有所谓"跳跃式"转移。

3. 血行转移 最容易受累的是肝和肺，另外是胰腺和骨骼及脑等。

（五）临床病理分期

UICC 于 1997 年对胃癌 TNM 分期进行了第五次修改，具体标准如下：

原发肿瘤（T）（肿瘤浸润深度）（2002 修改版）：

T_{is}：限于黏膜层而未累及黏膜固有层。

T_1：浸润至黏膜或黏膜下层。

T_2：浸润至肌层或浆膜下。

T_3：穿透浆膜层，但未累及邻近器官。

T_4：侵及邻近组织、器官。

淋巴结累及情况（N）：

N_0：切除标本中全部淋巴结（须大于等于 15 个）经病理证实无转移

N_1：区域淋巴结转移达 1~6 个。

N_2：区域淋巴结转移达 7~15 个。

N_3：区域淋巴结转移大于等于 16 个。

远处转移状况（M）：

M_0：无远处转移。

M_1：有远处转移，包括胰腺后、肠系膜或腹主动脉旁淋巴结转移。

根据上述的定义，各期的划分如图（图 4-2）。

		M_0				M_1
		N_0	N_1	N_2	N_3	
M_0	T_1	Ⅰa	Ⅰb	Ⅱ	Ⅳ	Ⅳ
	T_2	Ⅰb	Ⅱ	Ⅲa	Ⅳ	Ⅳ
	T_3	Ⅱ	Ⅲa	Ⅲb	Ⅳ	Ⅳ
	T_4	Ⅲa	Ⅳ	Ⅳ	Ⅳ	Ⅳ
M_1		Ⅳ	Ⅳ	Ⅳ	Ⅳ	Ⅳ

图 4-2 TMN 分期（1997）

五、临床表现

（一）症状

胃癌的早期多无症状或无特异性症状。甚至发展至一定时期，则出现的症状亦无特征性，包括上腹不适、嗳气、吞酸等。

进展期胃癌可出现如下症状：

1. 上腹疼痛　最常见，但因无特异性也常常被忽视。疼痛性质可有隐痛、钝痛。多与饮食关系不定，有的可有类似消化性溃疡症状，应用抗酸或抑酸治疗有效。当肿瘤发生转移时（尤其是侵及胰腺时），则有后背等放射痛无关。肿瘤穿孔时，则可出现剧烈腹痛等急腹症症状。应当注意，老年人感觉迟钝，不一定出现腹痛而往往以腹胀为主。

2. 食欲缺乏、消瘦及乏力　尽管是非特异症状，但出现率较高且呈进行性加重趋势。可伴有发热、贫血和水肿等全身症状。晚期可出现恶病质。

3. 恶心与呕吐　在较早期即可出现，以餐后饱胀及恶心为主。中晚期则可因肿瘤致梗阻或胃功能紊乱所致。对于贲门癌，则可较早进食时梗阻感乃至进展成吞咽困难和食物反流，或者有反复打嗝和呃逆。胃远端癌引起的幽门梗阻时可致呕吐腐败臭气味的隔夜宿食。

4. 出血和黑便　早癌者约20%有出血或黑粪等上消化道出血征象，中晚期者则比例更高。可仅仅是大便隐血阳性，也可有较大量呕血及黑粪。老年患者有时甚至出现无明显其他症状的黑粪。

5. 肿瘤转移致症状　包括腹腔积液、肝大、黄疸及其他脏器转移的相应症状。临床上有时遇到首发症状为转移灶的症状，如卵巢肿块、脐部肿块等。

（二）体征

早期胃癌常无明显体征，中晚期者可出现上腹深压痛，或伴轻度肌抵抗感。上腹部肿块约出现在1/3进展期胃癌患者，多质地较硬和不规则及压痛。另外，可出现一些肿瘤转移后体征，如肝大、黄疸、腹腔积液、左锁骨上等处淋巴结肿大。其他当有胃癌伴癌综合征时，可有血栓性静脉炎和皮肌炎及黑棘皮病等相应体征。

（三）并发症

胃癌的主要并发症包括出血、穿孔、梗阻、胃肠癌瘘管和周围脓肿及粘连。

（四）伴癌综合征

某些胃癌可分泌激素和具有一定生理功能的物质，而引起一系列临床表现，此即伴癌综合征。表现为皮肤改变、神经综合征和血栓－栓塞、类白血病表现、类癌综合征。

六、辅助检查

（一）内镜检查

内镜结合病理是最重要的辅助检查。

1. 早期胃癌　癌组织浸润深度限于黏膜层或黏膜下层，且无论淋巴结转移与否，也不论癌灶表面积大小。对于癌灶面积为 5.1~1.0mm² 者为小胃癌（small gastric carcinoma，SGC），而小于 5mm² 者为微小胃癌（micro gastric carcinoma，MGC）。原位癌系指癌灶仅限于腺管内，未突破腺管基底膜者。如内镜活检证实为胃癌无误，但手术切除病理连续切片未发现癌者称为"一点癌"。

Ⅰ型即隆起型（protruded type），表现为局部黏膜隆起呈息肉状，可有蒂或广基，表面粗糙或伴糜烂。

Ⅱ型即表浅型（superficial type），界限不明，可略隆起或略凹陷，表面粗糙。可分为3亚型：Ⅱa型（浅表隆起型），表面不规则，凹凸不平，伴有出血、糜烂、附有白苔、色泽红或苍白。易与某些局灶性异型增生混淆。Ⅱb型（浅表平坦型），病灶既无隆起亦无凹陷，仅见黏膜色泽不一或欠光泽，粗糙不平，境界不明。有时与局灶性萎缩或溃疡瘢痕鉴别困难。Ⅱc型（浅表凹陷型），最常见。黏膜凹陷糜烂，底部细小颗粒，附白苔或发红，可有岛状黏膜残存，边缘不规则。

Ⅲ型即凹陷型（excavated type），病灶明显凹陷或有溃疡，底部可见坏死组织之白苔或污秽苔，间或伴有细小颗粒或小结节，有岛状黏膜残存，易出血。

混合型即以上两种形态共存一个癌灶中者。

2. 进展期胃癌　癌组织已侵入胃壁肌层、浆膜层或浆膜外，不论癌灶大小或有无转移均称为进展期胃癌。内镜下分型多沿用 Borrmann 分类方法。

隆起为主病变较大，不规则可呈菜花或菊花状，表面可有溃疡和出血。凹陷主的病变则以肿块中间溃疡为突出表现，基地粗糙和渗出与坏死。边缘可呈结节样不规则。

（二）病理组织学检查

活组织检查对于胃癌尤其是早期胃癌的诊断至关重要，其确诊率高达 90% ~ 95%。注意取材部位是凹陷病变边缘的内侧四周以及凹陷的基底，隆起病变应在顶部与基底部取材。

（三）影像学检查

1. X 线检查

（1）早期胃癌：气钡双重对比造影可发现小充盈缺损，提示隆起型早期胃癌可能，其特点是表面不规整、基底部宽。而对于浅表型者，可发现颗粒状增生或部分见小片钡剂积聚胃壁可较僵硬。凹陷型者可见浅龛影，底部毛糙不平。

（2）进行期胃癌。

①Borrmann I 型：充盈缺损为主，薄层对比法可观察隆起灶基底部的形态和估计隆起的高度方面有较大的作用。

②Borrmann II 型：当癌肿较小时，癌性溃疡与环堤都相对较为规则。随着癌肿的生长，环堤增宽，溃疡加深，环堤的内缘呈结节状，龛影的形态变得不规则，形成了所谓的"指压迹"和"裂隙征"。溃疡底多呈不规则的结节状，凹凸不平。环堤的外缘多清晰锐利，与周围胃壁分界清楚。

③Borrmann III 型：本型充盈像为主要表现。胃腔狭窄、胃角变形、边缘异常和小弯缩短。胃窦部者显示胃窦僵硬、胃腔狭窄；位于胃体小弯者则表现为大弯侧的切迹、B 字形胃或砂钟胃等；位于贲门部的癌，除贲门狭窄变形外，还可表现为胃底穹窿部的缩窄。当癌肿累及胃角部时，可出现胃角的轻度变形、胃角开大甚或胃角消失，常伴有胃壁边缘的不光滑或充盈缺损。小弯与大弯胃壁边缘的异常，可由癌肿直接侵袭或间接牵拉所致，主要表现为胃壁的僵直、边缘不光滑以及充盈缺损。

④Borrmann IV 型：胃腔狭窄，胃壁僵硬可呈直线状、阶梯状或不规则状，蠕动消失、黏膜异常。

2. CT 诊断

（1）胃癌的基本征象：主要表现为胃壁增厚（可为局限性或弥漫性）、腔内肿块［可为孤立隆起、溃疡（胃癌形成腔内溃疡）、环堤（外缘可锐利或不清楚）］和胃腔狭窄。

（2）胃癌的转移征象：观察胃癌腹腔或肺部转移是 CT 的主要作用之一，可分析淋巴结大小、形态，也可研究浆膜及邻近器官受侵情况。

3. 磁共振成像检查　部分作用类似 CT。

4. 实验室检查　常规检查可表现为缺铁性贫血和粪便隐血阳性甚至伴肝转移时可出现肝功能异常。一些肿瘤标志物包括 CEA、CA19 - 9、CA72 - 4、CA125、CA50、AFP、组织多肽抗原（tissue polypeptide antigen，TPA）及涎酸化 Tn 抗原（sialyl Tn antigen，STn）等检查可能对于病情进展、复发监测和预后评估有一定帮助，但它们的灵敏度和特异性均有待于提高。

七、诊断

主要是如何早期诊断。

（一）普查与高危人群的筛查

日本自 1968 年起在胃癌高发地区开展气钡双重造影和胃镜检查筛查胃癌，能检出早期胃癌病例，对早期胃癌行手术或内镜黏膜切除术（endoscopic mucosal resection，EMR），是早期胃癌的首选治疗方法，尤其是 EMR 术后患者恢复迅速。在日本，早期胃癌占胃癌的 40% ~ 50%，大大改观了胃癌患者的预后。但日本的普查经验很难在其他国家推广。我国曾有在胃癌高发地区应用吞服隐血珠做隐血试验的方法，阳性者进一步以胃镜筛查胃癌。此外，亦有应用问卷计分进行胃癌筛查，计分高者做胃镜检查。上述方法均可检出早期胃癌患者。近来还有取胃液做荧光光谱分析以鉴别良恶性病变。

目前对早期胃癌的诊断仍依靠内镜和组织病理学检查。要提高早期胃癌的诊断率，还需对癌前状态，如胃腺瘤、胃溃疡、残胃、萎缩性胃炎和肠化生等进行定期随访和胃镜检查。对中、重度异型增生病变者，更应密切观察，以免遗漏胃癌的诊断。对有胃癌家族史者，亦应警惕胃癌的发病。现已证实有胃癌家族史和幽门螺杆菌阳性者，如伴有白细胞介素－1（IL－1）基因变异和低胃酸分泌，则为胃癌易感者，应定期做检查和随访。

（二）特殊内镜检查在早期胃癌诊断中的应用

近年来，内镜技术进展较快，弥补了传统内镜检查的一些不足，提高了早期胃癌的检出率。除放大内镜外，还有色素内镜、荧光光谱成像内镜和超声内镜等。

1. 放大内镜（magnifying endoscopy）　放大内镜能使消化道黏膜图像放大 80 倍以上，主要用于观察黏膜腺管开口或小凹和绒毛的改变；与组织学对比，胃黏膜粗糙、不规整见于隆起型早期胃癌，凹陷型早期胃癌的小凹更细，黏膜微细结构破坏或消失，可出现异常毛细血管。与常规内镜检查相比，放大内镜对小胃癌的诊断率明显为高，敏感性和特异性分别为 96.0% 和 95.5%。

2. 色素内镜（chromoscopy）　20 世纪 80 年代以来，色素内镜用以诊断浅表型或胃炎样早期胃癌（Ⅱb 型）颇有成效，而常规内镜检查对此常难以确诊。应用 0.1% 靛胭脂喷洒于疑似病变处，可清晰显示黏膜是否不规整，83% 的胃炎样Ⅱb 型早期胃癌可赖以做出诊断。

3. 荧光光谱成像内镜（fluorescence endoscopy）　近年来，蓝光诱发荧光内镜在胃肠道早期恶性肿瘤和癌前病变的诊断中取得了较高的诊断率。蓝光、紫光或紫外光照射胃肠道黏膜，能激发组织产生较激发光波长更长的荧光，即自体荧光。正常组织的荧光波长与癌肿的荧光波长有所不同，在内镜图像中以假彩色显示自体荧光，可鉴别正常组织、癌肿或异型增生（如红色或暗红色提示癌肿，蓝色提示良性病灶）。荧光光谱成像内镜对早期胃癌的诊断具有重要价值。

4. 超声内镜（endoscopic ultrasonography，EUS）　超声内镜可分辨胃壁的 5 层结构及其与肿瘤的关系，从客观图像上判断胃癌的浸润深度，发现胃周淋巴结肿大和周围重要脏器受侵情况。超声内镜能清晰显示各层胃壁，有利于早期胃癌的诊断。

此外，还有其他特殊内镜检查有助于胃癌的诊断，如共聚焦内镜（confocal endoscopy）、反射与散射分光内镜（reflectance and light－scattering spectroscopy）、三维分光镜（trinodal spectroscopy）、红外分光镜（infrared spectrometry）和窄带内镜（narrow band imaging，NBI）等，现仍处于临床应用的初步阶段或实验研究阶段。鉴于其有一定的技术要求和费用较昂贵，恐难以很快地在我国临床普及应用。

（三）组织病理学

一些被日本病理学家认为是癌症的黏膜内新生物，在西方国家却被诊断为异型增生。在欧美国家，部分异型增生甚至分化良好的腺瘤被归类为炎症和再生变化。而实际上随访研究证实，75% 的重度异型增生可在 8 个月内演变为癌症。东西方国家对胃黏膜病变病理学分级标准的差异，部分决定了其对早期胃癌的判断和诊断，同时影响早期治疗。正确地使用 Vienna 胃肠道上皮性肿瘤分类标准，将有助于减少东西方国家对异型增生和早期胃癌定义的差异。

（四）分子生物学研究

胃癌发生早期的某些分子学事件具有重要意义，如一些生长因子及其受体相关的癌基因的活化或突变（c－myc、c－met、k－sam 和 cox－2 过表达）、抑癌基因的失活（如 P53 突变，P16^{INK4A}、DAP 激酶、THBS1、hMLH1 和 Runx3 以及 VHL 启动子区的高甲基化）、端粒酶的活化和微卫星不稳定等，但多数均缺乏器官特异性。来自日本的报道认为血清可溶性 IL－2R 水平升高提示早期胃癌患者有淋巴结转移的可能。新近 cDNA 和组织芯片的结合，分别针对肠型和弥漫型胃癌揭示了部分新的分子生物学标志物，但未能分析早期胃癌或癌前病变的相应变化。寻找到血清胃癌生物标志物将有助于早期胃癌的诊断，这是今后肿瘤学家肩负的科研重任。

八、鉴别诊断

不同分型的胃癌分别须与胃溃疡、胃息肉及胃的其他恶性肿瘤（淋巴瘤等）、良性肿瘤甚至炎症伴糜烂等相鉴别。这些主要靠胃镜和病理组织学。对于胃癌晚期出现其他脏器转移者，则要与该器官其他疾病鉴别。当出现腹腔积液时，则要与常见的肝硬化腹腔积液等鉴别。

内镜下发现广基息肉小于 0.5cm、亚蒂息肉小于 1.0cm 和有蒂息肉小于 2cm 者良性情况多见。注意，某些良性溃疡在强力 PPI 治疗后可能有愈合情况，故一定要反复多次在溃疡边缘或基底部活检较为妥当。

九、治疗

（一）外科治疗

外科手术是治疗胃癌的主要手段。根据肿瘤是否转移、患者自身体质情况决定手术方式。但无论是根治术还是姑息手术，总的手术原则是尽量切除肿瘤组织和解除肿瘤造成的梗阻症状等。

（二）非手术治疗

1. 化学疗法　包括外科手术前的新辅助化疗以缩小原发灶增加根治切除的可能性；术后辅助化疗用于清除隐匿性转移灶以防止复发；对于肿瘤已经播散不能手术者，则由此控制症状延长生存期。另外，腹腔内化疗（IP）效果不能确定，而腹腔内温热灌注化疗（IHCP）对病期较晚已切除的胃癌，可能有提高疗效作用。

有效的化疗药物包括丝裂霉素（MMC）、氟尿嘧啶（FU）、多柔比星（ADM）、表柔比星（Epi-ADM）、顺铂（CDDP）、依托泊苷（VP-16）等为主。近几年，紫杉醇类、草酸铂、羟喜树碱及口服 FU 衍生物替加氟（FT207）、优氟啶（UFD）和去氧氟尿苷（氟铁龙，5′-DFUR）的问世为化疗药行列增加了新的生力军。另外，亚叶酸钙（calcium folinate，CF）又称甲酰四氢叶酸钙（leucovorin calcium，LV），是叶酸在体内的活化形式，为四氢叶酸的甲酰衍生物，具有对抗叶酸拮抗药（如甲氨蝶呤、乙胺嘧啶和甲氧苄氨嘧啶等药）毒性的作用，并可增加 FU 疗效，常常与 FU 配伍应用。

各种常用的胃癌化疗方案很多，两药以上联合的有效率可高于 30%，而三联方案甚至高达 40%。常用的化疗方案包括以下几种：

（1）LV/UFT 方案：UFT 360mg/（$m^2 \cdot d$），分 3 次口服；LV 25mg/（$m^2 \cdot d$），分 3 次与 UFT 同服。服 21d，休 7d，为 1 个疗程。新一代 TS-1 单药优于 UFT，尚未进入国内。

（2）LV/FP 方案：LV 20mg/m^2，静脉注射，第 1~5d；5-FU 1000mg/m^2，静脉注射，12h，第 1~5d；CDDP 20mg/m^2，静脉注射，第 1~5d。

（3）FAM 方案：FU 600mg/m^2，静脉注射，第 1、8、29、36d；ADM 30mg/m^2，静脉注射，第 1d、29d；MMC 10mg/m^2，静脉注射，第 1d。6 周 1 个疗程，重复使用。

（4）EAP 方案：VP-16 120mg/m^2，静脉注射，第 4~6d；ADM 20mg/m^2，静脉注射，第 1、7d；CDDP 40mg/m^2，静脉注射，第 2d、8d。每 4 周重复，3 周期为 1 个疗程。

（5）ELF 方案：LV 200mg/m^2，静脉注射，10min，第 1~3d；FU 500mg/m^2，静脉注射，10min，第 1~3d；VP-16 120mg/m^2，静脉注射，50min，第 1~3d。4 周 1 次。

多数化疗药物有各种不良反应，包括消化道反应、心血管和造血系统及肝肾功能影响、脱发和皮肤反应等。应采取相应及时检测。另外，除全身用药外，通过血管介入给药可能有更佳疗效和更小的不良反应。

2. 内镜下治疗　胃镜下手术切除早期癌，包括胃黏膜切除术、黏膜下剥离术、激光治疗、光动力治疗、微波治疗、局部注药治疗。

（1）黏膜切除术（EMR）：不超过 2cm 的黏膜内癌可用 EMR 治疗。但在临床实践中胃癌内镜下黏膜切除术存在诸如术前如何区别黏膜内或黏膜下癌、原发病灶切除不完全、淋巴结内残余病灶以及尚缺乏长期随访资料。

（2）黏膜下剥离术（ESD）：是在 EMR 基础上发展而来的新技术，完全切除的标本应每个切片边缘均未见癌细胞；任何一个切片的长度应大于相邻切片中癌肿的长度；癌灶边缘距切除标本断端的水平方向距离：在高分化管状腺癌应大于 1.4mm，中分化管状腺癌则应大于 2.0mm。

（3）Nd：YAG 激光：主要适应证为早期癌直径小于 2cm，局限于黏膜层的边缘清晰的隆起型；另外，局部进展期胃癌及胃 – 食管连接部癌发生梗阻者，可以此缓解梗阻狭窄等，改善症状。

（4）光动力治疗：最普遍使用的光敏剂是 HpD（血卟啉衍生物），早期癌是最佳治疗对象，治疗局部进展期胃癌只要光可以照到的范围内均有治疗作用。

（5）微波凝固治疗：早期可达到根治效果，晚期为姑息治疗。本法操作简便，发生并发症少，较为安全。

3. 放射治疗　总之效果欠佳。未分化癌、低分化癌、管状腺癌、乳头状腺癌均对放疗有一定的敏感性；如癌灶小而浅在，无溃疡者可能效果最好。

4. 生物治疗　通过生物制剂的直接作用或调节机体的免疫系统，包括免疫刺激药的应用、肿瘤疫苗、过继性免疫治疗、细胞因子治疗和以抗体为基础的靶向治疗及其基因治疗等。有一定前景，但目前尚缺乏循证医学的依据。

5. 其他治疗　胃癌的治疗还包括中医中药治疗、营养支持治疗和对证处理等。

十、并发症的诊断、治疗和预防

主要是出血、梗阻及转移。依靠病史、体检和大便隐血试验和腹部平片等影像检查可诊断。

出血治疗包括内镜下止血、应用补液止血和支持治疗。当系器质性梗阻，必要时可考虑姑息手术治疗。

十一、预后

未经治疗的进展期胃癌，自出现症状后的平均生存期约 1 年，90% 的患者在 1 年内死亡。国内胃癌根治术后的 5 年生存率一般在 20%~30%。而早期胃癌中黏膜内癌的 5 年生存率为 96.4%，10 年生存率 94.2%，黏膜下癌的 5 年生存率 93.9%，10 年生存率为 87.8%。早期胃癌的平均 5 年生存率为 95.2%，10 年生存率为 90.9%。

影响胃癌预后的因素中，60 岁以上的胃癌患者预后也较好，青年患者则因未分化癌多而预后也较差。多因素分析证明，肿瘤的浸润深度（RR：4.76）对胃癌的预后影响最大，其次为淋巴结转移（RR：4.39），后依次为远处转移（RR：2.33）、淋巴清除（RR：2.06）、年龄（RR：1.94）及癌的组织类型（RR：1.55）与肿瘤的大小（RR：1.40）。

（张　苗）

第五章

小肠疾病

第一节　小肠吸收不良综合征

吸收不良综合征（malabsorption syndrome）是指一种由各种原因所致的小肠营养物质消化和（或）吸收功能障碍所引起的临床综合征。包括对脂肪、蛋白质、糖类、维生素、矿物质及其他微量元素的吸收不足，以脂肪吸收障碍表现明显，各种营养物质缺乏可单一或合并存在。临床表现为腹泻、腹胀、体重减轻、贫血、皮肤色素沉着、关节痛等。

一、Whipple 病

Whipple 病又称肠源性脂肪代谢障碍综合征（intestinal lipodystrophy），是一种由 T. Whipple 杆菌引起的少见的吸收不良综合征。该病特点为在小肠黏膜和肠系膜淋巴结内有含糖蛋白的巨噬细胞浸润，临床表现为腹痛、腹泻、咳嗽、贫血、体重减轻等消化吸收不良综合征。病变可累及全身各脏器。若无有效治疗，患者可死于继发的严重的营养不良。

（一）流行病学

Whipple 于 1907 年首次报道本病，本病极其少见，至今全世界报告仅有 2000 余例，我国自 1990 年首例报道以来，到目前为止仅报道了 2 例。多见于 30～60 岁男子，多为农民或与农产品贸易有关的商人。尚无人与人之间传播的证据。

（二）病因和发病机制

发病机制尚不清楚。现已明确本病与感染有关，病原体为 Whipple 杆菌，约 $2.0\mu m$ 宽，$1.5～2.5\mu m$ 长，具有革兰阳性细菌的特征。病原体经口侵入，通过淋巴系统进入小肠固有层内繁殖，进而侵犯小肠绒毛及毛细血管，并可侵犯全身各个脏器。经长期抗生素治疗后，患者可得以恢复，细菌亦逐渐消失。

Whipple 杆菌侵入人体组织后可导致大量的巨噬细胞集聚，产生临床症状。Whipple 病患者存在持续或暂时性的免疫缺陷，提示可能与免疫反应有关。

（三）临床表现

本病症状无特异性，诊断较困难。多数患者表现为胃肠道症状，以普遍性吸收不良为突出表现，典型症状为腹泻，每日 5～10 次，水样便、量多、色浅，逐渐出现脂肪泻，伴腹痛、腹胀、食欲下降，可引起体重减轻。少数患者出现消化道出血。肠道外症状最常见的是长期的多发的反复发作的关节炎和发热，可先于典型胃肠症状数年发生。还可表现为慢性咳嗽、胸痛、充血性心力衰竭、淋巴结肿大、皮肤色素沉着等，累及中枢神经系统，可出现神经精神症状。

体征主要取决于受累及的器官，腹部可有轻度压痛，可有消瘦、皮肤色素沉着、舌炎、口角炎、杵状指（趾）、肢体感觉异常、共济失调、淋巴结肿大等。

（四）实验室检查及特殊检查

（1）实验室检查：主要与严重的小肠吸收不良有关，如贫血、血沉增快、电解质紊乱、凝血酶原时间延长等。木糖吸收试验提示小肠吸收功能减损，脂肪平衡试验提示脂肪吸收不良。

（2）影像学检查：超声、CT、MRI 及小肠气钡对比造影可见肠黏膜皱襞增厚。中枢神经系统受累时，CT 及 MRI 可见占位性稀疏区。肺部受累时，胸片可显示肺纤维化、纵隔及肺门淋巴结肿大及胸腔积液等。关节检查多无明显异常。

（3）活组织检查：小肠活组织检查是 Whipple 病确诊的最可靠依据。小肠黏膜或其他受侵犯部位活组织检查出现 PAS 染色阳性的巨噬细胞浸润，电镜证实有由 Whipple 杆菌组成的镰状颗粒的存在即可确诊。

（五）诊断和鉴别诊断

本病症状缺乏特异性。活检发现含有糖蛋白的泡沫状巨噬细胞，PAS 染色阳性，便可确立诊断。

Whipple 病与肠道淋巴瘤、麦胶等引起的肠道疾病鉴别不难。临床上主要与下列疾病相鉴别：

（1）风湿系统疾病：Whipple 病在胃肠道症状出现之前即可有关节症状存在，但多无关节变形，血清学检查阴性，抗生素治疗可能有效，有助于鉴别。

（2）获得性免疫缺陷综合征（AIDS）：伴发鸟型分枝杆菌感染的 AIDS 临床表现与本病相似，Whipple 杆菌抗酸染色阴性是最基本的鉴别方法。

（3）其他疾病：如不明原因的发热、巨球蛋白血症和播散性组织胞质菌病等。

（六）治疗

（1）一般治疗：加强营养，增强体质，注意营养物质、维生素及矿物质的补充，纠正营养不良和电解质紊乱，必要时可施行全胃肠外营养。

（2）药物治疗：有效的抗生素治疗可挽救患者生命并迅速改善症状。多种抗革兰阳性细菌的抗生素都有疗效，如氯霉素、四环素、青霉素、氨苄西林、柳氮磺氨吡啶等。

目前尚无研究表明什么治疗方案及治疗疗程最好。有一推荐的治疗方案：肌内注射普鲁卡因、青霉素 G 120 万 IV 及链霉素 1.0g，每日 1 次，共 10~14d；继之口服四环素 0.25g，每日 4 次，共 10~12 个月。可显著改善临床症状，降低复发率。

中枢神经系统病变首次治疗宜选用可通过血-脑屏障的药物，且疗程应达到 1 年。有研究发现，脑脊液缺乏溶菌素和调理素活性，可应用抗菌活性高的第 3 代头孢菌素及喹诺酮类药物清除脑组织中的残存活菌。利福平也可取得满意疗效。

抗生素长期应用不良反应较多，合理的疗程设计非常重要。一般来说，临床症状完全消失，病原菌被彻底清除，即可停药。

（七）其他治疗

伴严重腹泻时，可适当给予止泻药，但减少肠蠕动的止泻药慎用。肾上腺皮质激素仅用于伴发肾上腺皮质功能减退和重症患者。

二、麦胶肠病

麦胶肠病（gluten-induced enteropathy），是由于肠道对麸质不能耐受所致的慢性吸收不良性疾病，又称乳糜泻、非热带脂肪泻。通常以多种营养物质的吸收减损、小肠绒毛萎缩及在食物中除去麸质即有临床和组织学上的改善为特征。

（一）流行病学

麦胶肠病在国外人群发病率为 0.03%，主要集中在北美、欧洲、澳大利亚等地，各地发病率存在差异。男女比为 1：（1.3~2.0），任何年龄皆可发病，儿童与青少年多见。在我国本病少见。

（二）病因和发病机制

本病与进食面食有关，目前已有大量研究表明麦胶（俗称面筋）可能是本病的致病因素。麦胶可被乙醇分解为麦胶蛋白，后者在致病过程中起主要作用。麦胶蛋白的发病机制尚不清楚，目前存在以下几种学说：

（1）遗传学说：本病有遗传倾向，在亲属中发病率远远高于一般人群，孪生兄弟的发病率为16%，一卵双生达75%，提示可能与遗传有关。

（2）酶缺乏学说：正常小肠黏膜细胞中有一种多肽水解酶，可将麦胶蛋白分解成更小分子而失去毒性。而在活动性麦胶肠病患者的小肠黏膜细胞，因此酶数量减少或活性不足，不能完全分解麦胶蛋白而致病，但经治疗病情稳定后此酶即恢复正常，故两者之间的因果关系尚有待进一步研究。

（3）免疫学说：本病的免疫病理研究发现，患者小肠黏膜层上皮淋巴细胞增多，主要是 CD_8 淋巴细胞，这些细胞可分泌细胞毒素损伤黏膜，使绒毛丧失和隐窝细胞增生。此外，在患者的肠腔分泌物、血浆及粪便中可查出抗麦胶蛋白的 IgA、IgG 抗体增多，近来又有人检出抗网状纤维、抗肌内膜的 IgA 抗体。研究发现，患者在禁食麦胶食物一段时间后，再进食麦胶时，血中溶血补体及 C_3 明显下降，并可测出免疫复合物。

（三）临床表现

本病的临床表现差异很大，常见的症状和体征如下：

（1）腹泻、腹痛：大多数患者表现为腹泻，典型者为脂肪泻，粪便呈油脂状或泡沫样、色淡，常有恶臭。每日从数次到10余次不等。腹泻可引起生长迟缓、身材矮小、疱疹样皮炎或复发性溃疡性口炎。很多成人患者是以贫血、骨质疏松、水肿、感觉异常等症状出现，并没有典型的消化道表现，常被漏诊。

（2）乏力、消瘦：几乎所有的患者都存在不同程度的体重减轻、乏力、倦怠，严重者可发生恶病质。主要与脂肪、蛋白质等营养物质吸收障碍及电解质紊乱有关。

（3）电解质紊乱与维生素缺乏：其症候群主要表现为舌炎、口角炎、脚气病、角膜干燥、夜盲症、出血倾向、感觉异常、骨质疏松、骨痛、贫血等。

（4）浮肿、发热及夜尿：浮肿主要由严重低蛋白血症发展而来。发热多因继发感染所致。活动期可有夜尿量增多。还可有抑郁、周围神经炎、不育症、自发流产等征象。

（四）体征

腹部可有轻度压痛。还可出现面色苍白、体重下降、杵状指（趾）、水肿、皮肤色素沉着、口角炎、湿疹、贫血及毛发稀少、颜色改变等。

（五）实验室检查及特殊检查

（1）实验室检查：可有贫血、低蛋白血症、低钙血症及维生素缺乏。粪便中可见大量脂肪滴。血清中补体 C_3、C_4 降低，IgA 可正常、升高或减少。抗麦胶蛋白抗体、抗肌内膜抗体可阳性，麦胶白细胞移动抑制试验阳性。

（2）D–木糖吸收试验：本试验可测定小肠的吸收功能，阳性者反映小肠吸收不良。

（3）胃肠钡餐检查：肠腔弥漫性扩张；皱襞肿胀或消失，呈"腊管征"；肠曲分节呈雪花样分布现象；钡剂通过小肠时间延缓等可提示诊断。此检查尚有助于除外其他胃肠道器质性病变引起的继发性吸收不良。

（4）小肠黏膜活组织检查：典型改变为小肠绒毛变短、增粗、倒伏或消失，腺窝增生，上皮内可见淋巴细胞增多及固有层内浆细胞、淋巴细胞浸润。

（六）诊断

根据长期腹泻、体重下降、贫血等营养不良表现，结合实验室检查、胃肠钡餐检查、小肠黏膜活检可做出初步诊断，而后再经治疗性试验说明与麦胶有关，排除其他吸收不良性疾病，方可做出明确诊断。

（七）鉴别诊断

（1）弥漫性小肠淋巴瘤：本病可有腹泻、腹痛、体重减轻等表现，是由于淋巴回流受阻引起的吸收障碍。如同时伴淋巴组织病，应怀疑本病可能，进一步行胃肠钡餐检查及小肠活检，必要时剖腹探查可明确诊断。

（2）Whipple 病：由 Whipple 杆菌引起的吸收不良综合征，抗生素治疗有效，小肠活组织检查有助于鉴别。

（3）小肠细菌过度生长：多发生于老年人、慢性胰腺炎及有腹部手术史的患者，抗生素治疗可改善症状，小肠 X 线摄片及小肠活检可资鉴别。

（八）治疗

（1）一般治疗：去除病因是关键，避免各种含麦胶的饮食，如大麦、小麦、黑麦、燕麦等。多在 3～6 周症状可改善，维持半年到 1 年。

（2）药物治疗：对于危重患者或对饮食疗法反应欠佳及不能耐受无麦胶饮食者可应用肾上腺皮质激素治疗，改善小肠吸收功能，缓解临床症状。

（3）其他治疗：给予高营养、高热量、富含维生素及易消化饮食。纠正水电解质紊乱，必要时可输注人体清蛋白或输血。

（九）预后

本病经严格饮食治疗后，症状改善明显，预后良好。

三、热带脂肪泻

热带脂肪泻（tropical sprue），又称热带口炎性腹泻，好发于热带地区，以小肠黏膜的结构和功能改变为特征，是小肠的炎症性病变。临床上表现为腹泻及维生素 B_{12} 等多种营养物质缺乏。

（一）流行病学

本病主要好发于热带居民及热带旅游者，南美、印度及东南亚各国尤多。任何年龄均可患病，无明显性别差异，成人多见。

（二）病因和发病机制

病因尚未完全明确，本病具有地区性、流行性、季节性及抗生素治疗有效的特点。现多认为与细菌、病毒或寄生虫感染有关，但粪便、小肠内容物及肠黏膜中均未发现病原体。尚有人认为是大肠杆菌易位所致。

（三）临床表现

本病常见症状为腹泻、舌痛、体重减轻三联征。可出现吸收不良综合征的所有表现，经过 3 个临床演变期：初期为腹泻吸收不良期，出现腹泻、乏力、腹痛及体重下降，脂肪泻常见；中期为营养缺乏期，表现为舌炎、口角炎、唇裂等；晚期为贫血期，巨幼红细胞贫血多见，其他期临床表现加重。以上三期演变需 2～4 年。

（四）实验室检查及特殊检查

右旋木糖吸收试验尿排出量减少可见于 90% 以上的病例。24h 粪脂测定异常，维生素 B_{12}、维生素 A 吸收试验亦不正常，经抗生素治疗后，可恢复正常。清蛋白、葡萄糖、氨基酸、钙、铁、叶酸吸收均减低。

胃肠钡餐透视早期可出现空肠结构异常，渐累及整个小肠，表现为吸收不良的非特异性改变。小肠黏膜活检及组织学可见腺窝伸长，绒毛变宽、缩短，腺窝细胞核肥大，上皮细胞呈方形或扁平状，固有层可见淋巴细胞、浆细胞等慢性炎细胞浸润。

（五）诊断和鉴别诊断

依据热带地区居住史、临床表现，结合实验室检查及小肠活组织检查异常，可做出热带脂肪泻诊断。需与下列疾病鉴别：

（1）麦胶肠病：二者临床表现相似，但麦胶饮食、地区历史及对广谱抗生素的治疗反应不同，麦胶肠病最关键的是饮食治疗，有助于鉴别。

（2）炎症性肠病：溃疡性结肠炎及克罗恩病亦可有营养物质吸收障碍，但其各有特征性 X 线表现。

（3）肠道寄生虫病：如肠阿米巴病、贾第虫病等，大便虫卵检查及相关寄生虫检查可以鉴别，另外，也可给予米帕林或甲硝唑进行试验性治疗或叶酸、维生素 B_{12} 及四环素口服，可资鉴别。

（4）维生素 B_{12} 缺乏：此病也可引起空肠黏膜异常，贫血纠正后吸收功能可恢复。

（六）治疗

（1）一般治疗：对症治疗为主，给予富含营养的饮食，辅以补液，纠正水电解质平衡失调，必要时可行胃肠外营养。腹泻次数过多，可应用止泻药。

（2）药物治疗：维生素 B_{12} 及叶酸治疗需达 1 年，同时服用广谱抗生素疗效较好，可使病情明显缓解。如四环素 250~500mg，4 次/d，持续 1 个月，维持量为 250~500mg，3 次/d，持续 5 个月。磺胺药同样有效。

慢性病例对治疗反应很慢，症状改善不明显，治疗应维持半年或更长时间，热带居民在 5 年内可复发，而旅居热带者经治疗离开后一般将不再发生。

（七）预后

本病经积极治疗后预后较好，贫血及舌炎可很快恢复，食欲增强，体重增加。肠道黏膜病变减轻，肠黏膜酶活性增加。持续居住在热带的患者仍可复发。

（张　苗）

第二节　小肠动力障碍性疾病

小肠动力障碍性疾病系指由于小肠动力低下或失调所致的一种综合征。主要表现为类似机械性肠梗阻的症状和体征，如腹痛、腹胀、腹泻和便秘等，但肠腔通畅而无机械性肠梗阻的证据存在，故又称小肠假性梗阻（intestinal pseudo - obstruction，IPO）。IPO 按病程可分为急性和慢性两类；按病因可分为原发性和继发性。原发性又分为家族性和非家族性，病因主要是肠道肌肉神经病变。继发性的病因较多，如血管胶原病、内分泌失调、肌肉浸润性病变、神经系统病变、电解质紊乱等，涉及全身各个系统。

一、急性小肠假性梗阻

急性小肠假性梗阻（acute intestinal pseudo - obstruction，AIP）由是小肠动力异常引起的急性广泛的小肠扩张、缺血、坏死和穿孔，出现肠梗阻的临床表现和影像学特征，而缺乏机械性肠梗阻的证据，如存在肠内或肠外病变或有肠腔狭窄或闭塞等。本病病死率较高。

常见的急性小肠假性梗阻相关性疾病见表 5 - 1。

表 5 - 1　常见的急性小肠假性梗阻相关性疾病

感染	全身脓毒血症、带状疱疹、腹腔或盆腔脓肿
创伤	大面积烧伤、挤压伤、盆腔创伤、腰椎骨折、股骨骨折
手术后	心脏搭桥术、房室隔缺损修补术、肾移植、剖宫产术、颅骨切开术
药物	阿片类或麻醉药、抗抑郁药、抗帕金森病药、滥用泻药
心血管系统	心肌梗死、充血性心力衰竭、恶性高血压、心脏骤停复苏后
神经系统	脑膜炎、脑膜瘤、脑血管意外、帕金森病、阿尔茨海默病、急性脊髓炎
消化系统	急性胰腺炎、急性胆囊炎、自发性细菌性腹膜炎、消化道出血
呼吸系统	慢性阻塞性肺疾患、发作性睡眠呼吸暂停综合征、急性呼吸窘迫综合征
泌尿系统	急、慢性肾功能衰竭

（一）流行病学

多见于 50 岁以上人群，男多于女。目前尚无详细流行病学资料可查。

（二）病因和发病机制

本病为麻痹性肠梗阻，是一种暂时性或可逆性的综合征。严重的腹腔内感染、手术、创伤，消化系统、呼吸系统、循环系统、泌尿系统、神经系统疾病及药理学、代谢紊乱等均可诱发。本病的发病机制目前尚不清楚。

（三）临床表现

1. 症状　小肠假性梗阻患者多在住院期间发病，起病急，常继发于手术、外伤、应用抗抑郁药或其他系统疾病后。全腹痛常见，呈持续性阵发性加剧，部位不固定，伴进行性腹胀，持续 3 ~ 5d。多数患者可有肛门排便、排气减少或消失。其他症状如恶心、呕吐、腹泻及发热等，多轻于机械性肠梗阻的患者。

2. 体征　多有明显的腹部膨隆，全腹膨隆常见。腹部压痛可见于 64% 无缺血的患者，而有缺血和穿孔的患者上升至 87%，气体及肠内容物进入腹腔，出现腹膜刺激征。肠鸣音多可闻及，变化不定，但金属样高调肠鸣音少见。

（四）实验室检查及特殊检查

（1）实验室检查：可有低钾、低钠、低镁血症、高磷酸盐血症等。血常规一般无明显改变，出现中性粒细胞升高，常提示有穿孔或腹膜炎发生。肌酐、尿素氮亦可有异常。

（2）腹部 X 线平片：小肠假性梗阻显示小肠内有大量气体，十二指肠尤为明显，远端小肠气体较少，可有或无气液平面。

结肠假性梗阻患者可见回盲部明显扩张及节段性升结肠、横结肠、降结肠扩张，但结肠袋存在，在结肠脾曲、直肠和乙状结肠连接处及肝曲等处，可见肠腔内充盈的气体突然中断，出现特征性的"刀切征"，气液平面少见。测量盲肠的直径具有重要的临床意义。当盲肠直径小于 12cm 时，一般不会发生穿孔；盲肠直径大于 14cm 时，穿孔的危险性极大。

出现肠穿孔时，可见横膈下游离气体。若穿孔较小，可迅速闭合，则平片上难以显示。

（3）其他检查：结肠镜检查和泛影葡胺灌肠有助于排除机械性肠梗阻，但在穿孔或腹膜炎已经明确的情况下，这两种检查则不宜进行。当与机械性肠梗阻区分困难时，可考虑剖腹探查。

（五）鉴别诊断

依据典型的病史、症状、体征，结合腹部 X 线检查，排除机械性肠梗阻可以做出诊断。本病主要需与下列疾病相鉴别：

（1）急性机械性肠梗阻：急性机械性肠梗阻与小肠假性梗阻的症状和体征非常相似，但二者的治疗原则不同，故其鉴别诊断十分重要。机械性肠梗阻存在器质性病变，常能找到梗阻的证据，如肠内或肠外病变压迫致肠腔狭窄或闭塞等；起病急，临床表现为腹部剧烈绞痛，呈阵发性，其他症状还有呕吐、腹胀、恶心及肛门排气、排便停止等；腹部膨隆，可见胃肠型及蠕动波，腹部有压痛、反跳痛及肌紧张，可闻及肠鸣音亢进，呈高调金属音；腹部平片可见较多气液平面；保守治疗无效，宜早期手术。

（2）急性血运性肠梗阻：常是由于肠系膜血管栓塞或血栓形成所致的肠壁血运循环障碍，引发肠麻痹而使肠内容物不能正常运行。本病发病急，呈渐进性发展，初期腹部绞痛明显，腹胀、腹泻少见，腹部平片可见肠管明显扩张。选择性动脉造影可以明确栓塞部位，有助于诊断。

（3）急性麻痹性肠梗阻：常由于急性弥漫性腹膜炎、腹膜后血肿或感染、腹部大手术、脓毒血症或全身性代谢紊乱等引起，为肠道运动障碍性疾病。主要表现为高度的肠胀气，腹部绞痛少见。腹部平片可见肠管扩张，肠壁变薄。该病若能去除病因，可较快恢复，预后较好。

（六）治疗

急性小肠假性梗阻的治疗原则是解除梗阻病因，恢复肠道动力，使肠内容物正常运行；积极补液，纠正水电解质失衡；应用抗生素防治各种感染。应根据病情选择具体的治疗方案。

1. 一般治疗　对于诊断明确而无严重并发症者通常采用内科保守治疗，包括胃肠减压、禁饮食、补充有效循环血量、纠正水电解质平衡紊乱、营养支持及治疗原发病。停用能引起或加重本病的药物，如麻醉剂、泻药、三环类抗抑郁药、抗胆碱类药等。可指导患者不断更换体位，定期采取俯卧位，以利于肠内气体排出。

2. 药物治疗　目前应用的治疗小肠假性梗阻的药物疗效尚缺乏循证医学证实。主要的几种药物包括胆碱酯酶抑制药、5-羟色胺受体激动药、胃动素受体激动药、毒蕈碱受体激动药、亲神经物质、一氧化氮合成酶抑制药和生长抑素类似物。急性小肠假性梗阻的患者，因长期低营养状态，致机体抵抗力较低，肠内的细菌繁殖过度，发生细菌移位，引起菌群失调。可应用抗生素防治感染。

3. 其他治疗

（1）结肠镜减压治疗：结肠镜减压是一种安全而有效的治疗方法。但应首先排除炎症性肠病所致的中毒性巨结肠，并由有经验的医师进行。治疗前可先用生理盐水谨慎灌肠，以便于肠腔的观察和吸引减压。治疗后应立即行腹部立位和侧卧位平片检查，了解有无肠穿孔发生。

（2）手术治疗：剖腹探查的指征包括：①内科保守及结肠镜减压治疗无效。②临床体征提示即将或已经发生肠穿孔（出现腹膜炎体征或盲肠直径大于12cm或腹腔内出现游离气体）。若术中确诊有肠管坏死或穿孔，可行肠切除术。

（3）硬膜外麻醉：如已有肠穿孔征象，则不宜再使用此法。

（七）预后

本病死亡率为25%～30%，若发生肠穿孔，则死亡率更高。

二、慢性小肠假性梗阻

慢性小肠假性梗阻（chronic intestinal pseudo-obstruction，CIP）系指一组以慢性肠梗阻为主要表现，但无机械性肠梗阻的证据的临床综合征，它是由于胃肠道缺乏有效的推动力所致，属胃肠道神经肌肉病。

（一）流行病学

CIP可出现在任何年龄，女性多于男性。内脏异常可发生于任何年龄，与病因有关。如同时侵犯泌尿系统，出现泌尿道的症状；发育异常多见于婴儿或儿童；而退行性病变则出现较晚。

（二）病因和发病机制

Weiss于1939年首先报告在一个家族内发现了本病。CIP病变可累及整个胃肠道和其他脏器肌肉，如膀胱，但主要是小肠。CIP的病变基础在于肠道平滑肌发育不全或衰退和（或）自主神经功能障碍，使小肠动力低下或紊乱，引起慢性肠管扩张而无内分泌系统异常。CIP可分为原发性和继发性两组。

1. 慢性原发性小肠假性梗阻　通常无明显诱因，起病突然，病因尚不明确，常有内脏肌病和内脏神经病变。原发性CIP具有明显的遗传倾向，分为家族性和非家族性两类。前者约占3%，多为常染色体隐性或显性遗传，后者多为散发。

2. 慢性继发性小肠假性梗阻　继发性CIP多见，其病因达数十种，常继发于其他疾患。

（1）内脏平滑肌病：进行性系统性硬化、系统性红斑狼疮、皮肌炎、进行性肌萎缩、肌营养不良、线粒体肌病、淀粉样变、弥漫性淋巴滤泡样浸润、放射性损伤、Ehlers-Danlos综合征等可引发继发性小肠平滑肌病变。其组织学特征为小肠固有层肌肉的退行性变和纤维化，而空泡样变性少见。

（2）神经系统疾病：帕金森病、脊髓横断、脑干肿瘤、神经元核内包涵体病、多发性硬化症等可致肠道及肠外神经系统中的胆碱能神经功能紊乱，引起CIP。

（3）小肠憩室病：小肠多发、弥漫性憩室常伴有肠道肌肉和神经病变，引起慢性小肠假性梗阻。

（4）其他疾病：内分泌病（甲状腺功能亢进或甲状腺功能减退、糖尿病、嗜铬细胞瘤）、结缔组织病（进行性系统性硬化症早期、淀粉样变性）、药物（抗帕金森病药、吩噻嗪、三环类抗抑郁药、麻醉药、长春新碱等）、恶性肿瘤、手术后等。

（三）临床表现

（1）症状：慢性小肠假性梗阻主要表现为腹痛、腹泻、呕吐、便秘和腹泻等肠梗阻症状，有的表现为腹泻与便秘交替发生，多为反复发作性或持续发作性。腹部疼痛可能与肠腔胀气及平滑肌痉挛或内脏高敏性有关，程度轻重不等。腹胀程度差异很大，主要取决于病变的性质、部位和程度，重度腹胀者常难以忍受，腹部明显膨隆。

CIP 主要在小肠者多发生细菌过度生长及停滞襻综合征，引起脂肪痢和腹泻。侵犯结肠时，则结肠明显扩张，发生顽固性便秘。十二指肠、胃及食管亦可累及，产生胃轻瘫、吞咽困难、胸痛等症状。

由于病程较长，且常反复发作，长期腹胀、便秘等可致水电解质及酸碱平衡紊乱、营养吸收障碍，出现食欲下降、体重减轻、营养不良等。

（2）体征：体检常见有恶病质和腹胀。腹部膨隆，小肠受侵为主者，通常在中腹有振水音，胃受累者则多在左上腹部，叩诊呈高度鼓音。听诊肠鸣音低下或消失，偶有肠鸣音亢进，但无气过水声及金属样高调肠鸣音。

（四）实验室检查及特殊检查

（1）实验室检查：实验室检查异常多反映吸收不良和营养不良的严重程度。腹泻患者可发生脂肪泻，继发小肠细菌过度增殖。有的患者存在维生素 B_{12} 吸收不良，可做小肠活检，明确有无黏膜损害。

（2）影像学检查：本病影像学表现类似麻痹性或机械性肠梗阻。当疑及肠梗阻时，可行全消化道钡餐透视，检查胃肠道有无机械性肠梗阻的证据，如能确认多个部位异常，更有利于本病的诊断。对于便秘的患者，应在清肠后，根据情况选择适当的检查方法，以免导致粪便嵌塞。CIP 的影像学表现与病变受累的部位相关，且可能对病变的性质有提示作用。内脏肌病主要特征是结肠增宽增长，缺少结肠袋；内脏神经病的特点是平滑肌收缩不协调，转运迟缓。

（3）肠道动力学检查：小肠动力学检查显示小肠动力低下或紊乱。

（4）其他检查：内镜检查、病理学检查有助于诊断。

（五）诊断和鉴别诊断

CIP 诊断较困难。对于有肠梗阻的临床表现、辅助检查，并排除机械性肠梗阻者方能诊断。

CIP 主要与机械性肠梗阻相鉴别：

（1）机械性肠梗阻：因 CIP 与机械性肠梗阻两者临床表现及腹部 X 线检查相似，但二者的治疗方法完全不同，故必须排除机械性肠梗阻。机械性肠梗阻多能找到梗阻的病因，如肿瘤、寄生虫、外压等。

（2）麻痹性肠梗阻：根据临床症状、体征、辅助检查及病情变化可以鉴别。

（3）血运性肠梗阻：多是由肠系膜上动脉血栓形成或来自心脏的栓子所致。起病急，发展快，初期腹部绞痛明显，腹部平片及选择性动脉造影有助于诊断。

（六）治疗

CIP 的诊断确定后，应区分原发性和继发性，对于继发性 CIP 应明确病因，治疗原发病。一般以对症支持治疗为主，辅以促胃肠动力药，恢复肠动力。

1. 一般治疗　急性发作期，应禁饮食，静脉输液支持，纠正水电解质失衡；非急性期，可进低糖、低脂、低纤维饮食，此外还需补充维生素、微量元素。对于重症患者，可行胃肠造瘘饲管或全胃肠外营养。

2. 药物治疗

（1）促胃肠动力药：在排除机械性肠梗阻的情况下，可应用促胃肠动力药，改善肠道动力。

西沙必利：其作用机制在于选择性地作用于胃肠道 5-HT 受体，使肌间神经末梢释放乙酰胆碱，加强肠壁收缩力，提高传输速度。近年发现西沙必利存在心脏不良反应，其广泛应用受到限制。

莫沙必利：是新一代 5-HT 受体激动药，克服了西沙必利在心血管系统的不良反应，且不受进食的影响，目前临床上应用较多。

替加色罗：是5-HT受体部分激动药，与西沙必利类似，具有促进胃排空和增加消化道动力作用，但没有心脏毒性。对于肠易激综合征亦有效。

红霉素：最新的研究表明，低于抗感染剂量的红霉素具有胃动素样作用，直接作用于胃肠道平滑肌，从而产生收缩效应，促进胃肠蠕动。

（2）抗生素：CIP多伴有肠道内细菌过度生长，可适当给予抗生素抑制细菌生长，减轻腹胀、腹泻，如环丙沙星、甲硝唑等。但对有严重梗阻症状或便秘的患者抗生素应禁用。调节肠道菌群的制剂亦可应用，如思连康、整肠生等。

（3）生长抑素：大剂量生长抑素类似物可减轻腹泻，而小剂量则能引发MMC，促进肠蠕动，同时抑制细菌生长。因其抑制胆囊排空，故不宜长期应用。

3. 其他治疗 食管受累患者如症状似贲门失弛缓症，可行球囊扩张治疗；腹胀明显者，可予结肠镜减压治疗，减压后应行腹部立位平位片，防止发生肠穿孔。其他方法还有硬膜外麻醉等。必要时采用手术治疗。

（七）预后

原发性CIP因目前缺乏有效的治疗方法，预后差，死亡率较高。继发性CIP明确病因后，通过病因治疗及支持对症治疗后，症状可明显减轻或消失，预后较好。儿童CIP死亡率高，预后极差。

（张 苗）

第三节 小肠菌群紊乱

一、小肠菌群过度生长综合征

小肠菌群过度生长综合征（enteric bacterial over-growth syndrome，EBOS）系指由于近端小肠内细菌数目增加而引起消化吸收障碍的一种疾病。因本病多发生于空肠憩室、狭窄及外科所致的盲襻，过去亦称盲襻综合征、小肠瘀滞综合征或淤积袢综合征。临床主要表现为慢性腹泻和小肠吸收不良。

（一）流行病学

目前本病尚缺乏完整的流行病学资料。

（二）病因和发病机制

正常人的小肠近端常是无菌的，这是因为胃及小肠内存在调控正常菌群分布的机制，如胃酸、胆汁和胰液的杀菌作用以及胃肠黏膜的正常保护机制、肠内细菌之间的生存竞争机制及回盲瓣的解剖学作用等均可抑制细菌过度生长。如果上述因素发生改变，则可导致小肠内细菌过度生长。小肠憩室、小肠远端狭窄及小肠结肠瘘等小肠结构异常亦是小肠菌群过度生长的原因之一。某些引起小肠动力障碍的疾病也可引起小肠细菌过度生长，如假性肠梗阻、糖尿病、系统性硬化症、淀粉样变性等。

（三）临床表现

临床上多以腹泻、吸收不良、低蛋白血症为首发症状。腹泻可为脂肪泻或水样泻，多伴腹胀、腹痛。其他症状还有消瘦、水肿、贫血、毛发脱落、夜盲、黏膜出血及低钙血症等。

（四）实验室检查及特殊检查

（1）实验室检查：血常规可有贫血，多为巨细胞性贫血。人血清蛋白、胆固醇、三酰甘油、微量元素及矿物质等均可降低。口服柳氮磺胺吡啶或多巴胺，经肠内细菌分解为磺胺吡啶或间羟苯乙酸，尿中可查见这两种物质增多。

（2）呼气试验：患者口服某种药物后，该物质可在肠道内由细菌分解，其产物由口中呼出。通过测定分解产物的含量可间接判断肠内细菌的数量。

（3）小肠液检查：该检查是小肠菌群过度生长综合征的最直接最可靠的一种诊断方法，可明确细胞内感染的情况，通过小肠插管从肠管中吸出小肠液进行细菌学检查，并可测定间接胆汁酸和挥发性脂肪酸，有助于小肠菌群过度生长的判断。

（4）其他检查：消化道钡餐透视及小肠活组织检查亦有助于诊断。

（五）诊断和鉴别诊断

对于有胃肠手术史、胃酸缺乏、糖尿病、硬皮病等病史的患者，如出现脂肪泻、吸收不良、贫血、低蛋白血症、体重减轻等症状时即应怀疑本病。进一步行相关辅助检查，可做出初步诊断。本病需与菌群失调、小肠吸收不良综合征、短肠综合征等相鉴别。

（六）治疗

小肠细菌过度生长综合征的治疗原则：①积极消除病因，纠正可能存在的结构或生理异常。②纠正营养缺乏。③应用抗生素抑制细菌过度生长。

1. 一般治疗　存在小肠结构异常者，如肠瘘、小肠憩室可行手术治疗，恢复小肠正常功能。饮食上以高蛋白、高热量、低脂肪食物为宜，少量多餐，同时注意维生素、微量元素及矿物质的补充。必要时可行全胃肠外营养（TPN）。

2. 药物治疗

（1）抗菌药物：对小肠内过度生长的细菌，原则上选用敏感性高、不良反应小、抗菌谱广、对需氧菌和厌氧菌都有效的抗生素，如头孢菌素、青霉素、甲硝唑、左氧氟沙星等。疗程为 7～10d。

（2）促胃肠动力药：促胃肠动力药可有助于肠道细菌的清除，如甲氧氯普胺、莫沙必利等。对于常规的促胃肠动力药物效果不明显时，可应用奥曲肽及其类似物，50μg，睡前注射，每天 1 次。

（3）微生态制剂：微生态制剂是一类活的细菌制剂，对肠道菌群失调引起的腹泻有较好疗效，如金双歧、培菲康、整肠生、米雅 BM 等。一般不宜与抗生素同时服用。

（七）预后

本病经有效抗生素治疗后，预后较好。

二、抗生素相关性小肠炎

抗生素相关性小肠炎，亦称假膜性肠炎（pseudomembranous colonitis 或 enteronitis），是一种主要发生于结肠、小肠，也可累及急性肠黏膜纤维素渗出性炎症，黏膜表面有假膜形成。临床上常发生于应用抗生素治疗之后。现已有证据表明，抗生素相关性小肠炎的病原体是艰难梭菌。

（一）流行病学

本病尚无详细流行病学资料可查。

（二）病因和发病机制

本病的致病菌是艰难梭菌，该菌为革兰阳性菌，其产生的肠毒素是主要的致病因子，引起局部肠黏膜血管通透性增加，炎性细胞浸润、出血和坏死，黏液分泌增加。

随着近年来抗生素应用越来越广泛，抗生素相关性肠炎的发生也相应增加，其机制可能为：①对肠道黏膜的直接刺激和损害，引起肠黏膜充血、水肿、糜烂、出血和坏死，发生的部位主要在十二指肠。②抗生素：如林可霉素、阿莫西林、第 3 代头孢菌素等的不合理应用，使肠道正常微生物的生长受到抑制，而使另一些微生物，特别是艰难梭菌过度增殖，最终导致肠道菌群失调。艰难梭菌产生肠毒素，引起一系列的病理生理改变而致病。③抗生素尚可引起血管和凝血功能的改变，继而造成肠道黏膜异常。

（三）临床表现

一般发生于 50 岁以上人群，女性多于男性。发病急，患者多有胃肠手术或其他严重疾患病史，并有长期或近期应用抗生素史。

本病最主要的症状是腹泻，90%～95% 为水样便，程度和次数不等，多者 10～20 次/d，少者可 1～2 次/d。轻者可于停用抗生素后自愈，重者粪便中可见斑片状或管状假膜排出。多有下腹部疼痛，可为钝痛、绞痛或胀痛，伴腹胀、恶心等。腹部可有压痛、反跳痛和腹肌紧张，易误诊为急腹症。部分患者可出现毒血症症状，如发热、谵妄、低血压、休克，年老体弱者常常发生脱水、电解质酸碱平衡紊乱等。

（四）实验室检查及特殊检查

（1）实验室检查：血常规显示周围血白细胞升高，多在 20×10^9，以中性粒细胞为主。大便常规可见脓细胞和白细胞，潜血实验呈阳性，但肉眼血便少见。疑诊病例应至少送两份大便标本，进行艰难梭菌的培养，毒素鉴定为致病菌可确诊。

（2）内镜检查：内镜检查能直接明确病变的性质、范围和程度。急性期内镜检查应注意预防肠黏膜出血和穿孔，动作应轻柔、谨慎小心。抗生素相关性肠炎内镜下表现为肠壁充血水肿、糜烂，黏膜表面坏死、斑点状或地图状假膜形成，不易脱落，部分假膜脱落后可形成浅表溃疡。

（3）活组织检查：可见肠黏膜上黏液附着，炎症区有炎性细胞浸润、出血和坏死。伪膜由纤维素样物质、坏死细胞、多核白细胞及细菌菌落组成。血管腔内可见血栓形成。

（4）影像学检查：腹部平片可见无特殊发现，部分可见肠扩张、积气，由于结肠增厚水肿，可出现广泛而显著的指印征。气钡灌肠双重对比造影有助于诊断，但可加重病情，有发生肠穿孔的危险，故一般不主张施行。

（五）诊断和鉴别诊断

根据胃肠手术及抗生素应用的病史，临床上出现腹泻、腹痛、发热等症状，结合实验室和辅助检查，可做出初步诊断。本病需与溃疡性结肠炎、克罗恩病、艾滋病性肠炎及真菌性肠炎等相鉴别。

（六）治疗

抗生素相关性肠炎的治疗包括停用相关抗生素，给予支持对症治疗，促进肠道正常菌群生长，应用抗艰难梭菌药物治疗。

1. 一般治疗　立即停用相关抗菌药物，同时避免应用抑制肠蠕动的药物，减少毒素的吸收。加强支持对症治疗，给予静脉营养支持，纠正水电解质失衡。

2. 药物治疗　对于中、重度病例，应给予抗艰难梭菌抗生素治疗。本病首选万古霉素或甲硝唑。万古霉素或去甲万古霉素，$1.0 \sim 2.0 \mathrm{g/d}$，口服。甲硝唑每次 $0.25 \sim 0.50 \mathrm{g}$，每日 $3 \sim 4$ 次，口服，疗程均为 $7 \sim 10 \mathrm{d}$，大多数患者治疗反应良好。杆菌肽，亦可用于本病，25 000IV，4 次/d，口服 $7 \sim 10 \mathrm{d}$。应用微生态制剂可恢复肠道正常菌群，如金双歧乳酸杆菌片、培菲康等。

3. 其他治疗　对于内科保守治疗无效或出现严重并发症，如肠梗阻、中毒性巨结肠、肠穿孔时，应考虑行手术治疗。

（七）预后

大多数病例经治疗后可获痊愈，轻症病例在停用相关抗生素后，有的可自愈，个别患者经治疗后仍可再度发生腹泻。重症病例，如出现严重并发症如肠梗阻、肠穿孔时，病死率可达 $16\% \sim 22\%$。

（袁龙良）

第四节　急性坏死性小肠炎

急性坏死性小肠炎（acute necrotizing enteritis）是一种病因尚未完全明确的急性节段性肠道炎症，病变主要累及空肠和回肠，病理改变以肠壁出血、坏死为特征，故又被称为急性出血坏死性肠炎。其主要临床表现为腹痛、腹泻、便血、腹胀、呕吐及发热等中毒症状。本病发展快，重者可出现败血症、休克、肠麻痹、肠穿孔等，严重威胁患者生命。

一、流行病学

本病呈散发和流行趋势。急性坏死性小肠炎的爆发常因进食未煮熟或变质的肉类引起，如发生于第二次世界大战后的德国和 1963 年巴布亚新几内亚的两次流行。本病曾是巴布亚新几内亚高原儿童生病和死亡的主要原因，乌干达、泰国、印度、新加坡和斯里兰卡等国亦有病例报道。我国四川、云南、贵州、甘肃、湖北、浙江、山东等省有散在报道，而以辽宁和广东两省报道的病例最多。农村发病率显著高于城市。本病全年皆可发生，以夏秋季多见。任何年龄均可发病，但儿童、青少年为主要发病对象，男女之比约为 1.7 ：1。

二、病因和发病机制

病因尚未完全阐明，现多认为其发病与感染产生 β 毒素的 C 型产气荚膜梭状杆菌（Welchii 杆菌）有关，一些不良饮食习惯可为促发因素。

C 型产气荚膜梭状杆菌是专性厌氧耐热细菌，产生的 β 毒素可致肠道组织坏死，产生坏死性肠炎。从患者的肠道组织、粪便和可疑食物中可分离出产气荚膜梭状杆菌，针对 β 毒素的免疫可使急性坏死性小肠炎发病明显减少。β 毒素是一种蛋白质，对蛋白溶解酶极为敏感，一些饮食习惯或疾病可以使肠腔中蛋白酶含量或活性降低，β 毒素破坏减少，机体易于发生急性坏死性小肠炎，例如，在发病率颇高的巴布亚新几内亚高原地区，当地居民肠腔内蛋白酶浓度低下，这与低蛋白饮食及当地作为主食的甘薯中所含的耐热性胰蛋白酶抑制因子有关。动物实验证实，给动物口服或胃内灌注 Welchii 杆菌菌液并不致病，但如同时灌注含有蛋白酶抑制因子的甘薯或大豆粉，则可致小肠坏死，而含有胰蛋白酶的胰提取液可防止和减轻本病的发生发展。

急性坏死性小肠炎主要病理改变为肠壁小动脉血管壁纤维素样坏死，血栓形成而致小肠出血、坏死。病变以空肠与回肠多见且严重，其次为十二指肠，偶可累及结肠和胃甚至全胃肠道。病变常呈节段性，一段或多段，常始于黏膜，表现为肿胀、广泛性出血，可有片状坏死和散在溃疡，坏死黏膜表面覆以假膜，与正常黏膜分界清楚。病变可延伸至黏膜肌层，甚至累及浆膜，腹腔内可见混浊渗液。受累肠壁明显增厚、变硬，严重者可致肠溃疡和穿孔。显微镜下可见黏膜或肠壁的凝固性坏死，肠壁间有大量的炎性细胞浸润和炎性渗出液，黏膜往往与下层组织分离。

除肠道病变外，还可有肠系膜淋巴结肿大、软化；肝脂肪变性、急性脾炎、间质性肺炎、肺水肿和出血；个别病例有灶性肾上腺坏死。

三、临床表现

（1）发病情况：起病急，发病前多有摄入变质肉类或暴饮暴食史。受冷、劳累、肠道蛔虫感染及营养不良为诱发因素。可有头痛、乏力、全身痛及食欲不振等前驱症状。

（2）腹痛腹泻：腹痛常是首发症状，病初常表现为逐渐加剧的脐周或中上腹阵发性绞痛，其后逐渐转为全腹持续性痛伴阵发性加剧。儿童常以突然腹痛起病，多为全腹痛。腹痛之后即可有腹泻。腹泻和便血为本病特征之一。粪便初为糊状而带粪质，其后渐为黄水样，1～2d 后转为血便，出血量从数毫升至数百毫升不等，根据出血量不同呈棕褐色、赤豆汤样或果酱样粪便，甚至可呈鲜血状或暗红色血块，粪质少而有特殊腥臭味。无里急后重感。腹泻严重者可出现脱水和代谢性酸中毒等。

（3）恶心呕吐：常与腹痛、腹泻同时发生，儿童呕吐发生率较高。呕吐物多为胃内容物，还可含有胆汁或咖啡样物。

（4）全身症状：由于肠壁坏死和毒素吸收，起病即可出现全身不适、软弱和发热等症状。体温一般在 38～39℃，少数可达 40℃以上。发热多于 4～7d 渐退，持续 2 周以上者少见。

（5）腹部体征：相对较少。可有腹部膨隆，有时见肠型，可扪及充血水肿增厚的肠袢所形成的包块。压痛多在脐周和上腹部，腹膜炎时腹肌紧张，压痛、反跳痛明显。肠鸣音早期可亢进，而后可减弱或消失。

（6）病程：一般腹泻便血持续 2～6d，长者可达 1 个月以上，且可呈间歇发作或反复多次发作，腹痛在血便消失后减轻，一般血便停止后 3～5d 消失，但饮食不当可使腹痛加重，或致病情复发。发热时间与血便时间长短一致。

临床上可以分为以下几型：

（1）胃肠炎型：见于疾病早期，腹痛、腹泻较轻，可伴恶心、呕吐，大便为水样或糊状，全身症状轻或无。

（2）肠出血型：以血水样或暗红色血便为主，量可多达 1~2L，出现明显贫血和脱水。

（3）肠梗阻型：腹痛、呕吐频繁、腹胀、排便排气停止，肠鸣音消失，可见肠型。此型较少见。

（4）腹膜炎型：较为常见，腹痛明显、恶心、呕吐、腹胀，呈局限性或弥漫性腹膜炎表现。受累肠壁坏死或穿孔，腹腔内有血性渗出液。

（5）中毒性休克型：小儿多见，起病急，或由其他类型发展而成。以周围循环衰竭为突出症状，死亡率高。

四、实验室检查及特殊检查

（1）血液检查：周围血白细胞中度以上增高，可见核左移及中毒颗粒，甚至出现类白血病样反应。红细胞及血红蛋白不同程度下降。血沉多增快。中重症患者有不同程度的电解质、酸碱紊乱。

（2）粪便检查：外观呈暗红或鲜红色，或潜血试验强阳性，镜下见大量红细胞，可见少量或中等量脓细胞，偶见脱落的肠黏膜。大便培养可能发现 C 型产气荚膜杆菌。

（3）X 线检查：腹部平片可显示小肠扩张或肠麻痹。钡灌肠检查可见肠壁增厚，显著水肿，结肠袋消失，但急性期禁做钡餐和钡灌肠检查，以免诱发肠穿孔。部分病例可见肠痉挛、狭窄和肠壁囊样积气现象。部分病例尚可见肠壁间积气，为部分肠壁坏死，结肠细菌侵入所致；门静脉周围积气：表现为肝门向肝内呈树枝状的透亮区，提示肠坏死；或可见到溃疡、息肉样病变和僵直。

五、诊断和鉴别诊断

诊断主要根据临床表现，腹部 X 线平片对诊断有一定帮助。患者突然腹痛、腹泻、血便、呕吐及存在中毒症状时，应考虑本病可能。本病误诊率高，需与中毒性菌痢、阿米巴肠病、肠套叠、绞窄性肠梗阻、腹型过敏性紫癜、急性 Crohn 病、急性阑尾炎等鉴别。

六、治疗

本病治疗以非手术疗法为主，约 50% 患者经过内科治疗可获得痊愈。

1. 内科治疗　基本原则为积极支持疗法，纠正水、电解质、酸碱平衡紊乱，解除中毒症状，防治休克等并发症。

（1）一般治疗：休息、禁食，腹痛、便血和发热期应卧床休息和禁食。通常轻症患者禁食 1 周左右，重症者需连续禁食 2~3 周，待腹胀消失、腹痛减轻，腹部体征基本消失，大便潜血转阴，临床一般情况明显好转，可逐渐恢复饮食。禁食期间应静脉输注高营养液。

（2）抗休克：迅速补足有效循环血量。除补充晶体溶液外，应适当输注清蛋白、血浆或新鲜全血等，以保持血压稳定及提高胶体渗透压，在此基础上还可应用血管活性药物。

（3）抗菌药物：控制肠道感染是减轻临床症状的重要环节，常用抗生素有氨苄西林、卡那霉素、甲硝唑、庆大霉素及头孢菌素等，一般选两种联合应用，疗程 7~15d。

（4）肾上腺糖皮质激素：可减轻中毒症状，抗过敏和抗休克，在高热、中毒性休克时可以使用。成人静脉滴注地塞米松 5~20mg/d 或氢化可的松 200~300mg/d，儿童用氢化可的松 4~8mg/（kg·d）或地塞米松 1.0~2.5mg/d，3~5d 逐渐减量停用，以免肠出血和肠穿孔。

（5）支持治疗：本病失水、失钠、失钾者多见，根据病情酌定输液量及成分。一般儿童补液量 80~100ml/（kg·d），成人 2000~3000ml/d，成分以 5%~10% 葡萄糖液为主，占 2/3~3/4，生理盐水占 1/3~1/4，并注意补充电解质，纠正酸中毒。对重症患者及严重贫血、营养不良者，可施以全胃肠外营养。治疗期间多次少量输血，对改善全身症状、缩短病程十分有利。

（6）对症治疗：一般腹痛可用阿托品、山莨菪碱等解痉药，此类药物尚能改善肠壁毛细血管痉挛，继而减轻肠壁坏死及出血的发生，腹痛严重者可酌情给予哌替啶。腹胀和呕吐严重者可予胃肠减压。出血者可试用酚磺乙胺、氨甲苯酸、巴曲酶等止血药。高热、烦躁者可给予吸氧、解热药、镇静剂或物理降温甚至冬眠疗法。

（7）其他：蛋白酶可水解 β 毒素，减少其吸收。常用 0.6~0.9g 口服，每日 3 次。有人用 C 型产气荚膜梭菌的抗毒血清静脉滴注，取得良效。肠蛔虫感染者在出血停止、全身状况改善后应施以驱虫治疗。

2. 外科治疗　下列情况可考虑手术治疗：①因肠坏死或穿孔而出现腹膜刺激征象。②反复大量肠出血，内科治疗无法控制。③在内科治疗下，肠梗阻表现逐渐严重或局部体征加重，全身中毒症状明显，有休克倾向。④不能排除其他需手术治疗的急腹症。

七、预后

本病重在预防。注意饮食卫生，避免进食不洁蔬菜水果、变质的肉类及隔夜宿食。加强营养也很重要。

【附】新生儿坏死性肠炎

新生儿坏死性肠炎（neonatal necrotizing enterocolitis，NEC）是常见的新生儿胃肠急症，病理改变与急性坏死性小肠炎相似，表现为小肠和结肠不同范围、程度的溃疡和坏死，主要发生于早产儿和低体重儿。近年来 NEC 发病率明显升高，其严重程度、病死率与患儿出生体重和孕周呈负相关。

一、流行病学

新生儿坏死性肠炎可散发或流行，多发生于卫生和食品条件较差的地区，死亡率可达 20%~40%。

二、病因和发病机制

一般认为本病是多因素相互影响、共同作用的结果。新生儿尤其早产儿，特异和非特异免疫防御不足，肠道屏障尚未成熟；新生儿窒息、心肺疾病、低血压和休克、严重败血症、喂养过量等造成肠道缺血，肠黏膜易于损伤；喂养、治疗不当使肠道细菌过度繁殖，人工喂养过浓奶液等均可直接损伤肠黏膜。黏膜损伤后，细菌及其副产品侵入破坏黏膜，触发炎性递质的级联反应，进一步损伤黏膜和肠壁，最终可致全层坏死和肠穿孔。

三、临床表现

婴儿常在出生后 3d 到 3 周开始喂养后得病。但 NEC 很少见于母乳喂养者，可能母乳喂养有利于肠道正常菌群的建立及母乳中含有抗体等成分具肠道保护作用。患儿早期为非特异的表现如呼吸暂停、心动过缓、体温不稳定、昏睡。腹胀常见，多伴有呕吐，呕吐物含有胆汁，不能耐受喂养。腹泻开始为稀水便，数日后出现血便或大便潜血。病情恶化时出现尿量减少、低灌注表现。晚期发生腹膜炎时出现腹壁水肿、红斑、压痛、肌卫，腹腔可有积液。腹部包块提示肠穿孔或梗阻。如发生肠穿孔可有气腹。早产儿临床表现更为严重，病情发展迅速，可出现代谢性酸中毒、中毒性休克和 DIC。

四、实验室检查及特殊检查

（1）实验室检查：血液化验见白细胞升高，疾病进展后如出现中性粒细胞减少提示预后差，常有血小板减少和代谢性酸中毒。粪便镜检可见多量红细胞、白细胞，潜血试验阳性，细菌培养多阳性，以大肠杆菌、克雷伯杆菌、梭形芽孢杆菌等多见。

（2）X 线检查：对诊断有重要意义，对可疑患儿应 6~8h 拍片 1 次。腹部平片可见肠梗阻表现。如患儿出现胃肠出血症状，X 线检查可见典型表现：肠管扩张、肠腔内可见多个液平，呈阶梯样改变；可见肠壁囊样积气症、门静脉积气症及肠管固定、扩张僵直；患儿出现败血症性休克或肠穿孔时，X 线可以发现气腹症。

（3）超声检查：发现门静脉积气症的敏感度比 X 线高，也可用于评价腹腔积液，确定腹腔穿刺点，多普勒超声观察肠系膜上动脉的血流，可能对诊断有一定帮助。

五、诊断和鉴别诊断

诊断根据临床表现、X 线和超声检查。凡新生儿特别是早产儿和低体重儿，有围生期窒息或缺氧史，一旦出现腹胀、腹泻及血便，均应考虑本病的可能。NEC 早期腹部平片表现为小肠大肠普遍胀气，应与先天性巨结肠相鉴别，后者以腹胀、排便困难为主，无便血，动态观察腹部平片可以鉴别。出现气腹时应与自发性胃穿孔、肠壁肌肉缺陷、伴有或无旋转不良的肠扭转、地塞米松诱导的肠穿孔相鉴别，NEC 不仅有气腹，还有肠壁积气或肠管积气。NEC 与败血症等有关时，应和中毒性肠麻痹区分开，后者无便血、腹部 X 线片上无肠壁积气。

六、治疗

20% ~40% 患儿需要外科手术治疗，当诊断可疑或明确，没有肠坏死或穿孔时主要依靠非手术治疗，包括加强护理、监护、禁食、胃肠减压、静脉补液、应用广谱抗生素、防止休克等。禁食时间一般为 10 ~14d 或更长，待腹胀消失、大便潜血转阴、一般情况好转，可恢复饮食。应先喂开水，逐渐过渡到 5% 糖水、稀释奶、正常新生儿饮食。禁食期间静脉输注高营养液，补液 120 ~150ml/（kg·d），同时必须供给一定电解质。抗生素疗程一般 2 周，针对肠道杆菌可用氨苄西林、羧苄西林或头孢三代药物，或根据药物敏感试验来选择。可输入全血、血浆及清蛋白进行支持疗法。发生休克时应迅速扩容，保持有效循环血量，改善微循环，及时应用血管扩张药物。另外消毒隔离、防止交叉感染也很重要。

患儿出现肠穿孔是绝对手术指征，相对指征是严重的酸中毒或血小板减少、休克、少尿、腹块。有人建议 12 条标准提示肠穿孔：①临床恶化。②持续腹部压痛。③腹壁出现红斑。④腹部肿块。⑤大量的消化道出血。⑥气腹。⑦X 线片上持续的扩张肠曲。⑧摄片证明有腹腔积液。⑨严重的血小板减少。⑩腹腔穿刺阳性。⑪严重的肠壁囊样积气。⑫门静脉积气。最佳指征是气腹、门脉积气、腹穿阳性，其次为固定的肠曲、腹壁红斑、腹部肿块。

七、预后

本病死亡率与败血症、DIC、腹腔积液、极低体重儿有关，一般为 20% ~40%。过去认为曾患 NEC 的婴儿进入儿童期后，智能发育不受影响，但是最近的研究显示有可能会出现智力发育落后。

（袁龙良）

第五节　肠结核

肠结核（intestinal tuberculosis）是结核杆菌引起的肠道慢性特异性炎症。

一、流行病学

可见于任何年龄，而以 20 ~40 岁最多，女性多于男性。我国属于结核病流行区，因艾滋病病毒的流行及人口流动，近年来肺结核发病有上升趋势，故临床上应对本病加以重视。

二、病因和发病机制

肠结核主要由人型结核杆菌引起，少数系牛型结核杆菌所致。感染结核杆菌仅是致病条件，只有当入侵的结核杆菌数量较多、毒力较强，而人体免疫功能低下、肠道局部抵抗力削弱时，才会发病。肠结核主要经胃肠道传播，绝大多数患者继发于肠外结核灶，尤其是排菌性肺结核，患者常因吞咽含结核菌的痰液而致病。经常和开放性肺结核患者共餐而忽视餐具消毒隔离，或饮用未经消毒的带菌牛奶也可致病。肠外结核病变经血行播散或邻近器官的病灶直接蔓延至肠道，也可引起肠结核。

肠结核的最常见部位是回盲部，其次为升结肠、空肠、横结肠、降结肠、阑尾、十二指肠、乙状结肠和直肠。由于机体对结核杆菌的免疫力和结核菌侵入的数量和毒力有所不同，病理表现为溃疡型、增生型和混合型肠结核。机体免疫力低、菌量多且致病力强，表现为溃疡型；反之，则表现为增生型；兼有这两型病理特点的即称为混合型肠结核。

（1）溃疡型肠结核：占大多数。病变始于肠壁的集合淋巴组织和孤立淋巴滤泡，呈充血、水肿及炎症渗出性病变，进一步发展为干酪样坏死，肠黏膜因坏死脱落形成溃疡。溃疡可逐渐融合增大，边缘不整，深浅不一，可深达肌层或浆膜层，可累及周围腹膜或邻近肠系膜淋巴结，引起局限性结核性腹膜炎或肠系膜淋巴结结核。因溃疡周围血管多有闭塞性动脉内膜炎，故引起大出血者少见。由于溃疡常沿肠壁淋巴管走行呈环形，故病变修复时可形成环形肠腔狭窄。肠结核病变发展缓慢，常与周围组织粘连，故溃疡急性穿孔较少见，但可发生慢性肠穿孔而致局部脓肿或肠瘘。

（2）增生型肠结核：病变多局限于盲肠，有时可累及升结肠近段或回肠远段。病变急性期充血、水肿和淋巴管扩张，慢性期大量结核性肉芽肿和纤维组织增生，使局部肠壁增厚、变硬，肠壁狭窄而致肠梗阻。黏膜层可伴有浅表性小溃疡及炎性息肉形成。

三、临床表现

肠结核大多起病缓慢，缺乏特异性症状和体征，主要临床表现有：

（1）腹痛：疼痛部位因病变所在部位不同而异，多位于右下腹部，反映肠结核好发于回盲部，有时可引起脐周或上腹部牵涉痛。一般为隐痛或钝痛，若并发肠梗阻、急性穿孔或阑尾受侵，则疼痛较剧烈。因进食能引起胃回肠反射或胃结肠反射而使病变肠段痉挛，故可诱发腹痛，排便可使之缓解。

（2）腹泻和便秘：腹泻常见于溃疡型肠结核，粪便每日数次至十数次，呈糊状或水样，一般无黏液或脓血，不伴里急后重感。左半结肠受累时可有黏液脓血便，量多，常有恶臭味。有时患者出现腹泻与便秘交替，这是肠功能紊乱的一种表现。便秘者多见于增生型肠结核。

（3）腹块：多位于右下腹，质地中等，表面不平，有压痛，比较固定。腹块主要见于增生型肠结核，也可见于溃疡型肠结核并发有局限性腹膜炎，肠管与周围组织粘连，或同时有肠系膜淋巴结结核。

（4）全身症状：结核中毒症状多见于溃疡型肠结核，表现为不同热型的发热、盗汗、乏力等。患者逐渐出现消瘦、贫血、维生素缺乏等营养不良表现，可同时有肠外结核特别是活动性肺结核的表现。增生型肠结核病程较长，全身情况一般较好，多不伴肠外结核表现。

（5）并发症：见于晚期患者。肠梗阻最常见，多见于增生型肠结核，一般为慢性不全性肠梗阻。肠穿孔多为慢性，在腹腔形成局限性脓肿、肠瘘，可有瘘管形成。消化道出血少见，多见于十二指肠结核。尚可并发腹膜炎、肠粘连、肠套叠等。

四、实验室检查及特殊检查

（1）血液检查：白细胞计数多正常或升高，淋巴细胞增高，轻中度贫血多见，血沉多增快，可作为估计结核病活动程度的指标。部分患者可有血清蛋白降低。

（2）粪便检查：一般无肉眼黏液或脓血，但显微镜下可减少量脓细胞和红细胞。粪便浓缩查抗酸杆菌和粪便结核菌培养，阳性率均不高。

（3）结核菌素试验：现用纯结核蛋白衍化物（PPD）试验，若为强阳性有助于本病诊断。

（4）X线检查：腹部平片若发现腹腔淋巴结钙化或胸片有肺结核病变，对诊断有帮助。钡餐造影和钡灌肠检查对肠结核有较高诊断价值，但有肠梗阻表现时，钡餐检查应慎重。常见X线造影征象有：①溃疡型肠结核常见肠激惹征象，又称为跳跃征象（stierlin sign），病变肠段钡剂排空很快，充盈不良，而病变上、下肠段钡剂充盈良好。病变部位黏膜皱襞粗乱，可见肠壁溃疡、边缘不整，有时呈锯齿状。②增殖型肠结核常出现盲肠或附近肠段的肠壁增厚僵硬，肠腔狭窄，黏膜呈结节状改变。③晚期多见肠腔狭窄，可伴有近端肠腔扩张或见肠段缩短变形、肠管移位、回肠盲肠正常角度消失等。

（5）结肠镜检查：肠结核病变主要在回盲部，结肠镜可以对全结肠和回肠末段进行直接观察，有重要诊断价值。内镜下见病变肠黏膜充血、水肿、溃疡形成（常呈环形溃疡，边缘呈鼠咬状），大小及形态各异的炎性息肉、肠腔狭窄等。活检如能找到干酪样坏死性肉芽肿或结核杆菌具有确诊意义。

五、诊断和鉴别诊断

如有下列情况应考虑肠结核：①青壮年患者有肠外结核，尤其是开放性肺结核。②临床表现有腹痛、腹泻、右下腹压痛，也可有腹块、原因不明的肠梗阻，伴有结核毒血症状。③结核菌素试验强阳性。④X线钡餐检查发现回盲部有激惹、肠腔狭窄、肠段缩短变形等征象。

对高度怀疑肠结核的病例，如抗结核治疗 2~6 周有效，可做出肠结核的临床诊断。如病变在回肠末段及结肠者，结肠镜检查及活检有助诊断和鉴别诊断。对诊断有困难者，主要是增殖型肠结核，有时需剖腹探查才能确诊。

肠结核需与下列疾病相鉴别：

（1）克罗恩病：本病与肠结核鉴别要点有：①无肠外结核证据。②病程一般更长，有缓解和复发趋势。③肠梗阻、瘘管等并发症更为常见，可有肛门直肠周围病变。④X线检查病变以回肠末段为主，可有其他肠段受累，并呈节段性分布。⑤结肠镜下溃疡多为纵行、裂隙状，病变之间黏膜正常。⑥抗结核药物治疗无效。⑦克罗恩病为非干酪样肉芽肿。

（2）右侧结肠癌：本病的特点有：①发病年龄较大，常在 40 岁以上。②病程进行性发展。③一般无发热、盗汗等结核中毒症状。④肠梗阻较常见，且出现较早，粪便潜血试验常持续阳性。⑤X线检查可见病变范围局限，不累及回肠，主要表现为充盈缺损。⑥结肠镜检查及活检可确定结肠癌诊断。

（3）阿米巴性或血吸虫性肉芽肿：既往有相应感染史。脓血便常见。粪便常规或孵化检查发现致病原体。结肠镜检查多有助于鉴别诊断。相应特效治疗有效。

（4）其他：尚需与肠恶性淋巴瘤、慢性细菌性痢疾、溃疡性结肠炎并发逆行性回肠炎、耶尔森菌肠炎及一些少见的感染性肠病，如非典型分枝杆菌、性病性淋巴肉芽肿、梅毒侵犯肠道等相鉴别。

六、治疗

治疗目的是消除症状，改善全身情况，促使病灶愈合及防治并发症。肠结核早期病变是可逆的，故强调早期治疗。

1. 一般治疗　休息和营养可加强患者的抵抗力，是治疗的基础。活动性肠结核须卧床休息。应给予营养丰富、易消化、少渣、无刺激性饮食，必要时可经静脉高营养治疗。

2. 抗结核化学药物治疗　是本病治疗的关键，与肺结核的治疗方案相同，一般选用三联治疗方案，用药时间 1 年以上。

3. 对症治疗　腹痛可用抗胆碱能药物；摄入不足或腹泻严重者应注意纠正水、电解质与酸碱平衡紊乱；有贫血及营养不良者可输血，静脉补充氨基酸或脂肪乳；有肠梗阻者应禁食及行胃肠减压。

4. 手术治疗　适应证包括：①完全性肠梗阻。②急性肠穿孔或慢性肠穿孔瘘管形成经内科治疗而未能闭合者。③肠道大量出血，经内科治疗无效。④诊断困难需剖腹探查者。

七、预后

早期诊断和及时治疗对肠结核的预后起决定性作用，另外，合理选用抗结核药物，足剂量和足疗程，也是预后的关键。

（袁龙良）

第六节　肠梗阻

肠梗阻（intestinal obstruction）指肠内容物在肠道中通过受阻，是常见急腹症，可由多种因素引起。

一、流行病学

目前缺乏完善的流行病学资料。

二、病因和发病机制

肠梗阻有多种病因，发病机制不同，其临床表现及预后相差很大，故肠梗阻依据病因和发病机制的不同进行以下临床分型。

1. 按梗阻原因分

（1）机械性肠梗阻：最常见，由机械因素造成肠腔变狭或闭塞，使肠内容物通过障碍。原因有：①肠外因素，如粘连、肠扭转、嵌顿疝、肠外肿块压迫等。②肠壁病变，如肠道先天性病变、套叠、炎症、肿瘤等导致狭窄。③肠内因素，如粪块、蛔虫团、异物、胆石等堵塞肠腔。

（2）动力性肠梗阻：肠腔无器质性狭窄，是因肠壁肌肉舒缩紊乱而致肠内容物不能正常运行。分为：①麻痹性肠梗阻，多见，因腹部手术、感染中毒、低血钾、脊髓炎等影响肠道神经功能或平滑肌收缩，使肠蠕动丧失。②痉挛性肠梗阻，少见且多短暂出现，是由于肠肌持续过度收缩所致，可见于慢性铅中毒、急性肠炎等并发的肠梗阻。

（3）血运性肠梗阻：肠系膜血管血栓形成或栓塞，肠管血液循环障碍，导致肠麻痹，而使肠内容物不能运行。

2. 按肠壁血运情况分

（1）单纯性肠梗阻：肠壁血运正常，只是肠内容物通过受阻。

（2）绞窄性肠梗阻：梗阻并伴有肠壁血运障碍者，可因肠扭转、肠套叠、嵌顿疝等使肠系膜血管受压或肠系膜血管血栓形成或栓塞引起。

3. 按梗阻部位分

（1）高位小肠梗阻：主要指发生于十二指肠或空肠的梗阻。

（2）低位小肠梗阻：主要指回肠远段的梗阻。

（3）结肠梗阻：多发生于左侧结肠，尤其在乙状结肠或乙状结肠与直肠交界处。

4. 按梗阻程度分　分为部分性与完全性肠梗阻。

5. 按发病缓急分　分为急性与慢性肠梗阻。

值得指出的是，上述各型肠梗阻既相互关联，又可随病理过程演变而转化。例如，单纯性与慢性肠梗阻多为部分性肠梗阻，而一定条件下，单纯性可变为绞窄性，部分性可转成完全性，慢性亦可变为急性肠梗阻。

肠梗阻的主要病理生理变化包括肠膨胀、体液和电解质丢失、感染和毒素吸收三大方面。

（1）肠膨胀：肠梗阻后梗阻以上的肠腔因积气、积液而膨胀，梗阻部位越低，时间越长，则肠膨胀越明显。肠腔积气主要来自咽下的空气，其余是由血液弥散或肠内容物腐败、发酵产生的气体。积聚的液体主要是消化液，正常时绝大部分被小肠黏膜吸收，而梗阻后肠膨胀、肠内压增高，既抑制肠黏膜吸收，又刺激其分泌增多，结果肠内液体越积越多。肠内压增高到一定程度，可使肠壁血运障碍，单纯性肠梗阻变为绞窄性肠梗阻。早期主要是静脉回流障碍，肠壁充血、水肿，呈暗红色；继而动脉血流受阻、血栓形成，肠管因缺血而坏死，呈紫黑色，最后可自行破裂。严重的肠膨胀可使膈肌升高，影响患者的呼吸、循环功能。

（2）水、电解质、酸碱平衡紊乱：正常成人每日胃肠道分泌液的总量约为8L，绝大部分被再吸收，以保持体液平衡。高位肠梗阻患者频繁呕吐，大量水分及电解质被排出体外；低位肠梗阻时呕吐虽较少，但梗阻以上肠腔中大量积液，造成体液内丢失。如有肠绞窄存在，更丢失大量血液。这些变化导致机体严重缺水、血液浓缩以及电解质、酸碱平衡失调。但其变化也因梗阻部位的不同而有差别。如为十二指肠第1段梗阻，可因丢失大量胃酸而产生低氯低钾性碱中毒。一般小肠梗阻，丧失的体液多为碱性或中性，钠、钾离子的丢失较氯离子为多以及在低血容量和缺氧情况下酸性代谢物剧增，加之缺水，少尿可引起严重的代谢性酸中毒。严重的缺钾可加重肠膨胀，并可引起肌肉无力和心律失常。

（3）感染和中毒：正常人小肠内仅有极少数细菌，肠梗阻时内容物滞留，梗阻以上肠腔内细菌大量繁殖，产生许多毒素及其他毒性产物。肠膨胀、肠壁变薄，黏膜屏障破坏，尤其肠管绞窄时，毒素和细菌可通过肠壁引起腹腔感染，并经腹膜吸收产生全身中毒。

肠梗阻的病理生理变化程度随着梗阻的性质、部位而有所差异。如单纯性肠梗阻，以体液丧失和肠膨胀为主。如发生绞窄性肠梗阻，开始时肠壁静脉回流受阻，小静脉和毛细血管瘀血、通透性增强，大量血浆、血液渗入肠腔和腹腔，同时动脉继续向绞窄肠襻供血，使血容量迅速减少。继而动脉血流被阻断，肠管缺血性坏死，当肠坏死、穿孔，发生腹膜炎时，全身中毒尤为严重。最后可因急性肾功能及循环、呼吸功能衰竭而死亡。

三、临床表现

腹痛、呕吐、腹胀和无肛门排气排便是肠梗阻的典型症状，但在各型肠梗阻中表现并不一致。

（1）腹痛：机械性肠梗阻时肠段的最先反应是梗阻以上部位增强蠕动，导致阵发性绞痛，多位于腹中部，也可偏于梗阻所在部位。绞痛的程度和间歇期的长短与梗阻部位的高低和病情的缓急有关，急性空肠梗阻时绞痛较剧烈，结肠梗阻者腹痛一般不如小肠梗阻明显。麻痹性肠梗阻一般无腹绞痛，但可因肠管高度膨胀引起持续性胀痛。

（2）呕吐：很快即可发生，早期为反射性的，呕吐物多为胃内容物，晚期则为反流性呕吐，梗阻部位越高，呕吐越严重。结肠梗阻时因回盲瓣作用，晚期才出现呕吐，呕吐物可含粪汁。如呕吐物呈棕褐色或血性，应考虑绞窄性梗阻。麻痹性肠梗阻时，呕吐多为溢出性。

（3）腹胀：较迟出现，程度与梗阻部位有关，低位肠梗阻及麻痹性肠梗阻常有显著全腹膨胀。结肠梗阻时如回盲瓣关闭良好，梗阻以上结肠可形成闭襻，则腹周高度膨胀且往往不对称。腹胀不均匀对称，是肠扭转等闭襻性肠梗阻的特点。

（4）停止排便排气：完全性肠梗阻后，患者多停止排便排气，但在早期，尤其高位梗阻者，梗阻以下肠内残留的气体和粪便仍可排出，所以不能因此否定完全性肠梗阻诊断。某些绞窄性肠梗阻尚可排出血性液体或果酱样便。

（5）全身症状：单纯性肠梗阻早期，患者全身情况多无明显变化。梗阻晚期或绞窄性肠梗阻，患者可出现严重脱水，电解质、酸碱紊乱表现及感染、毒血症状和休克征象。

（6）腹部体征：视诊：机械性肠梗阻常可见肠型和蠕动波，在慢性梗阻和腹壁较薄者尤为明显。触诊：单纯性肠梗阻因肠管膨胀，可有轻度压痛。绞窄性肠梗阻，可有固定压痛和腹膜刺激征。蛔虫团、肠套叠或结肠癌等导致的梗阻，可触及相应的腹块。叩诊：腹腔有渗液时，可出现移动性浊音。听诊：机械性肠梗阻早期，肠鸣音亢进，有气过水声或金属音。麻痹性肠梗阻或机械性肠梗阻并发腹膜炎时，肠鸣音则减弱或消失。

四、实验室检查及特殊检查

（1）实验室检查：单纯性肠梗阻早期无明显变化，随着病情发展，因缺水、血液浓缩，血常规可有血红蛋白及血细胞比容升高。白细胞和中性粒细胞计数明显增加。血生化可出现血钾、血氯、血钠降低。代谢性酸中毒时，二氧化碳结合力可降低。

（2）X线平片：一般在肠梗阻发生4~6h，X线即可出现变化。取直立位或左侧卧位摄片，可见到阶梯状的液平面和充气的肠襻。由于梗阻部位不同，X线表现不一，如空肠黏膜的环状皱襞呈"鱼骨刺"样。结肠胀气时显示结肠袋形，位于腹部周边。

五、诊断和鉴别诊断

在诊断过程中必须明确以下几个问题：

1. 是否肠梗阻 典型肠梗阻具有以下特点。

（1）有腹痛、呕吐、腹胀、停止自肛门排气排便这四大症状。

（2）腹部检查可见肠型或蠕动波、腹部压痛、肠鸣音亢进或消失等体征。

（3）腹部 X 线透视或拍片可见气胀肠袢及多个液平面。

但某些病例并不完全具备这些典型表现，特别是某些绞窄性梗阻早期，可能与急性坏死性胰腺炎、输尿管结石、卵巢囊肿蒂扭转等疾病混淆，甚至误诊为一般肠痉挛，尤应注意。肠梗阻的原因需根据年龄、病史、症状、体征、X 线检查等综合分析而做出判断，新生儿肠梗阻以先天性肠道畸形多见；3 岁以下幼儿，则肠套叠多见；儿童可有蛔虫性肠梗阻；青中年患者的常见原因是肠粘连、嵌顿性疝、肠扭转；老年人则以结肠癌或粪块堵塞多见。临床上粘连性肠梗阻最常见，多发生于有腹部手术、外伤或感染史者；而有心脏病者，应考虑肠系膜血管栓塞。

2. 单纯性肠梗阻和绞窄性肠梗阻的鉴别 绞窄性肠梗阻预后严重，必须及早手术治疗，应首先明确或排除。有下列表现者应怀疑为绞窄性肠梗阻：

（1）腹痛发作急骤，起始即呈持续性剧痛，可有阵发性加重，或由阵发性绞痛转为持续性腹痛，或出现腰背痛。

（2）呕吐出现早且频繁，呕吐物为血性或肛门排出血性液体或腹腔穿刺抽出血性液体。

（3）腹胀不对称，可触及压痛的肠袢或有腹膜刺激征，肠鸣音可不亢进。

（4）全身情况急剧恶化，毒血症表现明显，早期出现休克。

（5）X 线检查见孤立、固定胀大的肠袢，可见扩张的肠管充满液体状若肿瘤或显示肠间隙增宽，提示有腹腔积液。

（6）经积极非手术治疗而症状、体征无明显改善。

3. 机械性肠梗阻和动力性肠梗阻的鉴别 前者多须手术，后者常不必手术，故鉴别十分重要。首先分析病史有无机械性肠梗阻因素或引起肠动力紊乱的原发病。机械性肠梗阻的特点是阵发性腹绞痛，腹胀早期可不显著，肠鸣音亢进，X 线检查见胀气限于梗阻以上的肠管，即使晚期并发肠麻痹和绞窄，结肠也不会全部胀气。麻痹性肠梗阻特征为无绞痛、肠鸣音减弱或消失、腹胀显著，X 线检查见全部小肠和结肠都均匀胀气。痉挛性肠梗阻时腹痛突然发作和消失，间歇不规则，肠鸣音减弱而不消失，无腹胀，X 线检查肠亦无明显胀气。

4. 高位肠梗阻和低位肠梗阻的鉴别 高位小肠梗阻，呕吐出现早而频繁，腹胀不明显；低位小肠梗阻和结肠梗阻则反之。后两者可通过 X 线检查鉴别：低位小肠梗阻，扩张的肠管多在腹中部，液平较多，而结肠内无积气。结肠梗阻时扩张的肠管分布在腹周围，胀气的结肠在梗阻处突然中断，小肠内积气则不明显。

5. 完全性肠梗阻和部分性肠梗阻的鉴别 完全性梗阻多为急性发作，症状体征明显且典型。部分性梗阻多为慢性梗阻，症状不明显，可反复发作，可有排气排便。X 线检查完全性梗阻者肠袢充气、扩张明显，梗阻以下结肠内无气体；部分性梗阻则否。

六、治疗

治疗原则是纠正因肠梗阻所引起的全身生理紊乱和解除梗阻，包括非手术和手术治疗两方面。

1. 非手术治疗 是被首先采用的治疗措施，手术治疗必须在此基础上进行。多数动力性肠梗阻只需非手术治疗。对单纯性机械性肠梗阻，尤其早期部分性肠梗阻，如粘连或蛔虫、粪块阻塞所致的肠梗阻，通过非手术治疗可使症状解除；早期肠套叠、肠扭转引起的肠梗阻亦可在严密观察下先行此法使患者免于手术。但在治疗期间必须严密观察，如症状体征不见好转或反有加重，即应手术治疗。非手术治疗具体包括以下措施：

（1）禁食、胃肠减压：怀疑有肠梗阻存在，应严格禁食，超过 2d 即应给予营养治疗。有效的胃肠减压能减少肠腔内积液积气及细菌和毒素量，减轻腹胀，降低肠腔内压，改善肠壁血液循环及因腹胀引起的循环和呼吸窘迫症状。少数轻型单纯性肠梗阻经有效的减压后可恢复畅通。对需手术治疗者，胃肠减压可减少手术操作困难，增加安全性。

高位小肠梗阻一般采用较短的 Levin 管；低位小肠梗阻和麻痹性肠梗阻，用较长的 Miller – Abbott 管并能放置至梗阻部位，则效果较好；结肠梗阻发生肠膨胀时，插管减压多无效，常需手术减压。

（2）纠正水、电解质和酸碱平衡紊乱：是极重要的措施。输液的种类和量要根据患者呕吐情况、脱水类型及程度、尿量及尿比重、血液浓缩程度、血电解质及肌酐测定、血气分析及中心静脉压监测情况综合分析计算。不但要补充因呕吐、胃肠减压等外丢失量，还要充分考虑到渗至肠腔、腹腔等的内丢失量。要注重酸中毒的纠正及钾的补充。绞窄性肠梗阻和机械性肠梗阻晚期尚应注意血浆或全血等的补给。

（3）防止感染和中毒：适时合理应用抗生素可防止因梗阻时间过长或发生绞窄时继发的多种细菌感染。一般选用以抗革兰阴性杆菌及厌氧菌为主的广谱抗生素。

（4）恢复肠道功能：可试用口服或胃肠灌注油类、中医中药、针灸等方法解除梗阻。麻痹性肠梗阻如无外科情况可用新斯的明注射、腹部芒硝热敷等治疗。肠套叠可用空气钡灌肠法，乙状结肠扭转可用结肠镜，使之复位解除梗阻。

此外，适当应用镇静剂、解痉剂等进行对症处理，麻醉性止痛剂只能在确定手术治疗后使用。

2. 手术治疗　各种类型绞窄性肠梗阻、绝大多数机械性肠梗阻以及非手术治疗无效的患者，需做手术治疗。由于急性肠梗阻患者的全身情况常较严重，所以手术的原则和目的是：在最短手术时间内，以最简单的方法解除梗阻和恢复肠腔的通畅。具体手术方法要根据梗阻的病因、性质、部位及全身情况而定。手术的主要内容为：①松解粘连或嵌顿性疝，整复套叠或扭转的肠管等，以消除梗阻的局部原因。②切除坏死或有肿瘤的肠段，引流脓肿等，以清除局部病变。③行肠造瘘术以解除肠膨胀，肠吻合术以绕过病变肠段等，恢复肠道功能。

七、预后

绞窄性肠梗阻的预后不良，死亡率高，达 10% ~ 20%。而单纯性肠梗阻相对较好，死亡率约 3%。

（蔡　策）

第七节　小肠肿瘤

（一）概述

小肠肿瘤（small intestine tumor，SIT）是指发生于小肠的肿物，可发生于小肠各种组织，种类繁多，临床表现缺乏特异性，复杂多样，缺乏有效诊断方法，漏诊或误诊率高，而小肠肿瘤手术切除较容易，早期治愈率较高。因此，早期诊断是提高小肠肿瘤诊治水平的关键。临床医师必须熟悉小肠肿瘤的流行病学及临床表现，对有反复腹痛、腹部包块、不全性肠梗阻及不明原因发热或消化道出血等临床表现的患者应将小肠肿瘤作为主要鉴别诊断之一，对于小肠疾病的各种检查手段宜合理选择、联合应用、互为补充，对于检查阴性而症状反复者须注意定期随访。

（二）流行病学

小肠占胃肠道全长的 70% ~ 80%，其黏膜面积逾消化道总面积的 90%，但小肠肿瘤少见。目前缺乏详细的流行病学资料，但依据现有的临床资料，认为小肠肿瘤占全胃肠道肿瘤的 1% ~ 5%，小肠原发性恶性肿瘤占全胃肠道恶性肿瘤的 1.0% ~ 3.6%。好发部位依次为回肠、空肠、十二指肠，以恶性肿瘤居多，约占 75%，良性者约占 25%。发病年龄多在 40 岁以上，男性多见，男：女为 1.64 : 1。

（三）病因和发病机制

小肠肿瘤的发病与遗传因素、环境因素、免疫因素、胆盐衍生物及病毒感染等因素有关。

（1）遗传因素：研究表明，某些遗传性综合征的患者患小肠癌的发病率明显高于一般人群，占1%～5%，家族性腺瘤性息肉病危险性最高。遗传性非息肉病性结肠癌综合征的患者可发生多源发性癌，常见于结肠、胃、子宫及卵巢。发生于小肠的 Peutz – Jeghers 综合征常引起肠梗阻。

（2）环境因素：临床研究发现，回肠造瘘术的患者发生造瘘术内腺癌的发生率高，可能由于术后回肠造瘘部的菌群与结肠相似，接触的致癌物多于正常回肠。另外，克罗恩病发生癌变的部位多位于炎症活动的病变区，故考虑与慢性炎症刺激及黏膜的内分泌细胞异常增殖有关。

（3）免疫因素：各种原因引起的免疫功能低下者的小肠肿瘤发病率高于一般人群。艾滋病者以 Kaposi 肉瘤和淋巴瘤较常见。

（4）胆盐及其衍生物：研究发现胆盐在细菌的作用下可转变成致癌物质，后者在小肠肿瘤的形成过程中起一定的作用。脂肪摄入与小肠肿瘤的发生明显相关。

一、小肠良性肿瘤

小肠良性肿瘤（benign tumor of the small intestine）发病年龄以 40～60 岁多见，男女发病率相近。肿瘤通常根据组织来源分类，其中腺瘤、平滑肌瘤、脂肪瘤、血管瘤相对常见，而纤维瘤、神经纤维瘤、淋巴管瘤较罕见。

（一）临床病理

（1）腺瘤：好发于十二指肠，可以是单个或多个，也可成串累及整个小肠段。由增生的黏膜腺上皮构成，常呈息肉状。根据其组织学结构可分为 4 种类型，其中管状腺瘤是十二指肠内最常见的良性肿瘤，绒毛状腺瘤和管状绒毛状腺瘤容易发生癌变，Brunner 腺瘤罕见，极少恶变。

（2）平滑肌瘤：好发于空肠和回肠，多单发，由梭形平滑肌细胞组成，边界清楚，但无包膜，外观灰色，呈分叶状。肿瘤大小不一，生长方式多种，以腔内生长多见。15%～20% 的平滑肌瘤可发生恶性变。

（3）脂肪瘤：为起源于黏膜下层、界限明显的脂肪组织肿块，好发于回肠末端，多见于老年男性。

（4）血管瘤：多见于空肠，分为毛细血管瘤、海绵状血管瘤、混合型血管瘤 3 种类型，无被膜，界限不清。

（5）纤维瘤及神经纤维瘤：均少见。纤维瘤由致密的胶原囊及多少不等的成纤维细胞组成，可累及黏膜下、肌层或浆膜层。神经纤维瘤由增生的神经膜细胞和成纤维细胞构成，多发生在终末回肠、盲肠部和升结肠及其相关的肠系膜，常为多发性而称为神经纤维瘤病。

（6）错构瘤样病变：最常见的是 Peutz – Jeghers 综合征，有家族史。错构瘤不属于癌前病变，是肠道息肉而不是真性肿瘤。典型的临床表现是界限清晰的黑色素斑，直径 1～2mm，分布在面部、唇颊黏膜、前臂、手掌、足底、指（趾）和肛周区。息肉数目很多，大小不等，多在空肠和回肠。

（二）临床表现

小肠良性肿瘤多无症状，而在手术、体检或尸检时发现，少数患者以急腹症或腹部肿块就诊。其临床表现与肿瘤类型、瘤体大小、部位、生长方式等有关，一般认为腹痛、消化道出血、腹部肿块、肠梗阻为主要表现，但对确定肿瘤性质无鉴定意义。如腺瘤、平滑肌瘤、脂肪瘤均可使表面黏膜糜烂、溃疡而发生肠道出血，亦都能引起肠套叠、肠腔狭窄、肠扭转导致肠梗阻。血管瘤和错构瘤样病变均主要表现为反复消化道出血。

（三）实验室检查及特殊检查

（1）实验室检查：血常规可有血红蛋白减少，白细胞升高。

（2）X 线钡餐检查：应作为常规和首选，主要的 X 线表现包括充盈缺损、肠襻推移、龛影及肠套叠或梗阻。

（3）内镜检查：胃镜及结肠镜检查可发现十二指肠和回肠末端的肿瘤，对怀疑小肠肿瘤者具有重要的鉴别意义。小肠镜对本病的诊断有重要作用，但因这种方法费时长、技术高，临床尚未普及。胶囊内镜的应用可提高小肠肿瘤的检出率，其缺点是不能取活检。超声内镜对小肠肿瘤的诊断亦有重要价值。

（4）其他：腹部 CT、B 超、放射性核素扫描及选择性肠系膜上动脉造影有助于小肠肿瘤的诊断。对于疑诊者，必要时可行腹腔镜检或剖腹探查。

（四）诊断和鉴别诊断

小肠肿瘤的诊断较为困难，近年来，随着影像、腹腔镜、小肠镜以及胶囊内镜等诊疗技术的提高和应用，其检出率明显提高。对有以下临床表现者需警惕小肠肿瘤可能性：①原因不明的小肠梗阻，或反复发作的不完全性小肠梗阻，并可以除外术后肠粘连及腹壁疝的患者。②原因不明的多次消化道出血，或伴有贫血表现而无胃及结肠病变的患者。③原因不明的下腹部或脐周肿块患者。宜进一步做 X 线或内镜检查等方法加以明确，必要时可考虑剖腹探查。

（五）治疗

手术是首选方法，由于小肠良性肿瘤可引起严重并发症，并有恶变可能，因此一旦诊断明确即应积极切除。近年来，由于内镜和腹腔镜技术发展，一些病例可采用内镜、腹腔镜治疗。

（六）预后

一般经手术切除或内镜下治疗者预后良好，少数可发生癌变。

二、原发性小肠恶性肿瘤

原发性小肠恶性肿瘤（primary malignant tumor of the small intestine）占全消化道恶性肿瘤的 1% ~ 3%，60 ~ 70 岁较多，男性多于女性。小肠恶性肿瘤以腺癌、恶性淋巴瘤多见，平滑肌肉瘤及类癌较少见，其他少见的尚有脂肪肉瘤、纤维肉瘤、血管肉瘤和恶性神经鞘瘤等。

（一）临床病理

（1）腺癌：好发于十二指肠和空肠上段，尤以十二指肠降部最多见。组织学分为腺癌、黏液腺癌及未分化癌，以分化较好的腺癌多见。腺癌呈息肉样肿块或浸润型增生，容易转移至区域淋巴结，晚期穿透浆膜侵犯邻近脏器，并可转移到肝、肺、肾和肾上腺等处。小肠腺癌有时可同时有两个原发病灶，另一个癌灶可位于结肠、乳房、胰腺、肾脏等器官。

（2）平滑肌肉瘤：占各型小肠肉瘤的 90% 以上，可发生于小肠各段，以空肠最多，十二指肠最少。小肠平滑肌肉瘤与平滑肌瘤往往较难区别，肿瘤细胞异型性、凝固性坏死和核分裂象多少对平滑肌肉瘤诊断及其恶性程度判断很重要，一般认为 10 个高倍镜视野下大于 5 个核分裂象是诊断平滑肌肉瘤的依据。肉瘤可直接浸润周围组织或通过血道转移，常见的是肝、肺和骨转移，也可通过腹膜种植转移。

（3）类癌：是一组源于嗜铬细胞，能产生小分子多肽或肽类激素的肿瘤，即 APUD 细胞瘤。90% 以上的类癌发生于胃肠道，主要见于阑尾、小肠和直肠。小肠类癌发病年龄平均 60 岁左右，男性较多。多见于末端回肠，常为黏膜下多发性小肿瘤，发生转移者远多于阑尾和直肠类癌，转移主要和肿瘤大小有关。

（4）恶性淋巴瘤。

（二）临床表现

早期常无典型临床表现，甚至无症状，中晚期出现症状亦表现多样复杂且无规律。主要临床表现有：

（1）腹痛：最常见，轻重不一，隐匿无规律，呈慢性过程，也有急性起病呈急腹症。腹痛可因肠梗阻、肿瘤牵拉、肠管蠕动失调及继发肠管炎症、溃疡、穿孔所致。

（2）消化道出血：以腺癌最常见，平滑肌肉瘤和淋巴瘤次之。可表现为间歇性，反复小量出血，亦可表现为急性消化道大出血。

（3）肠梗阻：多为不完全性梗阻，如肿瘤带动肠扭转，可导致绞窄性肠梗阻。

（4）腹块：恶性肿瘤腹部肿块多于良性肿瘤，肉瘤多于腺癌。

（5）肠穿孔：恶性肿瘤穿孔发生率明显高于良性肿瘤，常由于肠壁发生溃疡、坏死、感染引起，可导致腹膜炎，死亡率高。

（6）其他：常可出现腹泻、发热、腹胀、乏力、贫血、消瘦等症状，位于十二指肠的肿瘤，特别是十二指肠乳头及其附近可出现黄疸。肿瘤广泛浸润可压迫淋巴管引起乳糜泻、小肠吸收不良、低蛋白血症、浮肿、恶病质、腹腔积液及远处转移等症状。此外，类癌由于能分泌 5 - 羟色胺、缓激肽、组胺等生物活性因子，可引起血管运动障碍、胃肠症状、心肺病变等，称为类癌综合征。

（三）实验室检查及特殊检查

各种检查手段运用应遵循合理顺序。腹部平片可显示小肠梗阻的典型征象。怀疑患者小肠肿瘤，常先行胃、十二指肠镜和结肠镜检查，能发现十二指肠和回肠末端病变。如无病变，可通过导管插入将稀钡注入小肠行低张气钡双重对比 X 线检查。如已有梗阻，则禁用稀钡灌肠造影，可先插管吸引减压，梗阻缓解后再用 30% 泛影葡胺溶液经管缓注造影，也有助于小肠肿瘤诊断。X 线主要表现为病变部肠管僵硬、黏膜破坏、充盈缺损、龛影或不规则狭窄，伴有近侧的扩张张及组织阴影等。若上述 X 线造影检查阴性，并不能排除肿瘤存在可能性，应进一步采用选择性肠系膜上动脉造影，对血管瘤和血管丰富的平滑肌肿瘤、腺癌等具有较高诊断率。放射性核素扫描能显示胃肠道出血部位，与血管造影联合应用可提高诊断率，并可作为血管造影的预先检查方法。近年来，内镜技术发展，可望提高小肠肿瘤早期检出率：双气囊小肠镜能观察全部小肠的病变并能进行组织活检，超声内镜对十二指肠肿瘤的诊断和鉴别诊断具有重要的价值，胶囊内镜亦应用于临床，患者耐受良好。至于 B 超、CT 及 MRI，对肿瘤早期诊断价值不大，但对中晚期肿瘤性质鉴别、生长和浸润转移情况、指导肿瘤分期、穿刺活检以及治疗方案有意义。总的来说，虽然小肠肿瘤的检查方法很多，但各有其局限性，应注意联合应用。如经各种检查仍不能确诊，应考虑行腹腔镜检查或剖腹探查术。

（四）诊断和鉴别诊断

小肠恶性肿瘤早期症状多缺乏或不典型，极易漏诊误诊，而且从症状出现到明确诊断往往经历较长时间，一经确诊，多属于晚期。因此对出现下列情况应做进一步检查，及早确诊：①近期食欲减退、消瘦、腹痛、不明原因的反复消化道出血或持续大便隐血阳性，而经食管、胃、结肠等部位各种检查未发现病变者。②无痛性黄疸、慢性腹泻或不完全性肠梗阻，成人反复肠套叠或腹部有肿块者。③不明原因的贫血，伴有粪便隐血反复阳性或有慢性小肠穿孔及腹部包块伴压痛者。

（五）治疗

手术仍为首选的治疗方法，应尽可能行根治手术。多数小肠恶性肿瘤对化、放疗不敏感，化疗需根据病理分类选用药物，以联合用药较好，肝转移者还可行供瘤动脉栓塞化疗。但小肠淋巴瘤术后应辅以化疗和（或）放疗，能明显减少术后复发和提高治愈率。化疗也可提高腺癌术后疗效，但类癌一般对化疗不敏感，类癌患者还应注意防治类癌综合征。

（六）预后

在小肠恶性肿瘤中，5 年生存率腺癌最低，为 20% ~ 28%，预后最差。

三、小肠恶性淋巴瘤

小肠恶性淋巴瘤（malignant lymphoma of the small intestine）起源于肠道黏膜下淋巴组织，在小肠恶性肿瘤中占较大比例，发病年龄多在 40 ~ 50 岁，男多于女，发病部位以回肠最多，其次为空肠。

（一）临床病理

根据组织病理学，淋巴瘤可分为霍奇金淋巴瘤（Hodgkin lymphoma，HL）和非霍奇金淋巴瘤（non

Hodgkin lymphoma，NHL）两大类。2001 年 WHO 的分型方案将淋巴组织肿瘤分为三大类：B 细胞肿瘤、T 和 NK 细胞肿瘤和 HL。NHL 大部分为 B 细胞性，常有侵袭性，发展迅速，早期即易远处扩散。小肠恶性淋巴瘤多为成熟 B 细胞肿瘤，T 细胞淋巴瘤和 HL 很少见。常见的淋巴瘤亚型有：

（1）弥漫性大 B 细胞淋巴瘤：最常见的侵袭性 NHL，呈弥漫生长，常有 bcl-2 或 bcl-6 基因过表达。

（2）伯基特淋巴瘤（Burkitt lymphoma，BL）：多见于感染 EB 病毒的儿童和青少年，多累及末端回肠，是严重的侵袭性 NHL。BL 由形态一致的小无裂细胞组成，表达表面 IgM 和泛 B 细胞标志，伴 t（8；14），与 MYC 基因表达有关。

（3）结外边缘区 B 细胞淋巴瘤：是发生在结外淋巴组织淋巴滤泡及滤泡外套之间区域的淋巴瘤，亦称为黏膜相关性淋巴样组织（MAIJT）淋巴瘤。细胞表达分泌型免疫球蛋白，B 细胞相关抗原，常出现 3 号染色体三体，cylin D_1（-）。临床预后较好，但也可能向高度恶性转化。

（4）套细胞淋巴瘤：由淋巴小结外套区的 B 淋巴细胞发生，常在肠黏膜下形成多个结节，肉眼观察似息肉，称淋巴瘤息肉病。细胞常同时表达 sIgM、IgD 及泛 B 细胞抗原 CD_{19}、CD_{20}、CD_{22} 和 T 细胞相关抗原 CD_5，常有 t（11；14），表达 cylin D_1。本病多见于老年男性，发展迅速，化疗完全缓解率低。

（5）滤泡淋巴瘤：发生于生发中心的淋巴瘤，细胞表达泛 B 细胞标志和 bcl-2 蛋白，伴 t（14；18）。肿瘤属低度恶性 B 细胞淋巴瘤，但不易治愈，病程长，反复复发或转成侵袭性。

（6）T 细胞淋巴瘤：原发性于肠道者少见，包括肠病型 T 细胞淋巴瘤和无肠病表现的 T 细胞淋巴瘤，以前者常见，来源于肠道黏膜 T 淋巴细胞群。细胞表达全 T 细胞抗原（CD_3^+、CD_7^+），也表达 CD_8 和黏膜淋巴抗原 CD_{103}，常存在 TCRβ 基因的克隆性重排。本病多见于有麸质过敏性肠病病史的成年男性，病变常见于空肠，呈单个或多发的黏膜溃疡，为穿孔性，伴或不伴相关性包块。病情进展快，预后差。

（二）临床表现

小肠恶性淋巴瘤病程较短，症状较明显。主要表现为腹痛，呈隐痛、钝痛或胀痛，当有梗阻时，出现阵发性绞痛。其次为恶心、呕吐、食欲减退、体重下降、乏力、腹泻、便秘、间歇性黑便、吸收不良综合征等。常有发热，易并发肠穿孔，也可发生肠套叠。体检时可扪及腹部包块，质地较硬，呈结节状，有时尚可触及肿大淋巴结。

（三）诊断和鉴别诊断

诊断要排除继发性小肠恶性肿瘤，可参考 Dawson 原发性胃肠淋巴瘤诊断标准：①无浅表淋巴结肿大。②无肝脾肿大。③胸片无纵隔淋巴结肿大。④周围血白细胞总数及分类正常。⑤手术证实病变局限于小肠及引流区域淋巴结。

怀疑小肠恶性淋巴瘤，应进一步做影像、内镜等检查。X 线钡剂造影可显示小肠呈现不规则边缘，多发性结节状隆起或溃疡形成。B 超、CT 可显示肠壁局限或不规则增厚、腹腔淋巴结肿大等，超声内镜有助于判断病变深度和分期，对疑难病例应尽早手术，内镜下活检及术后组织病理学检查是最可靠的确诊方法。在组织学诊断基础上，应尽量采用单克隆抗体、细胞遗传学和分子生物学技术，按 WHO 的淋巴组织肿瘤分型标准进行分类分型诊断。

明确淋巴瘤的诊断后，还需根据其分布范围进行临床分期，可参考表 5-2。

表 5-2 原发性小肠 NHL 分期

分期	分布
I 期	累及小肠局部肠段，无淋巴结转移
II 期	累及小肠局部肠段，伴局部淋巴结转移
III 期	累及小肠和膈上、下淋巴结，脾脏
IV 期	广泛累及器官和组织，无论其有无淋巴结受累

（四）治疗

应采取手术，放、化疗等相结合的综合治疗。手术可以切除病灶，解除肿瘤所致的肠梗阻，还可预防出血和穿孔。对肿瘤局限于某一肠段，无或仅有区域淋巴结转移或肠道梗阻有明显外科体征者，首选手术治疗。但除局限于黏膜层的孤立病灶外，其余术后需辅加放疗或化疗，对有残存病变者可先给予放疗。

如病变广泛则根据肿瘤范围和恶性程度，进行以化疗为主的放、化疗结合的综合治疗。滤泡淋巴瘤、边缘区淋巴瘤等低度恶性 NHL，放、化疗有效，但不易缓解。单药可给予苯丁酸氮芥或环磷酰胺，联合化疗可用 COP 方案（环磷酰胺、长春新碱、泼尼松）。临床资料表明无论单药或联合化疗，强烈化疗效果差，不能改善生存。新药氟达拉宾、2－氯去氧腺苷等有报道能提高缓解率。高度恶性 NHL，如大 B 细胞淋巴瘤、套细胞淋巴瘤、周围性 T 细胞淋巴瘤等，不论分期均应以化疗为主，常用的化疗方案为 CHOP（环磷酰胺、阿霉素、长春新碱、泼尼松）、BACOP（博莱霉素、阿霉素、环磷酰胺、长春新碱、泼尼松）等，伯基特淋巴瘤等增生极快，应采用强烈的化疗方案予以治疗。小肠 HL 非常少见，其化疗方案同其他部位的 HL，一般首选 ABVD 方案（阿霉素、博莱霉素、长春碱、达卡巴嗪）。

近年来，生物辅助治疗淋巴瘤取得可喜进展：①单克隆抗体：凡 CD_{20} 阳性的 B 细胞淋巴瘤，均可用 CD_{20} 单抗治疗，与化疗合用疗效更好。②干扰素 α：用作低度恶性淋巴瘤化疗后的维持治疗，可延长患者的无病生存期。③bcl－2 的反义寡核苷酸：可减少 bcl－2 基因的表达，促使表达 bcl－2 的淋巴瘤细胞凋亡，靶向治疗淋巴瘤。

中、高度恶性 NHL 患者，如常规治疗只取得部分缓解或复发，应及时做自体骨髓移植治疗。对某些高危型如伯基特淋巴瘤，如不为化疗和放疗所缓解，宜考虑行异基因骨髓移植。

（五）预后

恶性淋巴瘤预后较差，仅次于腺癌，5 年生存率约 35%，与年龄、性别、组织病理类型及原发肿瘤大小等因素有关。

（蔡　策）

第六章

大肠疾病

第一节 克罗恩病

1904 年，波兰外科医生 Antoni Lesniowski 首次描述了以腹痛、腹泻和肠梗阻为主要临床症状，病变主要累及末端回肠的终末回肠炎（ileitis terminalis）。1932 年，美国胃肠病学家 Burrill Bernard Crohn 描述了 32 例类似病例，并命名为末端回肠炎（terminal ileitis），后改为局部性回肠炎（regional ileitis）。1973 年，世界卫生组织（WHO）将该病正式定名为克罗恩病（Crohn disease，CD）。CD 的中文名称曾为克隆病，2002 年中华医学会正式定名为克罗恩病。由于 CD 和溃疡性结肠炎（ulcerative colitis，UC）均以肠道炎症性病变为主，CD 和 UC 也被合称为炎症性肠病（inflammatory bowel disease，IBD）。本病迄今尚无彻底治愈的方法，外科切除病变肠段后也可能复发。因此，本病为终身性、致残性疾病。

一、流行病学

CD 是全球性疾病，但其流行病学特征在不同地域、不同人群中有较大的差异。在欧美地区最为多见，欧洲平均年患病率为 24.3/10 万，北美地区的平均年发病率为 20.2/10 万。近年来，随着地区的工业化及生活方式的西方化，CD 在亚洲与拉丁美洲中的发病率有明显的上升。发达国家研究认为 CD 发病率呈双峰分布，在 20 岁左右为第一个高峰，在 60 岁左右出现第二个较小的高峰，女性发病率较高，男女比例 1∶（1.46～1.60）。亚洲地区的研究发现男性 CD 发病率较高，男女之比为（1.4～2.9）∶1。

虽然我国 CD 发病率明显低于欧美国家，也低于韩国、日本等亚洲国家，但近年发病率呈明显的逐年升高趋势，目前已成为消化系统常见疾病。据我国资料统计，近 55 年来我国 CD 总体发病率及患病率分别为 0.848/10 万和 2.29/10 万，大多数分布在我国的北部、东部、南部等经济较发达地区，发病高峰年龄为 18～35 岁，男性略多于女性（男∶女约为 1.5∶1）。最新的资料显示，近 10 年来我国 CD 的发病率已高达 5/10 万，而且主要分布在我国东南经济发达地区。

二、病因学

目前，CD 的病因尚不清楚，普遍认为是基因易感性和环境因素相互作用所致。高危环境因素作用于基因易感人群，诱导消化道免疫系统以及机体免疫系统产生过激免疫应答，导致消化道损伤及肠外病变。其中，环境因素在 CD 的发生中可能起更重要的作用。

关于 CD 发病机制，大量的研究发现，无论何种诱因，CD 发生的共同通道是机体免疫过激，损伤肠道黏膜屏障。肠道黏膜屏障的破坏使肠道免疫系统长期暴露在大量抗原中，导致肠道免疫系统的过度反应，进一步激活机体产生过激的免疫应答，最终导致肠道损伤的进一步加重，出现 CD 的病理生理变化和临床表现。其中，Th1 淋巴细胞在 CD 患者产生过激免疫应答中起重要作用。

（一）基因易感性

CD 的基因易感性是指具有某些基因或基因组的人群发生 CD 的可能性较大。迄今已发现 100 多个基因及基因组与 CD 相关，其中 NOD2 是影响 CD 发病的一个显著基因。与 CD 发病相关的 NOD2 基因变体有 Arg702Trp、Gly908Arg 及 Leu1007fsinsC，这些 NOD2 变体在西方种群的白种人和犹太人体内常见，但在东亚人群中并未发现该现象。尽管 CD 的发生具有基因易感性，但目前认为 CD 不是遗传性疾病。

（二）环境因素

CD 的环境因素包括吸烟、食物、药物、精神心理异常和环境污染。

1. 吸烟　与 CD 的发生和发展关系密切。吸烟者 CD 发生率比正常人高 2 倍；吸烟导致 CD 病情恶化；吸烟有利于 CD 复发，而戒烟有利于 CD 病情的缓解。吸烟参与 CD 发生和发展的具体机制目前仍不清楚，可能与下列因素相关：氧化应激增强；调节细胞免疫和炎症因子表达；调节肠黏膜黏液分泌；改变肠黏膜微循环。

2. 饮食　在 CD 的发生中有重要作用。高糖高脂肪高蛋白饮食含有较多的抗原，易于诱导变态反应；高糖、高脂肪、高蛋白饮食减少肠黏液的产生，破坏黏膜屏障；高糖、高脂肪、高蛋白饮食有利于致病性较强的类杆菌生长，导致肠道菌群失调。

3. 肠道菌群失调　是 CD 发病的重要原因，也是当前 CD 发生机制和临床治疗研究的热点。肠道菌群失调与饮食习惯、抗生素的应用及地理环境密切相关。肠道菌群失调可损伤肠黏膜屏障，提高肠道免疫系统对肠道菌群及食物蛋白的敏感性，进一步激活肠道及全身免疫系统，产生过激的免疫应答。

4. 药物　多种药物史与 CD 发生相关。

（1）NSAID：长期大剂量服用 NSAID 患者 IBD 发生率增加，尤其是 CD（升高 6 倍），其机制可能是增加肠道黏膜通透性及减少前列腺素合成。

（2）抗生素：出生后 1 年内使用过抗生素的儿童 CD 发生率升高；接受两种以上抗生素治疗 2 年以上的成人 CD 发生率升高，机制是改变肠道菌群。

（3）激素：口服避孕药女性 CD 和 UC 发生率均升高；以雌激素进行替代治疗，女性 CD 和 UC 发生率均升高，其机制可能是增强体液免疫功能，促进巨噬细胞增殖。

5. 维生素 D　研究发现 CD 患者维生素 D 水平较低，维生素 D 水平与 CD 发生率呈正相关，补充维生素 D 对 CD 有治疗作用，提示维生素 D 参与了 CD 的发生，其机制可能是维生素 D 调节 Tr 和 NK 细胞免疫活性。

6. 精神心理因素　近年的研究发现，CD 的发生与脑 - 肠轴异常有关：紧张、精神压力能激活交感神经系统和肥大细胞，抑制迷走神经，调节前额叶 - 杏仁核复合体活性，增强外周肾上腺皮质激素系统活性，抑制抗炎因子产生及活性，促进致炎因子产生及活性，从而诱发肠道免疫系统产生一系列过激免疫应答，参与 CD 的发生和发展。

7. 环境污染　CD 的发生和空气等环境污染相关，尤其是与空气中 NO_2 浓度相关。多种环境污染均导致肿瘤坏死因子 α（TNF - α）等致炎因子高表达，诱发 CD。

此外，CD 的发生与卫生状况、消化道感染性疾病及阑尾手术史也具有相关性。

三、病理生理学

虽然 CD 病变主要发生于回盲部，但可波及全消化道，导致消化道一系列结构和功能紊乱，包括肠道炎症致消化道狭窄、梗阻以及瘘管的形成，可导致食物摄入障碍；肠道黏膜损伤以及肠道瘘管的形成，可导致食物消化、吸收障碍以及大量营养物质丢失，可产生不同程度的营养不良；由于 CD 的发生本身与精神心理因素相关，也由于长期疾病状态的不良刺激，患者还可能有不同程度的精神心理障碍，甚至抑郁症。

四、病理学

CD 可累及自口腔到肛门的消化道任何部位，多呈节段性、局灶性、非对称性分布，其中最常见的病变部位为回肠末段和右半结肠，其次见于小肠（主要在回肠，少数见于空肠），直肠常不受累。CD 病变在纵轴上表现为跳跃性或节段性，在横轴上表现为偏心或不对称。

（一）CD 的大体形态特点

（1）病灶呈节段性，病灶间被正常黏膜分隔。

（2）最早、最明显的病损表现为细小而边界清楚的黏膜溃疡，称为"阿弗他"溃疡或鹅口疮样，随着溃疡不断扩展融合，形成匐形状或裂隙状，将肠黏膜分割，呈现出鹅卵石样外观。

（3）病变累及全肠壁各层，炎症浸润、纤维组织增生使肠壁增厚变硬，形成铅管样肠腔狭窄。

（二）CD 的组织学特点

（1）非干酪样肉芽肿，是 CD 较具特征性的病理改变，由类上皮细胞和多核巨细胞构成，可以发生于肠壁各层，也可见于附近的淋巴结、肠系膜以及肝。

（2）裂隙样溃疡，呈缝隙状，见于约 30% CD 患者，可深达黏膜下层甚至肌层，是 CD 穿孔和瘘管的病理基础。

（3）肠壁各层均有炎症病变是 CD 普遍的组织学改变，即从肠黏膜至浆膜层均有炎症反应。早期表现为局部组织坏死和溃疡形成，随着炎症的发展，黏膜下慢性炎细胞浸润，最后肠壁各层受累，表现为水肿、淋巴管扩张、淋巴组织增生和纤维组织增生。中性粒细胞则易侵犯隐窝，常导致隐窝炎和隐窝脓肿，是活动性病变的标志。

五、临床表现

CD 好发于青少年，常起病隐匿、进展缓慢，病情复杂，可累及消化道多个部位，从发病至确诊往往需数月至数年。此外，在 50 岁左右也有一个较小的高发期。本病病程漫长，有长短不等的活动期与缓解期交替以及终生复发倾向。少数急性起病，可表现为急腹症，酷似急性阑尾炎，或以肠穿孔或肠梗阻为首发。

（一）消化系统表现

1. 腹痛　为本病最常见临床症状。多位于右下腹或脐周，常为间歇性、痉挛性阵痛，伴腹鸣。常有进餐后加重，排便或肛门排气后缓解。腹痛的发生可能与肠内容物通过炎症、狭窄肠段，引起局部肠痉挛有关，亦可由部分或完全性肠梗阻引起。若出现持续性腹痛和明显压痛，提示炎症波及腹膜或腹腔内脓肿形成。突发的全腹剧痛和腹膜刺激征，可能系病变肠段急性穿孔诱发急性腹膜炎所致。

2. 腹泻　亦为本病常见临床症状之一，主要由病变肠段炎症渗出、蠕动增加及继发性吸收不良引起。腹泻先是间歇发作，病程后期可转为持续性。粪便多为糊状，一般无肉眼脓血。病变涉及下段结肠或肛门直肠者，可有黏液脓血便及里急后重。

3. 腹部包块　多位于右下腹与脐周。见于 10% ~ 20% 患者，由于肠粘连、肠壁增厚、肠系膜淋巴结肿大、内瘘或局部脓肿形成所致。固定的腹块提示有粘连，多已有肠外瘘或腹腔脓肿形成。

4. 瘘管形成　因透壁性炎性病变穿透肠壁全层至肠外组织或器官而成。瘘管形成是 CD 的临床特征之一，往往作为与溃疡性结肠炎鉴别的依据。瘘分内瘘和外瘘，前者可通向其他肠段、肠系膜、膀胱、输尿管、阴道、腹膜后等处，后者通向腹壁或肛周皮肤。肠段之间内瘘形成可致腹泻加重及营养不良。肠瘘通向的组织与器官因粪便污染可致继发性感染。外瘘或通向膀胱、阴道的内瘘均可见粪便与气体排出。

5. 肛门周围病变　包括肛门直肠周围脓肿、窦道、瘘管及肛裂等病变，见于部分患者，有结肠受累者较多见。有时这些病变可为本病的首发或突出的临床表现。

（二）全身表现

本病全身表现较多且较明显，其中发热及营养不良最常见。

1. 发热　为常见的全身表现之一，与肠道炎症活动及继发感染有关。间歇性低热或中度热常见，偶有呈弛张高热伴毒血症。少数患者以发热为主要临床症状，甚至较长时间不明原因发热之后才出现消化道临床症状。

2. 营养障碍　由慢性腹泻、食欲减退、慢性消耗及消化吸收不良等因素所致。表现为消瘦、贫血、低蛋白血症和维生素缺乏等。青春期前起病常有生长发育障碍。

3. 肠外表现 本病可有全身多个系统损害,因而伴有一系列肠外表现,包括杵状指(趾)、关节炎、结节性红斑、坏疽性脓皮病、口腔黏膜溃疡、虹膜睫状体炎、葡萄膜炎、小胆管周围炎、硬化性胆管炎、慢性活动性肝炎等,淀粉样变性或血管栓塞性疾病亦偶有所见。

六、并发症

CD 的并发症发生率较高,多与疾病活动性相关,并与病变部位、临床类型等有关。常见的并发症包括肠梗阻、肠穿孔、消化道大出血。CD 并发症的出现常预示病情严重,预后差。

(一)肠梗阻

可由活动性炎症或由纤维增生以及肠粘连导致肠腔狭窄引起。前者可随炎症消退而缓解,后者通常需要内镜下治疗或外科治疗。

(二)肠穿孔

由于 CD 的病变波及肠道管壁全层,当炎症严重时,可自发肠穿孔,也可由肠道清洁及肠镜检查所致。多为慢性,若发生急性穿孔,可导致急性腹膜炎。

(三)消化道大出血

当炎症损伤较大的血管时,可引起消化道大出血。

此外,脂肪肝也较常见,可能与营养不良及毒素作用相关。可能因胆盐的吸收障碍肠内草酸盐吸收过多,胆结石和尿路结石也不少见。病程较长时,可有肠道癌变。

七、辅助检查

(一)实验室检查

虽然 CD 的实验室检查手段较以往明显增多,但是尚未找到一个同时拥有高敏感性及特异性的实验室诊断方法。

1. 血常规 大部分患者有不同程度的贫血、血小板升高和白细胞异常。贫血与营养不良、失血、骨髓抑制以及铁、叶酸和维生素 B_{12} 等吸收减少有关。白细胞异常则与病变活动性、药物治疗及继发感染相关。血小板升高则原因不明。

2. 粪便常规 可见红、白细胞,潜血试验常阳性。

3. 血生化 黏蛋白增加,清蛋白降低,血清钾、钠、钙、镁等可下降。

4. 炎症指标 降钙素原、C -反应蛋白(CRP)及红细胞沉降率(ESR)等炎症活动性指标可有不同程度升高,并与炎症活动性呈正相关。

5. 血清学抗体

(1)抗中性粒细胞胞浆抗体(anti - neutrophil cyto plasmic antibodies, ANCA):CD 患者可出现一种斑点状的 ANCA(sANCA),溃疡性结肠炎(UC)患者的 ANCA 则表现为核周的染色(pANCA)。

(2)抗胰腺腺泡抗体(PAB):20 世纪 60 年代,人们发现 CD 和急性胰腺炎之间可能存在相关性。有资料表明,有 27% ~39% 的 CD 患者血清中存在 PAB,而只有 5% 的 UC 患者血清中存在 PAB。虽然 PAB 对 CD 的特异性可能较高,但因为其敏感性太低,临床上单独应用价值有限。

(3)抗酿酒酵母抗体(anti - saccharomyces cerevisiae antibodies, ASCA):是一种针对真菌菌属的抗体。ASCA 被认为是 CD 理想的血清标志物之一,具有较高的特异性,联用 ASCA 和 pANCA 在 CD 和 UC 的鉴别诊断中具有较高的准确性。

(4)抗鸟型分枝杆菌结核抗原抗体(mycobacterium avium subspecies paratuberculosis, MAP)。

(5)细菌相关抗原:肠道菌群失调被认为是 IBD 的发病机制中的重要因素,所以对于部分细菌抗原的检测,可以提示肠道炎症性疾病的状况。

(6)粪中性粒细胞衍生蛋白:包括乳铁蛋白(lactoferrin, LF)、钙卫蛋白(calprotectin, CaD)、多形核中性粒细胞弹力蛋白酶（polymorphonuclear neutrophil elastase，PMN－e）等实验室指标用于 CD 的诊断及病情评估、预后具有很大的潜在价值。

（二）影像学检查

胃肠钡餐造影、钡灌肠造影检查是诊断本病的重要手段，气钡双重对比造影有助于发现早期病变。小肠病变宜行胃肠钡剂造影，结肠病变可行钡剂灌肠检查。X 线表现上，可见黏膜皱襞粗乱、纵行性溃疡或裂沟、鹅卵石征、假息肉、多发性狭窄或肠壁僵硬、瘘管形成等 X 线征象，病变呈节段性分布。由于肠壁增厚，可见填充钡剂的肠襻分离。

腹部超声、CT、MRI 可显示肠壁增厚、腹腔或盆腔脓肿、包块等。

同位素炎症定位显像有助于早期诊断 UC 与 CD，特别是能够判断疾病的活动度，评价其对治疗的反应。

（三）内镜检查

任何疑诊 CD 的患者，都必须在全消化道内镜检查的基础上完成诊断与鉴别诊断。

1. 结肠镜检查　结肠镜是 CD 最敏感的检查方法，结肠镜检查（包括染色、放大及超声技术）不但可以直接观察肠道病变，而且可以进行黏膜活检。结肠镜检查应达末段回肠，行多段多点活检，包括病变部位和非病变部位。内镜下最具特征的内镜表现包括黏膜水肿糜烂、沟槽样纵行溃疡、鹅卵石样改变、假息肉及肠腔狭窄、回肠末端受侵等。本病变多呈节段性、非对称性分布。肠道狭窄为最常见的内镜表现。因为 CD 病变累及范围广，为肠壁全层性炎症，故其诊断往往需要 X 线与结肠镜检查的相互配合。结肠镜检查直视下观察病变，对该病的早期识别、病变特征的判断、病变范围及严重程度的估计较为准确，且可取活检，但只能观察至回肠末段，遇肠腔狭窄或肠粘连时观察范围会进一步受限。X 线检查可观察全胃肠道，显示肠壁及肠壁外病变，故可与结肠镜互补，特别是在小肠病变的性质、部位和范围的确定上仍然是目前最为常用的方法。

2. 小肠胶囊内镜检查　是通过具有摄影及无线传输功能的胶囊观察小肠的新技术，其可观察传统胃肠镜检查无法企及、放射学检查可能遗漏的小肠病变，SBCE 操作方便，痛苦少，对发现小肠黏膜敏感较好，但对一些轻微病变的诊断缺乏特异性，且有发生滞留的危险。主要适用于疑诊 CD 但结肠镜和小肠放射影像学检查阴性者。SBCE 检查阴性，倾向于排除 CD；阳性结果需综合分析和进一步检查证实。SBCE 检查的禁忌证包括胃肠道梗阻、狭窄或瘘管及装有起搏器或其他电子医疗器械、吞咽功能异常患者。

3. 小肠镜检查　目前我国常用的小肠镜检查是气囊辅助式小肠镜（BAE），如双气囊肠镜（DBE）。该检查可直视观察病变、取活检和进行内镜下治疗，但为有创性检查，有一定并发症的风险。BAE 主要适用于其他检查（如 SBCE 或放射影像学）发现小肠病变或尽管上述检查阴性而临床高度怀疑小肠病变需进行确认和鉴别者，或已确诊 CD 需 BAE 检查以指导或进行治疗者。小肠镜下 CD 病变特征与结肠镜所见相同。DBE 与 SBCE 相比最主要的优势是可以取活检和在检查过程中可以行一些治疗措施。DBE 比放射学检查在发现小肠病变具有更高的敏感性。然而，完整的小肠评估在近端炎症病变严重时受限，风险比 SBCE 要高。DBE 在需取组织做病理检查及治疗操作时是必需的。

4. 胃镜检查　部分 CD 病变可累及食管、胃和十二指肠，但一般很少单独累及。原则上胃镜检查应列为 CD 的常规检查，尤其是有上消化道临床症状者。

（四）活组织检查

临床上无论 CD 内镜表现是否具有特征性，均应行黏膜活检及病理学检查，活检对诊断与鉴别诊断有重要价值。本病的典型病理组织学改变是非干酪性肉芽肿，大多表现为淋巴细胞聚集，极少数可见纵行溃疡及非干酪样坏死性肉芽肿。还可见裂隙状溃疡、固有膜底部和黏膜下层淋巴细胞聚集、黏膜下层增宽、淋巴管扩张及神经节炎等。

虽然目前国内外的指南均主张为明确诊断与鉴别诊断，结肠镜检查时应行多段多点活检，包括病变部位和非病变部位，但这种活检具有盲目性，损伤大，易漏诊和误诊。随着内镜下染色（包括化学染色和电子染色）、放大以及超声技术的逐渐普及，有越来越多的学者主张在内镜下染色、放大以及超声技术的全程指导下在可疑病变部位行定点活检。定点活检能够确保活检阳性率高，诊断准确，损伤小。

由于取材的局限性，CD 活检标本的病理学检查常不能反映肠道病变的全貌，因而诊断价值明显低于手术切除标本病理学诊断价值。

（五）其他检查

肠吸收功能试验因小肠病变而做广泛肠切除或伴有吸收不良者，可做肠吸收功能试验。

八、诊断与鉴别诊断

CD 诊断无金标准，需要结合病史、临床表现、内镜、病理组织学、影像学和临床生物化学检查综合分析。基因检测对 CD 的诊断和病情评价可能具有积极意义，但尚未常规应用于临床。

详细的病史应该包括关于临床症状初发时各项细节问题，包括近期的旅行、食物不耐受、用药史（包括抗生素和非甾体类抗炎药）。同时还应高度关注吸烟史、CD 家族史、阑尾手术史及近期胃肠炎感染史等 CD 发病的高危因素。详细的病史还应包括夜间症状、肠外表现（包括口、皮肤、眼睛、关节、肛周皮肤或肛裂）。详细的病史对 CD 的诊断与鉴别诊断有重要参考价值。

一般检查包括一般情况、脉搏、血压、体温、腹部压痛或腹胀、可触及的包块、会阴和口腔的检查以及直肠指检。应常规测量体重及计算体质指数，同时进行营养评估。

部分患者早期无明显的临床表现，或无特异。当有典型且明确的临床表现时，提示病变已导致消化道结构和功能障碍。

无论是否已波及全消化道，全消化道的内镜及组织病理学和影像学检查均是必要的。内镜下的染色、放大及超声检查对诊断与鉴别诊断有重要价值。

临床血液、生化及免疫学检查对 CD 的诊断、鉴别诊断和病情评估有重要意义。

（一）诊断要点

在排除其他疾病基础上，可按下列要点诊断：

（1）具备上述临床表现者可临床疑诊，应进一步检查，尤其是全消化道内镜检查。

（2）同时具备上述结肠镜或小肠镜（病变局限在小肠者）特征以及影像学（小肠造影 CTE 或 MR 肠动描记法 MRE，无条件者采用小肠钡剂造影）特征者，可临床拟诊。

（3）如再加上活检提示 CD 的特征性改变，且能排除肠结核和淋巴瘤，可做出临床诊断。

（4）如有手术切除标本（包括切除肠段和病变附近淋巴结），可根据标准做出病理确诊和临床诊断。

（5）对无病理确诊的初诊病例，随访 6～12 个月以上，可予对症处理，根据对治疗的反应和病情变化，符合 CD 自然病程者，可做出临床确诊。

（6）如与肠结核混淆不清，但倾向于肠结核者，应按肠结核进行诊断性治疗 8～12 周，再行鉴别。

世界卫生组织（WHO）曾提出 6 个诊断要点的 CD 病理诊断标准（表 6-1），该标准最近再次被 2010 世界胃肠病学组织（WGO）推荐，可供参考。

表 6-1 2010 世界胃肠病学组织推荐世界卫生组织推荐的 CD 诊断要点

项目	临床	X 线片	内镜	活检	切除标本
①非连续性或节段性改变		+	+		+
②鹅卵石样表现或纵行溃疡		+	+		+
③全壁性炎性反应改变	+（腹块）	+（狭窄）	+（狭窄）		+
④非干酪性肉芽肿				+	+
⑤裂沟、瘘管	+	+			+
⑥肛门部病变	+			+	+

注：具有①、②、③者为疑诊，再加上④、⑤、⑥三者之一可确诊；具备第④项者，只要加上①、②、③三者之二亦可确诊；应用现代技术 CTE 或 MRE 检查多可清楚显示全壁炎而不必仅局限于发现狭窄。

（二）诊断流程

1. 确立诊断　对于疑诊 CD 的患者，回肠结肠镜检查并活检末端回肠及各结肠段寻找 CD 的镜下证据，是建立诊断的第一步。

不管回肠末端的内镜检查结果如何，需进一步检查上消化道及小肠，了解 CD 病变的位置及范围。

怀疑重症 CD 的患者，腹部 X 线片在早期诊断中是很有价值的，可发现小肠或结肠膨胀、骶髂关节炎、韧带骨刺等以及右髂窝可见大块压迹，可辅助 CD 的诊断。

2. 明确病变程度、病变范围和并发症　内镜及放射学检查相结合可确定病变的部位和累及范围，以此为依据才能制订出最佳的治疗方案。

（1）MR 肠成像（MRE）和 CT 肠成像（CTE）：是一种诊断 CD 肠内受累及渗透性病变具有高度精确性的成像技术。MRE 和 CTE 检查小肠需要经口服造影剂对比来获得足够的扩张。灌肠比口服能更好地使小肠扩张，肠腔对比更好。选择技术时需考虑辐射，因为钡剂造影敏感性低。

（2）腹部超声：是一种有用的评估肠道炎症的辅助技术。可透过腹部的超声代表另一种非离子技术，也许可发现疾病的活动，特别适用局限于回肠的 CD。

（3）小肠胶囊内镜（SBCE）：在诊断小肠病变时比 MR 或 CT 的敏感性要高，特别是发现黏膜表面的病变。对于怀疑炎症性肠病所致肠梗阻的患者，能自溶的 SBCE 可作为一线检查；临床高度可疑但回肠结肠镜检查及放射学检查阴性的患者，SBCE 可作为二线检查。

（4）双气囊肠镜（DBE）：比放射学检查在发现小肠病变方面具有更高的敏感性。然而，完整的小肠评估在近端炎症病变严重时受限，风险比 SBCE 要高。DBE 在需取组织做病理检查及治疗操作时是必需的。

3. 狭窄性病变　包括炎症性及纤维增生性狭窄。区分炎症性及纤维增生性狭窄对治疗的选择是重要的，前者可通过内科治疗缓解，而后者必须通过内镜治疗或外科治疗。

对于狭窄性病变最可靠的标准是局部的、持久性的狭窄，可通过狭窄前肠道扩张来排除功能性病变。

检查结肠及末端回肠狭窄首选结肠镜，可以取组织做病理诊断。当病变处内镜不能通过时，辅助的放射学检查在排除额外的狭窄病变是必要的。简单的放射成像可以确定小肠梗阻但是不能描述病因，另行 MR 或 CT 诊断试验是必要的。

超声有利于发现小肠狭窄前的扩张的严重病例。如果结肠镜因为狭窄不能使用，MR 或 CT 结肠成像（CT）可用来评估内镜未能发现的检查炎症病变的肠段。

4. 肠壁外并发症　CD 肠壁外腹腔并发症包括腹腔脓肿、窦道和瘘管。尽管腹部 MR 和 CT 对该类并发症的诊断具有高度精确性，但 US 仍是最简单易行的诊断方法。

5. 肛周病变　CD 的肛周病变包括肛周脓肿、窦道和瘘管。盆腔 MR 是该类并发症最有效的诊断技术，超声（包括体表超声和腔内超声）也有重要诊断价值。

（三）疾病评估

1. 临床类型　2005 年蒙特利尔修订的维也纳分型为目前 CD 分型的国际标准（表 6-2）。

表 6-2　CD 临床类型

确诊年龄（A）		病变部位（L）			疾病行为（B）		
A1	≤16 岁	L1	回肠末端	L1 + L4[b]	B1[a]	非狭窄非穿透	B1p[c]
A2	17 ~ 40 岁	L2	结肠	L2 + L4[b]	B2	狭窄	B2p[c]
A3	>40 岁	L3	回结肠	L3 + L4[b]	B3	穿透	B3p[c]
		L4	上消化道				

注：B1[a] 可发展为 B2 或 B3；L4[b] 可与 L1、L2、L3 同时存在；p[c] 为肛周病变，可与 B1、B2、B3 同时存在。

2. 疾病活动度　患者 CD 活动指数（CDAI）大于 150 定义为活动性病变（表 6-3）。现在更倾向于 CDAI 联合 CRP >10mg/L 来评价 CD 的活动度。疾病缓解的标准为 CDAI <150，生物学指数 Brignola

<100 也是必需条件，这一指标的优点是更具客观性，对 CD 缓解期维持的评估研究应持续至少 12 个月。

表 6 – 3 Best CDAI 计算法

变量	权重
稀便次数（1 周）	2
腹痛程度（1 周总评，0～3 分）	5
一般情况（1 周总评，0～4 分）	7
肠外表现与并发症（1 项 1 分）	20
阿片类止泻药（0、1 分）	30
腹部包块（可疑 2 分；肯定 5 分）	10
血细胞比容降低值（正常值[a]：男 0.40，女 0.37）	6
100 ×（1 – 体重÷标准体重）	1
总分 = 各项分值之和	

注：血细胞比容正常值按我国标准；CDAI < 150 分为缓解期，CDAI ≥ 150 分为活动期，150～220 分为轻度，221～450 分为中度，> 450 分为重度。

CD 的临床疾病活动度分为轻度、中度和重度（表 6 – 4）。

表 6 – 4 CD 活动度分级

轻度	中度	重度
CDAI 在 150～220 之间	CDAI 在 220～450 之间	CDAI > 450
例如，可步行和日常饮食，体重减轻 < 10%。没有肠梗阻、发热、脱水、腹部包块或触痛。CRP 通常高于正常值上限	例如，间歇性呕吐，或体重减轻 > 10%。按轻度治疗无效，或有触痛的包块。没有明显梗阻。CRP 高于正常上限	例如，恶病质（BMI < 18），有梗阻或脓肿。经强化治疗后临床症状持续。CRP 升高

3. 应答　CD 对治疗的应答定义为 CDAI 下降幅度大于等于 100。

4. 复发　确诊为 CD 的患者在经过内科治疗取得临床缓解或自发缓解后，出现临床症状复燃。复发需经实验室、影像学或内镜检查证实，同时 CDAI > 150，且比基线升高大于等于 100 点。

5. 早期复发　经治疗取得缓解后 3 个月内出现复发称为早期复发。

6. 复发的方式　包括不频发型（小于等于 1 次/年）；频发型（大于等于 2 次/年）；持续发作型（活动性 CD 患者临床症状持续发作，无缓解期）。

7. 激素抵抗　泼尼松龙用量达到 0.75mg/（kg·d），超过 4 周，疾病仍然活动者。

8. 激素依赖　符合下列两项中一项即为激素依赖。

（1）在保证没有疾病活动复发的情况下，自开始使用激素起 3 个月内不能将激素用量减少到相当于泼尼松龙 10mg/d（或布地奈德 3mg/d）的剂量。

（2）停用激素后 3 个月内复发者。

在确定激素抵抗或激素依赖前，应仔细排除疾病是否存在并发症。

9. 再发　CD 患者外科手术后再次出现病变（以上提到的复发是指临床症状的再次出现）。

10. 形态学再发　手术彻底切除肉眼可见的病变后再次出现的 CD 病变。通常出现在"新"回肠末端和（或）吻合口，可通过内镜、影像学检查及外科手术发现。

镜下再发：目前根据 Rutgeerts 标准评估和分级。

0 级：没有病损。

1 级：阿弗他病损，少于 5 处。

2 级：阿弗他病损，多于 5 处，病损间黏膜正常；或跳过较大的病变区域，或病损局限于回结肠吻合口黏膜（小于 1cm）。

3 级：弥散性阿弗他回肠炎，伴有弥漫的黏膜炎症。

4 级：弥散性回肠炎合并较大的溃疡、结节样病变或狭窄。单纯的充血水肿被认为是再发的标志。

11. 预后　CD 病程总的趋势是进行性的，病情会逐渐加重，但 CD 是慢性疾病，尤其是在合理而优化的抗 CD 治疗基础上，CD 患者可维持长期的缓解，能像正常人一样工作和生活。

但是，具有下列情形的 CD 患者，通常预后不良。

（1）有肛周病变。

（2）回结肠受累。

（3）病变范围超过 100cm。

（4）上消化道受累。

（5）青少年期发病。

（6）初始即需要激素治疗。

预后不良的主要表现为肠梗阻、腹腔脓肿、肠瘘、肠穿孔、消化道大出血、复杂肛瘘、肠切除手术和死亡等发生率均较高。

（四）鉴别诊断

1. 肠结核　与 CD 鉴别最困难的疾病是肠结核（intestinal tuberculosis，IT）。近年来 CD 与 IT 的发病率均呈上升趋势，两者的临床、内镜、病理和影像学均相似，因此，两者的鉴别十分困难。在临床表现上，IT 在消化系统也有腹痛、大便性状改变、腹部肿块、肠梗阻和瘘管的形成，但若出现肠道内外瘘和肛门直肠周围病变则是 CD 较为特征性表现。内镜表现结肠镜检查在 CD 与 IT 的诊断与鉴别具有重要的作用。CD 内镜下见病变多累及末端回肠与邻近右半结肠，呈节段性与不对称性分布，可见纵行或阿弗他溃疡，溃疡周围黏膜正常或增生呈鹅卵石样。IT 内镜下可见病变多位于回盲部，溃疡多呈环形且较深，边缘呈鼠咬状，可见回盲瓣溃疡或功能受损。内镜下组织及病理学检查在 CD 和 IT 的鉴别中起着关键作用，CD 以非干酪性肉芽肿、淋巴细胞聚集、全层炎症等为病理特征，IT 则以干酪性坏死性肉芽肿为主要病理特征。

如有潮热、盗汗等结核中毒临床症状以及 TB - spot、PPD 阳性，同时胸部 CT 见肺部（尤其是上肺）及胸膜病变，应高度怀疑肠道溃疡为肠结核，同时行诊断性抗结核治疗 8～12 周，并适时内镜复查有助于诊断与鉴别诊断。若结核证据不充分，但不能完全除外肠结核或合并肠外结核时，应在 CD 规范化治疗的同时，予预防性抗结核治疗。

2. 肠型淋巴瘤　可单独存在或为全身淋巴瘤的一部分，常有腹痛及大便次数增多及性状改变，伴不明原因发热甚至高热，但一般情况尚好。血常规多正常，或有淋巴细胞增多，ESR 常明显增高，免疫球蛋白常增高。内镜下见溃疡多发于回盲部，溃疡常孤立而深大，表面常覆污苔，周边增殖反应明显。超声内镜可见肠管壁结构破坏或层次消失，并呈较低回声。病理学见淋巴瘤细胞浸润。PET - CT 检查有助于肠型淋巴瘤诊断。需要警惕的是，目前已有报道 CD 患者长期联合应用免疫抑制剂可诱发淋巴瘤。

3. 消化道白塞病　是一种全身性、慢性、血管炎症性疾病，主要临床表现为复发性口腔溃疡、生殖器溃疡、眼炎及皮肤损害，也可累及血管、神经系统、消化道、关节、肺、肾、附睾等器官。针刺试验常阳性。诊断主要依靠内镜和钡灌肠检查。内镜见到肠管黏膜特别在回盲部有边缘清楚的圆形或近似圆形的单个或多个溃疡，为其特征性改变。溃疡底部大多覆以黄白苔，X 线检查常在回盲部发现黏膜集中的溃疡龛影。系统表现不典型者鉴别亦会相当困难。

4. UC　CD 与 UC 同属 IBD，两者的鉴别诊断根据病史、临床表现影像、内镜、病理组织及实验室检查等多方面综合分析常易区分。全消化道内镜检查机 CTE 和 MRE 检查对两者的鉴别诊断是必要的。

5. 其他疾病　其他需要鉴别的疾病还包括感染性肠炎、缺血性结肠炎、放射性肠炎、药物性（如 NSAID）肠炎、嗜酸性粒细胞性肠炎以及以肠道病变为突出表现的风湿性疾病（如系统性红斑狼疮、原发性血管炎等）、憩室炎等。根据临床表现、内镜和组织病理学特征不难鉴别。

九、治疗

（一）一般治疗

1. 戒烟　继续吸烟会明显降低药物疗效、增加手术率和术后复发率，戒烟则有利于 CD 缓解及延长缓解期。因此，无论是活动期还是缓解期，CD 患者都应该戒烟。

2. 营养支持　CD 患者常有不同程度的营养不良，而且中重度营养不良常见。因此，应在及时评估患者营养状况基础上，高度重视营养支持治疗。尤其是儿童及青少年 CD 患者，由于营养不良会导致生长发育障碍。营养支持治疗是 CD 治疗的重要内容，其疗效至少等同于药物治疗。营养支持治疗包括患者日常饮食以及肠内外营养。日常饮食中应注重低脂肪、低糖、适量蛋白、高膳食纤维和高维生素饮食，确保易于消化吸收。另外，由于 CD 患者肠道功能消化及代谢功能低下，常见铁、钙以及维生素（特别是维生素 D、B 族维生素）等物质的缺乏，应及时补充，必要时予要素饮食来补充叶酸、维生素及钙、铁、镁等微量元素。要素饮食具有补充营养、调节肠道菌群、抑制炎症反应、修复黏膜屏障等作用。部分 CD 患者对要素饮食有不同程度的不耐受，可予生态制剂、消化酶及解痉剂治疗。当患者营养状况极差或有进食及消化和吸收功能明显障碍时，应予胃肠外营养或同时行胃肠内和胃肠外营养。

3. 适度休息、清淡饮食、有规律的生活　CD 患者处于活动期时，常有一系列临床症状，这些临床症状会降低患者的食欲、精神及体力，影响日常生活。因此，CD 患者需要适度的休息。在缓解期，CD 患者通常无临床症状，基本上可以像正常人一样生活和工作，但是有规律的工作和生活是必要的，避免过度劳累和生活无节制。饮食以清淡易消化的食物为主，避免辛辣及其他对胃肠道有强烈刺激性的食物，避免海鲜及牛奶制品，尤其是在活动期，禁食生海鲜及牛奶。

（二）药物治疗

1. 药物治疗的基本原则

（1）制订 CD 患者的治疗方案之前应全面考虑其病程、活动性，病变累及部位及发作类型，并需要与患者讨论各种治疗方案的利弊，制订出兼具规范化和个性化的治疗方案。

对于活动期 CD 的诱导缓解治疗，尽管有学者倾向于升阶梯（step - up）治疗方案，但主流观念主张行降阶梯（top - down）治疗（图 6-1），尤其是具有不良预后倾向的中至重度活动期 CD。降阶梯治疗方案能让患者获益更多，从整个病程来看，性价比也更高。

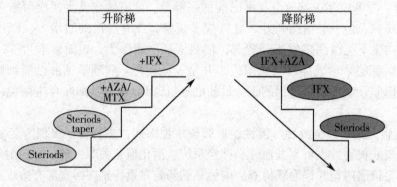

图 6-1　降阶梯和升阶梯治疗方案示意图
Steroids：激素；AZA：乙酰唑胺；MTX：甲氨蝶呤；IFX：英夫利昔

降阶梯治疗方案是指在活动期 CD 的早期即以生物制剂为主，可联合应用嘌呤类药物，多能及时控制临床症状，使患者由活动期迅速进入深度缓解期，最终达到阻止和（或）减缓疾病进展，改变 CD 的自然病程，避免肠道结构的损害和致残，维持肠道正常功能。若上述治疗无应答或应答不理想，再考虑改用激素行诱导缓解治疗。

升阶梯治疗方案是指活动期 CD 首先以激素行诱导缓解治疗，若无应答或应答不理想，再依次以嘌呤类药物及生物制剂行诱导缓解治疗，确保 CD 由活动期进入缓解期。

（2）CD 的治疗应强调早期干预，即在 CD 病程早期即进行治疗。早期干预的最佳时间窗口是起病后 1 年内，此阶段疾病以肠道炎症病变为主，无狭窄性、穿透性病变等并发症，无肠道结构损害和功能丧失。因此，应在及时明确诊断的基础上，在出现并发症前早期干预。对于具有不良预后倾向的 CD 患者，尤其应进行早期干预。早期干预对于深度缓解病情、延缓患者肠道结构和功能丧失的进程、减少并发症以及降低手术率和死亡率均具有重要意义。

（3）药物的合理选择受以下因素影响：药效及潜在不良反应之间的平衡；以前对治疗的反应（特别是治疗后复发、糖皮质激素依赖或无效的病例）；肠外表现或并发症；药物的性价比。

（4）药物治疗的目的是诱导缓解和维持无激素的长期缓解，防治并发症，改善生存质量。改善生活质量是抗 CD 治疗的终极目的，包括缓解患者临床症状、消除精神及心理障碍、享受正常的工作和生活。

（5）维持缓解治疗和诱导缓解治疗同样重要。

2. 诱导缓解治疗

（1）初诊 CD 患者的治疗。

①轻度活动性局限性回盲部 CD：治疗首选布地奈德，9mg/d。美沙拉嗪的作用有限。不推荐使用抗生素。不必予糖皮质激素治疗。

②中度活动性局限性回盲肠 CD：首选布地奈德，9mg/d，或全身使用糖皮质激素。也可选用嘌呤类药物或甲氨蝶呤（MTX）联合糖皮质激素。对于既往有激素依赖、激素抵抗或不耐受患者，可考虑 TNF 单抗治疗。

③重度活动性局限性回盲肠 CD：首选全身使用皮质激素。对于复发病例，适合使用抗治疗坏死因子-α（TNF-α，目前国内唯一在临床上应用的是 infliximab，IFX）治疗，可联合或不联合免疫调节剂治疗。对于那些不常复发的病例可再次使用糖皮质激素联合免疫调节剂治疗。手术治疗也是一种选择，但要权衡利弊。

④结肠病变：轻度活动期结肠 CD 可使用柳氮磺吡啶或全身使用糖皮质激素。中、重度活动结肠 CD，可使用 IFX 加用或不加用免疫调节剂。对于不常复发的患者可重新使用激素加用免疫调节剂治疗。在首次使用免疫调节剂或 IFX 治疗前应考虑手术治疗的可能性。

⑤广泛性小肠病变：应该使用全身性糖皮质激素治疗联合应用嘌呤类药物或 MTX。对于复发病例，如果存在中、重度疾病活动的客观依据，IFX 治疗联合或不联合嘌呤类药物是合适的选择。宜予营养支持治疗。外科治疗也应在疾病的早期阶段进行考虑和讨论。对于临床症状提示预后较差的病例应早期使用嘌呤类药物、MTX 和（或）IFX 治疗。

⑥食管和胃、十二指肠病变：应予质子泵抑制剂治疗，必要时加用全身糖皮质激素治疗和嘌呤类药物或 MTX。对于严重或难治性病例可考虑选择 IFX 治疗。出现梗阻临床症状可行扩张或外科治疗。

（2）复发 CD 患者的治疗。

①早期复发：任何发生早期复发的患者（小于 3 个月）都应该使用免疫调节剂以减少再次复发的风险。应根据既往的疗效和目前的病情综合考虑是否使用与过去诱导缓解相同的治疗方案或使用新的诱导治疗方案。同时应重新评估病变的范围和疾病活动性。对于存在中重度活动性的复发病例，应该考虑 IFX 治疗，因为早期（小于 2 年）、未治疗过的 CD 患者使用 IFX 疗效优于嘌呤类药物，两者联合使用疗效更明显。所有的早期抗 TNF 治疗都能获得较好的疗效。

②反复复发 CD 患者的治疗：是指病情反复发作，但不是早期复发。对于反复复发的 CD 患者，应在检讨患者对过去治疗方案的依从性、详细评估患者病情（包括并发症及机会性感染）以及患者生活习惯和生活环境基础上，及时优化原治疗方案。在与患者及其家属以及外科等相关临床科室充分沟通的基础上及时转换治疗方案是必要的。

（3）激素抵抗或激素依赖性 CD 患者的治疗：存在活动性病变客观依据且对糖皮质激素抵抗或依赖的 CD 患者，应该使用 IFX 治疗（联合或不联合嘌呤类药物或 MTX），外科手术治疗也应在早期考虑和讨论。

（4）难治性 CD 患者的治疗：难治性 CD 是指根据患者的病情合理制订的规范化治疗方案无效。对于这类患者，应在检讨患者对过去治疗方案的依从性、再次详细评估患者病情（包括并发症及机会性感染）以及患者生活习惯和生活环境基础上，及时优化原治疗方案。同时，还应在与患者及其家属以及外科等相关临床科室充分沟通的基础上，及时转换治疗方案，包括外科治疗。

3. 维持缓解治疗　CD 诱导缓解治疗的目的使 CD 尽快由活动期进入缓解期。活动期 CD 患者通常经过 2 个月左右的规范化治疗后进入缓解期。一旦进入缓解期应立即开始维持缓解治疗。

判断 CD 患者是否进入缓解期的评估是综合性的，除了患者临床症状、体征完全消失，内镜下肠道黏膜在形态和组织病理学上完全愈合是最可靠的证据。因此，内镜检查是评估 CD 是否进入缓解期的必需检查内容。

无论 CD 患者接受何种诱导缓解治疗方案，维持缓解治疗药物首选嘌呤类药物，用法同诱导缓解治疗，时间至少 1 年以上，通常为 2~3 年。接受抗 IFX 诱导缓解治疗的 CD 患者，进入缓解期后仍可以 IFX 维持缓解治疗，剂量同诱导缓解治疗，每 8 周一次，时间至少 1 年以上，通常为 2~3 年。复发的 CD 患者，再次进入缓解期后，可参考原维持治疗方案。

无论是成人还是少年儿童 CD 患者，激素均不能用于维持缓解治疗，尤其是禁用于生长期儿童 CD 患者的维持缓解治疗。无论何种剂型，氨基水杨酸类药物对 CD 患者维持缓解治疗均无明确疗效，因而不能用于 CD 的维持治疗。

4. 主要治疗药物

（1）氨基水杨酸制剂：过去认为氨基水杨酸制剂对 CD 有治疗作用，但近期的一系列多中心临床试验结果表明，无论何种剂型，氨基水杨酸制剂对 CD 均无明确疗效，尤其是对小肠型 CD 无效。因此，氨基水杨酸制剂不宜用于 CD 治疗。

（2）糖皮质激素：糖皮质激素（以下简称激素）对 CD 有诱导缓解作用。泼尼松用法为 0.75~1.00mg/（kg·d）（其他类型全身作用激素的剂量按相当于上述泼尼松剂量折算），再增加剂量对提高疗效不会有多大帮助，反而会增加不良反应。达到临床症状及内镜下完全缓解时应及时开始逐步减量，每周减 5mg，减至 20mg/d 时，其后每周减 2.5mg 至停用。快速减量会导致早期复发。布地奈德肠溶片用法为每次 3mg，每日 3 次口服，一般在 8~12 周临床缓解后改为每次 3mg，每日 2 次。延长疗程可提高疗效，但超过 6~9 个月则再无维持作用。布地奈德肠溶片适用于轻、重度活动性回肠和回结肠 CD。该药为局部作用激素，全身不良反应显著少于全身作用激素。

应用激素时要注意药物相关不良反应，并及时做相应处理。激素治疗时间超过 12 周，宜同时补充钙剂和维生素 D。

糖皮质激素的不良反应大体分为三大类：①为诱导缓解而使用超过生理剂量的激素产生的早期不良反应包括外貌（痤疮、满月脸、水肿和皮肤紫纹）、睡眠和情绪紊乱、精神异常、消化不良及糖耐量异常。②长期应用（通常大于 12 周，有时更少）的不良反应包括白内障、骨质疏松、股骨头坏死、肌病及易发生感染。糖皮质激素联合其他免疫抑制剂可增加严重感染的风险。③撤药反应，包括急性肾上腺功能不全（由于突然停药）和假风湿综合征（肌痛、全身不适和关节疼痛这些类似 CD 复发的临床症状），或颅内压增高。早期加用 AZA、IFX，辅以营养治疗或及时外科手术有助于完全停用激素。

布地奈德的不良反应轻于泼尼松，但主要不良反应相似，只是发生率稍低或相仿。

激素不能用于 CD 的维持缓解治疗，尤其是禁用于青少年 CD 患者的维持缓解治疗。

（3）嘌呤类药物：作为嘌呤代谢阻断剂可以阻断核苷酸合成，其免疫调节机制之一是通过调节细胞信号通路（Rac-1 通路）诱导 T 细胞凋亡。硫唑嘌呤（AZA）在体内先代谢成硫嘌呤，再代谢成 6-硫基嘌呤（6-MP）。由于嘌呤类药物起效慢，因此不能单独用于活动性病变的治疗，主要用于缓解期维持治疗，维持长期无激素缓解。也可与激素或生物制剂合用于活动期的诱导缓解治疗。

①AZA：AZA 用药剂量及疗程要足。但该药不良反应常见，且可发生严重不良反应，应在严密监测下应用。

AZA 合适目标剂量目前尚不确定。ECCO 推荐的目标剂量范围是 1.5~2.5mg/（kg·d）。我国多数学者主张目标剂量范围为 1 ~ 2mg/（kg·d）。AZA 存在量效关系，剂量不足会影响疗效，剂量过大不良反应风险又太高。

AZA 在治疗过程中应根据疗效和不良反应进行剂量调整。目前临床上比较常用的剂量调整方案是，按照当地的推荐，一开始即给予目标剂量，用药过程进行剂量调整。另有逐步增量方案，即从低剂量开始，每 4 周逐步增量，至有效或外周血白细胞下降至临界值或达到当地推荐的目标剂量。该方案判断药物疗效需时较长，但可能减少剂量依赖不良反应。

使用 AZA 维持撤离激素缓解有效的患者，疗程一般为 4 年。如继续使用，其获益与风险应与患者商讨。大多数研究认为，使用 AZA 的获益超过发生淋巴瘤的风险。

AZA 的常见不良反应为骨髓抑制，应严密监测。不良反应以服药后 3 个月内常见，尤其是 1 个月内最常见。但是，骨髓抑制可迟发，甚至可发生在 1 年后及以上者。因此，用药期间应全程监测，定期随诊。第 1 个月内每周复查 1 次血常规，重点监测全血细胞，第 2 ~ 3 个月内每 2 周复查 1 次血常规，之后每月复查血常规，半年后血常规检查间隔时间可视情况适当延长，但不能停止。前 3 个月每月复查肝功能，之后视情况复查。

欧美学者推荐在使用 AZA 前检查硫嘌呤甲基转移酶（TPMT）基因型，对基因突变者避免使用或严密监测下减量使用。TPMT 基因型检查预测骨髓抑制的特异性很高，但敏感性低（尤其在汉族人群），应用时要充分认识此局限性。

②6 - MP：欧美学者推荐的目标剂量为 0.75 ~ 1.50mg/（kg·d）。使用方法和注意事项与 AZA 相同。

（4）甲氨蝶呤（MTX）：MTX 发挥抗炎作用的主要机制不是因为其代谢产物聚谷氨酸可抑制二氢叶酸还原酶，而是抑制细胞因子和类花生酸的合成，并调节腺苷水平。MTX 能够缓解并有利于撤除激素。MTX 使用指征同嘌呤类药物，但 MTX 目前主要用于对嘌呤类药物或抗 TNF 药物抵抗或不耐受的活动或复发 CD 患者。

与类风湿关节炎治疗不一样，甲氨蝶呤的剂量若小于每周 15mg，对活动期 CD 治疗无效，标准诱导剂量应为每周 25mg，肌内或皮下注射。12 周达到临床缓解后，可改为每周 15mg，肌内或皮下注射，亦可改口服，但疗效可能降低。疗程可持续 1 年，更长疗程的疗效和安全性目前尚无共识。MTX 治疗期间应密切监测临床治疗应答，同时补充叶酸。

MTX 的早期毒性作用是胃肠道反应（恶心、呕吐、腹泻、口腔炎），MTX 治疗后 2 ~ 3d 服用叶酸（5mg/d）可以缓解胃肠道反应。10% ~ 18% 的患者因药物不良反应中断治疗。妊娠是 MTX 使用的禁忌证，用药期间及停药后数月（通常 6 个月）内应避免怀孕，已怀孕患者应终止妊娠。MTX 的主要远期不良反应是肝毒性和肺炎，开始治疗前和治疗后前 4 周应每周行全血细胞和肝功能检查，4 周后再每月监测 1 次。

（5）其他免疫调节剂：包括环孢素（CsA）和他克莫司钙蛋白神经素抑制剂对 CD 疗效有限。作用机制可能是通过阻断转录因子 NFAT 的核转位，从而阻止下游 T 细胞相关细胞因子的转录激活。但其是否可用于诱导缓解尚存在较大争议。

（6）生物制剂：CD 发生的一个重要机制是免疫过激，其主要临床表现为一系列细胞因子和化学因子或免疫细胞表面免疫活性分子过度表达。因此，针对上述机制目前已研发出一系列生物制剂来治疗 CD，尤其是针对 CD 患者普遍高表达的 TNF - α，目前已成功开发出多种抗 TNF - α 单克隆抗体，包括英夫利昔（IFX）、阿达木（ADA）和赛妥珠单抗。上述三种药物在欧美已批准应用于临床治疗 CD。在我国已经上市的是英夫利昔（IFX），即将上市的是阿达木（ADA）。

IFX 为人鼠杂合型抗 TNF - α 单抗，ADA 为全人源型抗 TNF - α 单抗。但 IFX 和 ADA 均是 IgG1 型 TNF - α 单抗，具有强大的抗炎效应，其机制是通过中和 TNF - α，抑制 TNF - α 的免疫学活性，并诱导炎性细胞凋亡。赛妥珠单抗是聚乙二醇化抗 TNF - α Fab 片段单抗。虽然没有促凋亡效应，但已证实具有临床疗效。

这些抗 TNF - α 单抗药物对活动性 CD 诱导缓解治疗和缓解期 CD 的维持缓解治疗具有良好的治疗

效果，总有效率在60%～70%。

IFX的给药途径为静脉滴注，使用方法为5mg/kg，静脉滴注，在第0、2、6周给予作为诱导缓解；随后每隔8周给予相同剂量做长程维持缓解治疗。阿达木单抗、赛妥珠单抗为皮下注射，剂量分别为40mg和400mg（或200mg）。给药途径会影响给药频率和药物相关不良反应。静脉给药可导致速发性和迟发性输注反应，皮下注射会导致注射部位的疼痛反应。给药途径是药物选择的决定因素之一，因此用药前应同患者沟通。在使用抗TNF-α药物之前，应仔细筛查患者体内有无急性感染或隐匿性结核等感染性疾病。

在使用IFX前，正在接受激素治疗的CD患者应继续原来激素治疗，在取得临床完全缓解后再将激素逐步减量至停用。对原先已使用免疫抑制剂无效者无必要继续合用免疫抑制剂；但对IFX治疗前未接受过免疫抑制剂治疗者，IFX与AZA合用可提高撤离激素缓解率及黏膜愈合率。对某一种抗TNF-α单抗不耐受的患者，尤其是严重不耐受时，可选用其他的抗TNF-α单抗药物。

IFX维持治疗期间复发者，应查找原因。如为剂量不足，可增加剂量或缩短给药间隔时间；如为抗体产生所致，可换用其他生物制剂（目前我国未批准）；如有机会性感染等并发症，应及时予以相关治疗。

目前尚无足够资料提出何时可以停用IFX。对IFX维持治疗达1年，保持撤离激素缓解伴黏膜愈合及CRP正常者，可以考虑停用IFX，继以免疫抑制剂维持治疗。对停用IFX后复发者，再次使用IFX可能仍然有效。

各种抗TNF-α单抗治疗CD时均有可能出现不良反应，最常见的是过敏反应、机会性感染。近期已有报道应用抗TNF-α单抗治疗的CD患者中出现骨髓抑制、淋巴瘤及风湿病。大多数抗TNF-α药物相关的不良反应在CD患者中都能进行分类，按适应证使用抗TNF-α药物是相对安全的。

IFX输注反应（输注2h内或输注后短期内）罕见，可通过减慢输注速度或使用抗组胺药、解热镇痛药或糖皮质激素进行处理。曾有过敏反应的报道，也可出现关节痛和强直、发热、肌痛和全身不适等迟发型反应，尤其多见于两次输注间隔时间大于1年时。此时，可在生物治疗前给予氢化可的松预防，但随时间延长，氢化可的松易丧失疗效。

感染，包括继发的机会性感染和潜伏的感染复燃，是CD患者使用抗TNF药物时应考虑到的主要问题。应用IFX前应明确是否为感染性疾病，尤其是结核和病毒性肝炎。若存在感染性疾病，在综合评估后可在抗感染治疗的同时予IFX治疗；必要时可先行抗感染治疗，待感染控制后再行IFX治疗。由于有难以控制的脓毒血症的危险，急性感染（如脓肿）是使用IFX的绝对禁忌证。在IFX治疗期间，仍应密切关注感染性疾病。一旦出现感染性疾病，应及时予以抗感染治疗，并酌情调整CD治疗方案。

尽管市场监测尚未见抗TNF-α药物治疗CD后淋巴增殖性疾病或恶性肿瘤发生（缘于内源性TNF具有肿瘤抑制作用）的相关报道，但是目前相关研究随访时间较短，且最近一篇纳入所有抗TNF-α药物治疗IBD的临床试验的荟萃分析显示，使用抗TNF-α药物治疗后淋巴瘤发生风险较使用嘌呤类药物要高。IFX治疗所致的死亡风险并不比非生物治疗高。长期联合免疫抑制治疗（激素、硫嘌呤和抗TNF-α药物）不仅会增加机会性感染的风险，而且也很可能会增加肝脾T细胞淋巴瘤的发生风险。

（7）新一代生物制剂：治疗CD新一代生物药物是选择性黏附分子阻断剂——那他珠单抗。那他珠单抗是针对整合素α4的人化单克隆抗体，可抑制白细胞黏附和向炎症部位的趋化。以前使用过抗TNF-α单抗的患者同样获得很好应答。尽管那他珠单抗在美国仅批准用于抗TNF-α单抗的CD患者，但研究显示该药用于维持治疗的效果更为显著。

另外一种选择性黏附分子阻断剂是alicaforsen（人ICAM1的反义寡核苷酸），目前临床试验中应用剂量还没有显示治疗活动性CD的疗效。有关干扰素-γ单抗（芳妥珠单抗）、IL-12/23 p40和IL-68单抗的疗效已有综述报道。肠外给予IL-10和IL-11治疗CD没有疗效，但肠内给予IL-10和IL-11则具有治疗效果。IL-10和IL-11的肠道黏膜给药系统正在开发之中。其他新型治疗方法如干细胞移植的有效性和安全性尚有待进一步探讨。

（三）内镜治疗

1. **肠道狭窄** 当狭窄为炎症所致的充血水肿引起时，有效的抗 CD 内科治疗可缓解。当狭窄为反复发作的炎症所致的瘢痕引起时，内科治疗则无效，应考虑进一步的治疗，包括内镜下的扩张治疗及手术治疗（包括切除狭窄，或切开狭窄部位行扩张性缝合）。在胃镜及结肠镜所能到达的狭窄部位，首选内镜扩张术。

2. **早期肠癌** CD 继发的早期肠癌的及时诊断取决于内镜对肠道病变长期有效的监测，尤其是内镜下染色、放大及超声技术的应用。这些技术的应用可指导对可疑病灶进行定点活检，从而极大提高对早期肠癌的诊断效率。

对已经发生的早期恶性表现（如不典型增生），应进行分级，包括低度、高度或不能确定的不典型增生。

（1）隆起性不典型增生病灶，应内镜下 EMR 或 ESD 治疗，完整切除病灶。若其周围扁平黏膜未见不典型增生，其后行内镜监测即可。若无法行内镜下病灶完整切除，或不典型增生同时见于周围扁平黏膜，或切除病灶的病理检查结果显示病灶已癌变，应行结直肠切除术。

（2）具有扁平黏膜低度不典型增生的患者，应行结直肠切除，或 3 个月内再次内镜及活检监测。

（3）扁平黏膜的高度不典型增生和腺癌应行结直肠切除。

（四）外科治疗

尽管相当部分 CD 患者最终难以避免手术治疗，但因手术并不能治愈 CD，同时术后复发可能性大，CD 的治疗仍以内科治疗为主。因此，内科医师应在 CD 治疗全过程中慎重评估手术的价值和风险，并与外科医师密切配合，制订最合理的治疗方案，力求在最合适的时间施行最有效的手术。

虽然关于手术治疗的证据基于少数的前瞻性随机研究，然而有证据表明，广泛肠切除不再是必要的且可能有害。因此，目前的趋势是先不管已经病变的肠道，仅处理引起需要手术治疗的引起临床症状的肠段。这一策略大大减少了广泛切除导致的短肠综合征的风险。

1. 手术指征

（1）CD 并发症。

①肠梗阻：炎症性狭窄引起的梗阻如药物治疗无效可考虑手术治疗。由纤维狭窄所致的肠梗阻视病变部位和范围行肠段切除术或狭窄成形术。短段狭窄肠管（一般小于 4cm）可先行内镜下球囊扩张术，失败后再考虑手术治疗。局限性的回盲部合并梗阻时，如无明显的活动性炎症应行手术治疗。

②瘘管形成：肛周瘘管处理如前述。非肛周瘘管（包括肠皮瘘和各种内瘘）的处理是一个复杂的难题，应由内外科医师密切配合进行个体化处理。

③大出血：内科治疗（包括内镜止血）出血无效而危及生命者，需急诊手术。

④急性穿孔：需急诊手术。

⑤腹腔脓肿：并发腹腔脓肿的活动性小肠 CD 的最佳治疗手段是抗生素，经皮或经外科手术引流，必要时可进行延期肠切除手术。

⑥癌变。

（2）内科治疗无效。

①激素治疗无效的重度 CD，见前述。

②内科治疗疗效不佳和（或）药物不良反应已严重影响生活质量者，可考虑外科手术。

2. **外科手术时机** 需接受手术的 CD 患者往往存在营养不良、并发感染，部分患者长期使用激素，因而存在巨大手术风险。内科医师对此应有足够认识，以避免盲目的无效治疗而贻误手术时机，增加手术风险。围手术期的处理包括改善营养状况、停用糖皮质激素、抗感染，为手术治疗创造良好的条件。

3. 手术治疗方式

（1）引流术：无论腹腔脓肿还是肛周脓肿，在明确诊断后，在规范化的抗 CD 治疗的同时，应优先考虑穿刺引流或置管引流，效果不理想时，及时行切开引流，同时联合抗感染治疗。

（2）切除术：消化道狭窄内镜下无法治疗或治疗不成功时、发生出血及穿孔等并发症以及继发进展期肠道肿瘤时均应及时行手术治疗，切除足够长的病变肠段，并行侧－侧吻合（功能性端－端吻合）。采用侧－侧吻合是因为 CD 患者回结肠切除后如进行端－端吻合，常出现吻合口狭窄、吻合口瘘，术后并发症的发生率较高。切除手术方式的选择上，腹腔镜肠切除优于传统手术，主要表现在更早肠道功能的恢复、缩短住院时间和降低术后死亡率，另外，腹腔镜手术可能具有减少 CD 患者腹部疝和肠粘连的发生率的优势。因此，虽然腹腔镜肠切除对技术要求较高，但是越来越多的证据表明对于首次回结肠切除，腹腔镜有明显优势。对于复杂的病例，腹腔镜肠切除仅在技术高度成熟的机构和临床研究中应用。

（3）其他手术方式：包括结肠狭窄成形术和回肠储袋－肛管吻合术（IPAA）。由于这些手术方式因为癌变率较高或并发症发生率较高，不宜作为 CD 结肠病变的治疗方式。

十、儿童 CD 治疗特点

由于儿童 CD 患者预后较差，同时还必须慎重考虑到生长发育，在制订儿童 CD 患者治疗方案时，应制订更合理、更优化的治疗方案。

（一）诱导缓解治疗

尽管皮质激素对儿童 CD 的诱导缓解治疗有可靠的疗效，但由于皮质激素会严重影响儿童的生长发育，儿童 CD 患者应避免使用皮质激素行诱导缓解治疗。布地奈德虽然也是激素，但主要在消化道黏膜表面起作用，全身不良反应较小，适用于轻度活动性回盲部儿童 CD 患者，但对中、重度和广泛 CD 的疗效尚不可靠。

IFX 对儿童 CD 的诱导缓解和维持缓解治疗均有效，对中重度的儿童 CD 患者应作为首先治疗药物。嘌呤类药物因其起效慢，通常在服用 2～3 个月后才产生明显效果，因而不适用于 CD 的诱导缓解治疗。

不论疾病活动性或部位，肠内营养（EEN）对儿童 CD 的诱导缓解治疗均有效，而且不良反应较小，并能促进生长发育，应优先考虑，并作为核心治疗内容。

对于儿童 CD 患者的治疗和护理，如果条件许可，应在儿科胃肠病学中心由多学科协作进行。

（二）维持缓解

激素对儿童 CD 维持缓解无效，而且影响生长发育，因此，激素（包括布地奈德）不能用于儿童 CD 患者的维持治疗。

儿童 CD 维持缓解最有效药物是嘌呤类药物。在诱导缓解后早期应用，可以显著延长缓解期。MTX 可作为对嘌呤类药物不耐受或无效的另一选择。嘌呤类药物治疗无效患者可选用沙利度胺，但有 25% 的患者因可能出现神经病变而不能使用。

无论何种剂型的氨基水杨酸，对儿童 CD 的维持缓解作用均不可靠，不宜使用。

（三）顽固性儿童 CD

对标准诱导治疗无效或不耐受的中重度儿童 CD 患者，IFX 联合免疫抑制剂可有效维持缓解，还对生长发育有益。联用免疫抑制剂能减少 IFX 免疫原性和增加血清 IFX 浓度。然而，服用多种免疫抑制剂会增加机会性感染风险。

若药物治疗无效，可考虑手术治疗，特别是伴有生长发育障碍和病变较局限的青春期前或青春期早期的儿童。手术治疗的适应证是局限性病变（如狭窄）或对治疗无效的回盲部病变，手术后可显著加快生长速率。手术治疗应在生长发育障碍早期进行，因为一旦进入青春期，"治疗窗口"即已错过。

十一、CD 与生育

对于育龄期的女性 CD 患者，由于妊娠发生于一个特殊的内外环境中，而妊娠也会明显改变 CD 患者的体内外环境，妊娠及其后的分娩和哺乳对 CD 本身的进程及抗 CD 治疗应答具有不可避免的冲突。

因此，在制订处于妊娠状态的 CD 患者的治疗方案时，应兼顾各方利益，权衡利弊，制订更合理和更优化的治疗方案。

值得注意的是，任何抗 CD 的诊断和治疗对妊娠都具有现实的或潜在的风险，必须和患者及其家属进行充分的沟通。

（一）CD 活动性对生育能力的影响

（1）静止期 CD 患者的生育能力与普通人群一样。

（2）活动性 CD 可导致生育能力下降。可能机制包括炎症累及输卵管和卵巢、肛周炎症和既往外科手术损伤引起的性交障碍。

（3）对女性的影响明显大于男性。

（二）药物对生育能力的影响

1. 柳氮磺胺吡啶 可引起男性患者可逆性的精子活力下降，该作用呈剂量相关性，补充叶酸无效。

2. 5 – ASA 未发现对生育有影响。

3. 抗肿瘤坏死因子抗体 未发现对生殖能力有明显影响。

（三）妊娠对 CD 病程的影响

（1）若静止期怀孕，则疾病复发风险与非妊娠妇女相当。

（2）若活动期怀孕，则 2/3 患者疾病继续处于活动期，这些患者中 2/3 病情会进一步恶化。

（3）随着妊娠和产次越多，疾病活动性和所需外科干预减少。

（四）妊娠与 CD 的活动性

缓解期 CD 患者妊娠风险与正常人相似；活动性 CD 患者存在早产和出生低体重儿的风险。

（五）抗 CD 药物对妊娠的影响

1. 氨基水杨酸制剂

（1）柳氮磺胺吡啶：是克罗恩病患者可以长期使用的一种药物，在妊娠和哺乳期均可以使用。由于柳氮磺胺吡啶影响孕妇叶酸的吸收，叶酸对胎儿神经管的发育有重要作用，因此，妊娠期间应补充叶酸（2mg/d）。

（2）美沙拉嗪：不会明显增加胎儿先天畸形发生，在妊娠期间使用是安全的，剂量可达 3g/d。

2. 抗生素

（1）甲硝唑：最近有研究报道其可以增加早产率，慎用。

（2）氟喹诺酮类药物：并不增加先天畸形率、自发性流产率、早产率、低出生体重儿率，安全。

（3）阿莫西林、克拉维酸：安全。

（4）四环素：可引起胎儿骨骼发育不良和牙褐色，应避免使用。

（5）磺胺类药物：可致畸（兔唇）和死胎，避免使用。

3. 激素 皮质激素可以通过胎盘，但很快被 11 – 脱氢酶代谢成为低活性产物，以泼尼松和泼尼松龙的代谢速度最快，在胎儿脐带血中浓度很低。因此，在妊娠中晚期使用激素是安全的。但妊娠早期使用激素仍可以导致兔唇畸形、早产率增加，应慎用。灌肠剂和肛门栓剂可以在妊娠早、中期使用。

目前尚无布地奈德在炎症性肠病孕妇中使用安全性的报道。有研究报道吸入测试性剂量（剂量远低于炎症性肠病的常规使用剂量）的布地奈德是安全的。

4. 嘌呤类药物 FDA 分级是 D 级，因为其在风湿病患者中可以引起高流产率。IBD 妊娠患者随访中发现，使用硫唑嘌呤或者巯嘌呤并不会增加早产、自发性流产、先天畸形、新生儿早产的风险。因此，尽管硫唑嘌呤和巯嘌呤被 FDA 分为 D 级，妊娠期间使用还是安全的。

5. 甲氨蝶呤 动物实验表明，甲氨蝶呤有致畸和胚胎毒性，并可通过改变染色体而导致流产，因此孕妇禁用。如果在使用甲氨蝶呤的过程中不慎怀孕，应终止妊娠。

甲氨蝶呤在细胞内代谢产物体内半衰期较长，完全排出体内的时间大约需要 6 周，因此计划怀孕的

CD 患者孕前至少 6 周应停用甲氨蝶呤，并补充高剂量的叶酸。男性同样需要停用甲氨蝶呤至少 6 周，使精子产生恢复正常。

6. 抗 TNF－α 单抗　目前国内临床应用的 IFX 和即将上市的 ADA 在 FDA 均属于 B 级药物。IFX 和 ADA 均可以通过胎盘，但是否会在胎儿体内诱导抗体产生及是否对新生儿造成影响，目前尚不明确。有报道显示如果不在孕妇宫腔内使用，IFX 可能是安全的。

7. 沙利度胺（反应停）　不仅可累及胎儿肢体，导致海豹儿畸形，还可引起眼睛、耳朵等先天异常。沙利度胺还可造成新生儿十二指肠瘘管、神经管畸形、血管瘤等。此外，应用沙利度胺的患者新生儿死亡率达 40%。因此，妊娠期禁止使用沙利度胺，应用沙利度胺期间不慎怀孕时，应终止妊娠。

（六）妊娠期对症治疗药物

1. 止吐药　甲氧氯普胺（胃复安）较安全，且不会引起胎儿畸形。维生素 B_6 可以缓解妊娠期间的恶心等不适临床症状，且没有致畸作用。昂丹司琼也是安全的。

2. 制酸药和质子泵抑制剂　制酸药在妊娠期使用是安全的，如硫糖铝和 H_2 受体拮抗剂。尽管人体未发现质子泵抑制剂（PPI）有致畸作用，但动物实验表明，PPI 可致畸。因此，妊娠期间应该慎用。

3. 止痛药　阿司匹林可以导致孕期延长、早产、产程延长、分娩过程中失血过多等，禁用。其他 NSAID 相关研究不足，暂不推荐使用。可待因是安全的。

（七）妊娠期间的外科手术

（1）妊娠期间 CD 患者手术适应证同非妊娠患者，如肠梗阻、穿孔、出血、脓肿的形成。

（2）在病情危重的患者中，疾病和并发症的持续比手术对胎儿的风险更大，因此手术是必要的。

（3）手术包括结肠切除术、部分结肠切除术、节段切除术、回肠造口术。回肠造口术与吻合术相比，术后并发症较少。

（八）分娩方式

（1）分娩方式主要取决于产科需要和指征，同时也需要胃肠病学专家和（或）结直肠外科医生的协助。

（2）无肛周或直肠受累的 CD 患者，可根据产科评估行阴道分娩。

（3）肛周或直肠受累的 CD 患者应行剖宫产。

（4）回肠肛门储袋术后患者应行剖宫产。

（5）结肠或回肠造口术术后患者可阴道分娩。

（九）哺乳的药物治疗

（1）柳氮磺胺吡啶和美沙拉嗪在哺乳期使用是安全的。

（2）不宜使用甲硝唑和环丙沙星（通过乳汁分泌）。

（3）泼尼松和泼尼松龙在乳汁中的浓度很低，但为减少婴儿接触激素的风险，建议口服药物 4h 后再哺乳。

（4）服用嘌呤类药物的患者可以继续哺乳。

（5）IFX 在乳汁中测量不到，因此可以在哺乳期使用。

十二、机会性感染

由于 CD 发生的重要机制是易感基因和环境因素共同作用，导致机体产生过激的免疫应答，损伤胃肠道，因此免疫抑制剂（包括激素、嘌呤类药物及生物制剂等）通过抑制患者免疫功能对 CD 发挥重要治疗作用。但是，免疫抑制剂的应用，尤其是长期联合应用时，可因剂量绝对或相对过大，导致 CD 患者免疫功能过低，从而诱发或加重机会性感染。

常见的机会性感染包括结核分枝杆菌感染、艰难梭菌感染、真菌感染、巨细胞病毒感染、肝炎病毒感染及疱疹病毒感染。

（一）结核分枝杆菌感染

尽管目前的卫生条件已有明显的改观，但结核分枝杆菌感染仍是常见疾病。CD 患者经长期的联合免疫抑制剂治疗后，免疫功能低下，易发生结核分枝杆菌机会性感染，多为肺结核。其中一部分患者是新感染结核分枝杆菌，另一部分可能是体内潜伏的结核分枝杆菌复燃。因此，经联合免疫抑制剂治疗的 CD 患者应高度警惕结核分枝杆菌的机会性感染，除关注相关临床症状外，还应及时行 TB – SPOT、PPD 及胸部 CT 等检查，务必及时发现，争取早期治疗。

对于 CD 患者结核分枝杆菌机会性感染的治疗，目前有两种观点。其一，无论是在活动期还是缓解期，立即停用所有的免疫抑制剂，以营养支持治疗和对症治疗为 CD 的主要治疗。同时，行规范化的抗结核治疗，10 个月后评估结核分枝杆菌感染，若结核分枝杆菌感染已治愈，可酌情再进行抗 CD 治疗（包括免疫抑制剂，但应避免联合应用），但仍应以异烟肼对结核分枝杆菌进行预防性治疗。其二，如果处于活动期，立即改联合免疫抑制剂治疗为单一免疫抑制剂治疗；如果处于缓解期，以单一嘌呤类药物行维持缓解治疗。同时，在加强营养支持治疗和对症治疗基础上，行规范化的抗结核治疗，并密切观察对结核分枝杆菌感染的治疗效果。若结核分枝杆菌感染逐渐得到控制，可继续原治疗方案；若结核分枝杆菌感染进一步加重，则必须停用免疫抑制剂。

（二）艰难梭菌感染

CD 患者经联合免疫抑制剂治疗后，通常情况下，可由活动期过渡到缓解期，临床症状将有明显改善。若在此治疗期间 CD 患者病情出现无法解释的反复，尤其是再发腹痛、腹泻，同时伴有发热时，应怀疑到可能有艰难梭菌感染。为明确诊断，应及时行结肠镜检查，观察有无假膜性肠炎表现，同时行肠黏膜艰难梭菌培养和血清艰难梭菌毒素水平检测。若为阳性，则艰难梭菌感染成立，应立即予万古霉素口服，标准剂量为 0.25g，3 次/d，持续一周，同时维持 CD 原治疗方案。应当注意的是，艰难梭菌有产毒株和非产毒株之分，正常人群可携带艰难梭菌。若无相关临床症状，则艰难梭菌感染不成立，当然无须抗艰难梭菌治疗。

（三）真菌感染

正常人群可携带真菌，当免疫功能正常时，并不致病。CD 患者经免疫抑制剂治疗后，免疫功能低下，可导致真菌机会性感染。CD 患者真菌机会性感染可见于呼吸道、消化道及泌尿尿道，以肺部真菌机会性感染最常见，而且治疗周期长，预后差。为明确诊断，应及时行真菌染色、血清真菌 D – 葡聚糖及 CT 等影像学检查。若机会性真菌感染成立，应立即予抗真菌药物治疗。若为消化道或尿道真菌感染，口服抗真菌药物 1～2 周即可，原 CD 治疗方案可继续。若为肺部真菌感染，应停用所有的免疫抑制剂，以营养支持治疗和对症治疗为 CD 的主要治疗，同时予规范化抗真菌感染，疗程应足够长，通常应在 3～6 个月，并及时通过血清真菌 D – 葡聚糖及肺部 CT 等检查来监测疗效。若肺部真菌感染已治愈，则应及时停止抗真菌治疗，并酌情制订新的 CD 治疗方案。

（四）巨细胞病毒感染

巨细胞病毒可寄生于正常人群，免疫功能正常时，并不致病。CD 患者经免疫抑制剂治疗后，免疫功能低下，可导致巨细胞病毒机会性感染。CD 患者经联合免疫抑制剂治疗后，通常情况下可由活动期过渡到缓解期，临床症状将有明显改善。若在此治疗期间，CD 患者病情出现无法解释的反复，尤其是再发腹痛、腹泻，同时伴有发热时，应怀疑到可能有巨细胞病毒感染。为明确诊断，应及时行结肠镜检查，观察有无形态及深浅不一的边缘锐利的溃疡，同时行血清巨细胞病毒抗体分析。若巨细胞病毒感染成立，应立即予抗病毒药物治疗。疗程通常为 2～4 周。

（五）肝炎病毒感染

肝炎病毒感染为一常见的临床现象。在行免疫抑制剂治疗的 CD 患者，由于免疫功能低下，可诱发或加重肝炎病毒感染。因此，在接受免疫治疗的 CD 患者，无论是否携带肝炎病毒，都应定期复查肝炎病毒，一旦肝炎病毒感染成立，应予抗肝炎病毒治疗。同时，可继续原抗 CD 治疗方案，或将原联合免疫抑制剂治疗改为单一免疫抑制剂治疗。

十三、预后

结肠和小肠肿瘤，是引起 CD 相关性死亡的最主要的原因。结肠 CD 炎症部位可能并发癌肿，结肠 CD 患者有发生结肠直肠癌的长期危险性，应重点监测。若病变范围和病程相同，其发生结肠直肠癌的危险性与溃疡性结肠炎相同。约 70% CD 患者最终需行手术治疗。而且，即使切除所有临床上明显的病损，CD 还是可能复发。

（蔡 策）

第二节 菌群失调性腹泻

健康人的胃肠道内寄居着种类繁多的微生物，这些微生物被称为肠道菌群。肠道菌群按一定的比例组合，各菌群间互相制约、互相依存，在质和量上形成一种动态平衡，对人体的健康起着重要作用。一旦机体内外环境发生变化，如长期应用广谱抗生素，肠道敏感菌被抑制，未被抑制的细菌则乘机繁殖，从而引起菌群失调，菌群正常生理组合被破坏，产生病理性组合而引起临床症状，称为肠道菌群失调症。常表现为急性或慢性腹泻，可引发疾病或加重病情、多种并发症甚至发生多器官功能障碍综合征和多器官功能衰竭。其诱因还包括急性感染、激素治疗、X 线照射及大面积烧伤、手术等。本症的发生率为 2%~3%。

一、肠道菌群的特点

健康成人的胃肠道细菌大约有 10^{14} 个，包括需氧菌、兼性厌氧菌和厌氧菌，存在于肠道的正常菌群为类杆菌、乳杆菌、大肠埃希菌和肠球菌等，尚有少数过路菌，如金黄色葡萄球菌、铜绿假单胞菌、副大肠杆菌、产气杆菌、变形杆菌、产气荚膜杆菌、白色念珠菌等。根据细菌存在模式可以分成三类：①与宿主共生状态的原住菌（autochthonous microbiota）。②普遍存在于某种环境的普通菌（normal microbiota）。③偶然进入宿主的病原菌（pathogens）。

肠道内的细菌是一个巨大而复杂的生态系统，肠道正常菌群即生理微生物对宿主有消化、吸收、营养、生物拮抗等生理作用，参与人体的生理、生化、病理和药理过程，与人体形成了相互依存、相互受益、相互协调又相互制约的动态平衡统一体，成为宿主生命必需的组成部分。一方面肠道菌群参与肠道的感觉运动功能，另一方面通过肠道运动清除肠腔内多余的细菌来控制肠道微生态。正常情况下，肠道菌群和宿主、外界环境建立起一个动态的生态平衡，对人体的健康起着重要作用，任何打破其内外环境的举措都可导致菌群的失调。

二、肠道菌群失调分类

肠道菌群失调是指肠道正常微生态的失调，包括比例失调、定位转移及自身感染。

（一）比例失调

临床上，肠道菌群失调可分为轻度、中度和重度三型。①轻度：为潜伏型，菌群失调较轻，只能从细菌定量上发现变化，临床上常无不适或有轻微排便异常。为可逆性改变，即去除病因后，不经治疗也可恢复。②中度：临床主要症状为慢性腹泻，类似慢性肠炎、慢性痢疾、溃疡性结肠炎等。一般不能自然恢复，即使消除诱因，仍保持原来的菌群失调状态，需治疗后才能纠正。③重度：肠道的原籍菌大部分被抑制，而少数菌种过度繁殖，占绝对优势，例如，假膜性肠炎。重度肠道菌群失调的患者必须及时积极治疗。

（二）定位转移

定位转移亦称易位，是指原存在于肠腔内的细菌和（或）内毒素，通过某种途径越过肠黏膜屏障，进入肠系膜淋巴结、门静脉系统，继而进入体循环以及肝、脾、肺等远隔器官的过程。分横向转移和纵向转移两类。横向转移指肠道正常菌群由原定位向周围转移。有报道表明大肠菌群向小肠转移，大量定植于小肠的盲襻、多发性憩室，引起小肠污染综合征。纵向转移指正常菌群从原定位向肠黏膜深处转移。其常先有菌群失调致肠黏膜充血、水肿与炎症，而后细菌经淋巴、血液致淋巴结、肝脾、腹膜及全身感染。

（三）自身感染

当机体抵抗力低下时，肠道的正常菌群可以转化为条件致病菌引起机体感染。自身感染多见于免疫功能受损或危重病患者，通常是肠道菌群比例失调和定位转移共同作用的结果。例如，葡萄球菌、克雷伯菌属、假单胞菌、变形杆菌及白色念珠菌等常住原籍菌或过路菌，对抗生素有一定的耐药性，当抗生素消灭了敏感的具有屏障、拮抗作用的细菌时，宿主身上的耐药菌则过度繁殖引起自身感染；此外当宿主免疫功能低下时，也可由正常菌群成员引起自身感染。由于内源性感染需要一定条件，所以临床上称为机会感染或条件感染，这些细菌或真菌称为条件致病菌。

三、病因学

肠道菌群失调时，肠道正常菌群被抑制而数量减少，致病菌大量繁殖，多种因素（如药物的代谢、肠道动力异常、菌丛的变化、饮食和免疫等）尤其是应用广谱抗生素可致菌群失调，同时产生一些能诱导肠道炎症的物质，如细菌脂多糖、肽聚糖、脂蛋白等，并导致具有遗传易感性个体的肠道产生异常免疫反应致宿主发病。

（一）药物的代谢

肠道菌群在许多药物的代谢中起重要作用，如乳果糖、水杨酸偶氮磺胺吡啶等。抗生素导致肠道菌群的变化，主要在于药物的抗菌谱及其在肠腔内的浓度。患者在使用抗生素的治疗过程中，抑制致病菌的同时，扰乱了肠道正常菌群，尤其是肠道中原籍菌（专性厌氧菌）减少，导致包括大肠埃希菌、克雷伯杆菌和变形杆菌等异常增殖，直接影响定植抗力而引起肠道菌群紊乱。如克林霉素和氨苄西林可造成大肠内生态学真空状态，使艰难梭菌增殖。

（二）肠道动力异常

小肠运动，尤其是消化间期移行性运动复合波被认为是阻止肠道菌群失调的一种调控机制。细菌过度生长与近段十二指肠逆行性蠕动增加、多发长时程的成簇收缩以及移行性运动复合波Ⅲ相的动力指数增加有关。而消化间期移行性运动复合波Ⅲ相具有清除肠内容物及细菌的作用，当消化间期移行性运动复合波消失或减弱，致使肠内容物滞留，导致细菌过度繁殖。

（三）菌丛的变化

菌丛组成在不同的个体中差异较大，对同一个人来说，在宿主不同的生理状态、细菌间的相互作用和环境的影响下每个菌种的生态学地位均会有所变化，但在相当长的时期内菌丛组成还是十分稳定的。在平衡状态下，所有的生态学地位都被占据。而细菌的暂时栖生可使生态平衡发生改变。

（四）饮食

运用测定细菌酶类的方法研究菌丛代谢活性的结果显示，饮食可使粪便菌丛发生明显改变，表现在无纤维食物能促进细菌易位。食物纤维能维持肠道菌群正常生态平衡，且细菌代谢纤维的终产物对小肠上皮有营养作用，纤维能维持肠黏膜细胞的正常代谢和细胞动力学。有研究报道加入纤维的低渣饮食对保存肠的结构和功能有好的效果。

（五）胃肠道免疫功能障碍

胃肠道正常免疫功能主要来自黏膜固有层的浆细胞，而浆细胞能产生大量的免疫球蛋白，是重要的胃肠道黏膜屏障，为胃肠道防止细菌侵入的主要物质。一旦黏膜屏障受损，胃肠道黏膜合成单体或合成分泌的功能发生障碍，致使胃肠道分泌液中缺乏分泌型 IgA，则可引起小肠内需氧菌与厌氧菌过度繁殖，从而造成菌群失调。

（六）其他

随着年龄的增高，肠道菌群的平衡可发生改变，益生菌减少，有害菌群增加，老年人如能适当添加益生菌制剂，也许能够提高免疫能力。此外，大面积烧伤、重症感染、手术等创伤均可能导致菌群的失调。

四、病理学

（一）细菌生长过盛

胃肠道的解剖和生理学异常会导致近段小肠内结肠型菌丛增殖，而出现各种代谢紊乱，包括脂肪泻、维生素缺乏和糖类吸收不良，并可伴发小肠假性梗阻、硬皮病、糖尿病性自主神经病变、慢性营养不良等。小肠内细菌生长过盛，其多种厌氧菌（主要有类杆菌、双歧杆菌、韦荣球菌、肠球菌和梭状芽孢杆菌）能水解结合胆盐，导致微胶粒形成障碍、肝硬化、无明显代谢紊乱的低胃酸症等。结肠菌丛的改变能导致因广泛小肠切除后伴有神经功能不全的 D - 乳酸性酸中毒。应用广谱抗生素，尤其是克林霉素和氨苄西林能使艰难梭菌增殖，产生一种蛋白质霉素，引起结肠黏膜坏死和溃疡，称为假膜性结肠炎。

（二）细菌产生 IgA 分解酶

溶血性链球菌属、绿色链球菌、肺炎链球菌属、流感嗜血杆菌属、脑膜炎双球菌、淋病双球菌属等菌能够产生分解 IgA 的蛋白酶，并能分解人血清中的 IgA1 和初乳中的分泌型 IgA。其中前 2 例细菌是构成口腔内菌群的主要菌种，后 4 种则为附着黏膜表面增殖的毒力性强的致病菌。由此可见，IgA 蛋白酶对于这些细菌在黏膜表面作为常住菌生存或致病都是至关重要的。

（三）肠道菌丛与结肠癌

结肠菌丛产生多种具有代谢活性的酶类，在一些自然产物、食物保存剂、染料、添加剂及污染物质变为致突变物质的反应中起媒介作用。许多细菌可因长期接触底物而使细菌酶系系统活性增高。若此底物为致癌物原（procarcinogen），则长期接触可使致癌物质的产生增加。

五、临床表现

肠道菌群失调的原发病的各种临床症状，并在原发病的基础上出现腹泻、腹胀、腹痛、腹部不适，少数伴发热、恶心、呕吐，并产生水、电解质紊乱，低蛋白血症，重症患者可出现休克症状。腹泻为肠道菌群失调的主要临床症状，大多发生在抗生素使用过程中，少数见于停用后。轻者每天 2~3 次稀便，短期内可转为正常；重者多为水样泻或带黏液。可达每天数十次，且持续时间较长。

菌群失调所致腹泻有如下特点：①如肠内有糖类的异常分解，则表现为发酵性消化不良，大便呈水样或糊样，多泡沫，呈酸性反应，每日数次至十数次，伴有肠鸣、腹胀与排气增多；如为成形便，则大便成堆，多泡沫，状如发酵的面团。大便镜检可发现大量未消化的淀粉团，用卢戈液可染成深蓝、蓝色、棕红等不同颜色；此外，卢戈液又可染出大量嗜碘性细菌（酪酸梭状芽孢杆菌、链状球菌），对证明这些细菌的存在有重要诊断意义。②某些小儿体内缺乏蔗糖酶、麦芽糖酶和转化酶，以致不能将双糖类食物分解、吸收。双糖类食物在小肠内积聚过多，因细菌繁殖与酵解作用引起腹泻，其大便中乳酸含量增高，可有轻度脂肪泻，停止给予双糖类食物后病情好转。③如肠内有蛋白质异常分解，则表现为腐败性消化不良，大便稀溏，呈碱性反应，黄棕色，有特殊臭味（硫化氢）。另外，菌群失调严重者可引起葡萄球菌性肠炎、肠白色念珠菌病，甚至真菌性败血症。

六、辅助检查

菌群分析是肠道菌群失调的主要检查方法，定性分析以直接涂片法为主，定量检查以细菌培养为主（需氧菌与厌氧菌培养）。

（一）直接涂片

直接涂片是目前广泛采用的分析方法，由于所需设备简单，操作简便，耗时短，适宜临床应用。该方法是通过显微镜观察革兰染色粪便涂片的菌群像，估计细菌总数、球菌与杆菌比例、革兰阳性菌与革兰阴性菌的比例，结合各种细菌的形态特点、有无特殊形态细菌增多等，当非正常细菌明显增多（如酵母菌、葡萄球菌和艰难梭菌）甚至占绝对优势时可能会引起严重的假膜性肠炎和真菌性肠炎，应引起高度重视。

（二）培养法

培养法是将新鲜粪便直接接种于多种不同的培养基上，对生长出来的菌落进行菌种鉴定，通过控制接种粪便重量的方法可以对肠道菌群进行定量培养。将每种细菌的数量与参考值进行比较，或计算双歧杆菌/肠杆菌（B/E）值，即可评估肠道菌群的状况。B/E 值大于 1 表示肠道菌群组成正常，B/E 值小于 1 表示肠道菌群失调，B/E 值越低，提示菌群失调越严重。

（三）其他

有条件的单位可选择下列检查，更有助于肠道菌群失调的诊断。

1. 以小亚基 RNA/DNA 为基础的分子生物学技术　对肠道菌群失调诊断有较高的价值。

2. 粪便中应用指纹技术检测肠道菌群　如肠杆菌基因重复一致序列 PCR（ERIC – PCR）指纹图动态监测。

3. 代谢组学特征分析　通过对人体的尿液、血液等生物体液和活检组织的代谢组学特征分析，经模式识别处理，可以得到具有正常菌群和菌群失调的早期诊断和病程监控效力的生物标识物。

4. 16S rRNA – PCR – DGGE 技术　该方法是基于细菌 16S rRNA 的可变区 PCR 扩增子的序列特异性变性浓度/温度不同进行分离的，并且可以检测出序列中 1 个核苷酸的差异。粪便和肠黏膜样本分别进行分析，试剂盒提取 DNA，随后用带 GC 夹子的细菌 16S rRNA V3 区引物进行 PCR 扩增。用 Omega 10TM 全自动多功能凝胶成像分析系统拍照。DGGE 图谱中优势条带的相对含量采用 Gel – Pro 软件分析，并根据分析结果作基因型组成柱状图。条带回收后，行 DNA 序列分析，之后送交 DDBJ（DNA Data Bank of Japan）数据库获 Accession Number（AB125903 ~ 125926），相似性在 Gen – Bank 数据库中使用 BLAST 工具进行比较，以确定菌种，获得细菌种类及各自含量信息。

5. 重叠延伸 PCR 技术　根据不同机会致病菌基因的核苷酸序列，将目的基因分成 70 ~ 90bp 不等的多条引物，分段进行合成，利用相连片段间 20 ~ 30bp 重叠的核苷酸部分互相搭桥、互为模板，通过几轮连续的 PCR 反应将各个片段组合成为目的基因。

6. 实时荧光定量 PCR　设计机会致病菌通用引物，PCR 扩增时在加入一对引物的同时加入一个特异性的荧光探针，每扩增一条 DNA 链，就有一个荧光分子形成，实现了荧光信号的累积与 PCR 产物形成完全同步。本技术既可进行基因定量分析，又可分析基因突变（SNP），有望成为基因诊断和个体化用药分析的首选技术平台。而 SYBR 荧光染料是在 PCR 反应体系中，加入过量 SYBR 荧光染料，SYBR 荧光染料非特异性地掺入 DNA 双链后，发射荧光信号，而不掺入链中的 SYBR 染料分子不会发射任何荧光信号，从而保证荧光信号的增加与 PCR 产物的增加完全同步。运用实时荧光定量 PCR 技术可以对 DNA、RNA 样品进行定量和定性分析。

7. LAMP 快速检测法　LAMP 的反应体系为 25μl 反应混合物，包含以下试剂（最终浓度）：20mmol/L Tris – HCl（pH 8.8），10mmol/L KCl，10mmol/L（NH₄）₂SO₄，0.1% 吐温 – 20，0.8mol/L 甜菜碱，8mmol/L MgSO₄，1.4mmol/L dNTP 和每 8μl Bst – DNA 聚合酶。引物的需要量是：80pmol FIP 和 BIP，40pmol LF 和 LB，1pmol F3 和 B3。最后，添加 2μl 的模板基因组 DNA 到反应管。反应需要在 65℃恒温中进行 60 ~ 90min。LAMP 反应结果通过实时浊度仪检测或基于钙黄绿素颜色改变而检测。

七、诊断与鉴别诊断

（一）诊断依据

1. 病史　具有能引起肠道菌群失调的原发性疾病。

2. 有肠道菌群失调的临床表现　如腹泻、腹胀、腹痛、腹部不适等临床症状。

3. 有肠道菌群失调的实验室依据　①粪便镜检球/杆菌比紊乱（成人参考值为 1：3）。②粪便培养中计算 B/E 值小于 1。③粪便菌群涂片或培养中，非正常细菌明显增多，甚至占绝对优势。上述①与②项可作为临床诊断依据，为诊断肠道菌群失调所必需条件，如在实验室检查中出现任何一项阳性即可基本诊断本病，如实验室检查出现阳性机会越多，则诊断越可靠。

（二）鉴别诊断

肠道菌群失调症的诊断注意与其他原因引起的腹泻相鉴别，菌群分析可以鉴定肠道致病菌的种类。

八、并发症

肠道菌群失调症的并发症主要是消化不良、营养不良、食物中毒、婴幼儿夏季腹泻、糖尿病、急性坏死性肿瘤、消耗性疾病、恶性肿瘤、毒血症甚至休克。

九、肠道菌群失调防治原则

（一）积极治疗原发病，纠正可能的诱发因素

如治疗各种肠道感染性疾病、代谢综合征、结缔组织病、改善肝肾功能受损的慢性疾病，避免滥用抗生素，以保护肠道正常菌群。处理好各种创伤、围手术期的治疗工作。不治愈原发病，既难以防止肠道菌群失调的发生，发生后也不易被纠正。

（二）调整机体的免疫功能和营养不良状态

健康机体的原生菌能防止外来菌的入侵，但在饥饿、营养不良、免疫功能低下等情况下，为肠道菌群失调的发生创造了条件。因而营养支持、提高机体免疫力对本病的治疗有积极的意义。

（三）合理应用微生态制剂

1. 微生态制剂的分类　微生态制剂（microbioecological preparation）亦称微生态调节剂（microecolo-gical modulator），是根据微生态学原理，通过调节微生态失调，保持微生态平衡，提高宿主的健康水平，利用对宿主有益的正常微生物或促进物质所制成的制剂。目前国际上将其分成三个类型，即益生菌（probiotics）、益生元（prebiotics）和合生素（synbiotics）。

（1）益生菌：是指通过改善宿主肠道菌群生态平衡而发挥有益作用，达到提高宿主（人）健康水平和健康状态的活菌制剂及其代谢产物。近年来，国内外研制出多种益生菌活菌制剂，基本原理是用人或动物正常生理菌群的成员，经过选种和人工繁殖，通过各种途径和剂型制成活菌制剂及其代谢产物，然后再以投入方式使其回到原来环境，发挥自然的生理作用。目前应用于人体的益生菌有双歧杆菌、乳杆菌、酪酸梭菌、地衣芽孢杆菌等。

（2）益生元：是指能选择性地促进宿主肠道内原有的一种或几种有益细菌（益生菌）生长繁殖的物质，通过有益菌的繁殖增多，抑制有害细菌生长，从而达到调整肠道菌群，促进机体健康的目的。最早发现的这类物质是双歧因子（bifidus factor），如寡糖类物质或称低聚糖。常见的有乳果糖、蔗糖低聚糖、棉子低聚糖、异麦芽低聚糖、玉米低聚糖和大豆低聚糖等。这些糖类既不被人体消化和吸收，亦不被肠道菌群分解和利用，只能为肠道有益菌群如双歧杆菌、乳杆菌等利用，从而达到调整肠道正常菌群的目的。

（3）合生素：是指益生菌和益生元同时并存的制剂。服用后到达肠腔可使进入的益生菌在益生元的作用下，再行繁殖增多，使之更好地发挥益生菌的作用，合生素是很有开发前途的生态制剂。

2. 微生态制剂使用的原则 提倡应用原籍菌制剂，选用从正常人体微生物群分离的有益菌，选用对抗生素没有内在耐药性的制剂更为安全。原则上不同时使用抗生素，特别是口服制剂，重症患者不能停用抗生素时，可加大微生态制剂的剂量和服药次数，也可加服益生元制剂。对轻度菌群失调的患者在尽可能去除诱因的基础上，视病情决定是否使用微生态制剂；中度患者需积极合理使用微生态制剂，加强综合治疗，改善全身情况；重度菌群失调应在中度菌群失调治疗的基础上，使用针对二重感染的病原菌或条件致病菌的抗生素，纠正水、电解质紊乱和低蛋白血症，加大微生态制剂用量，使之迅速恢复正常肠道菌群。

微生态制剂临床应用的安全性良好。但是，由于该类制剂大多数为活菌制剂，是否会发生抗生素的耐药基因的转移，而导致该菌在其他部位的感染目前罕见报道，也缺乏大样本循证医学的结论，临床上需引起注意。

十、预 后

肠道菌群失调临床症状除引起严重吐泻脱水、失血、发生毒血症，甚至休克，预后较差外，一般预后良好。

（赵 明）

第三节 假膜性肠炎

假膜性肠炎（pseudomembranous colitis，PMC）是一种主要发生于结肠，也可累及小肠的急性黏膜坏死、纤维素渗出性炎症，黏膜表面覆有黄白或黄绿色假膜，其多在应用抗生素后导致正常肠道菌群失调，艰难梭状芽孢杆菌（clostridium difficile，CD）大量繁殖，产生毒素致病，因此有人称其为 CD 相关性腹泻（clostridium difficile – associated diarrhea，CDAD）。CDAD 占医院感染性腹泻患者的 25%。该病多发生于老年人、重症患者、免疫功能低下和外科手术后等患者，病情严重者可以致死。

一、病因学

近年证实假膜性肠炎患者粪中分离出的艰难梭状芽孢杆菌，能产生具细胞毒作用的毒素（toxinB）和肠毒作用的毒素（toxinA），前者是假膜性肠炎的重要致病因素。这些毒素均可使仓鼠发生致死性回盲肠炎。毒素可造成局部肠黏膜血管壁通透性增加，致使组织缺血坏死，并刺激黏液分泌，与炎性细胞等形成假膜。在健康人群的粪便中，艰难梭状芽孢杆菌阳性率约 5%，住院患者携带率约 13%，无临床症状的克罗恩病患者约 8%。在 50% 新生儿及 15%～40% 的婴儿粪中，虽可分离出此菌，甚至可有毒素产生，但并无致病作用。

艰难梭状芽孢杆菌为厌氧的革兰阳性菌，（6～8）$\mu m \times 0.5\mu m$，芽孢较大，呈卵圆形，位于菌体顶端。动物实验中，乳酸杆菌可降低本菌的毒力，令其他梭状芽孢杆菌可使其毒力加强。广谱抗生素应用之后，特别是林可霉素、氯林可霉素、氨苄西林、阿莫西林等的应用，抑制了肠道内的正常菌群，使艰难梭状芽孢杆菌得以迅速繁殖并产生毒素而致病。

本病也可发生于手术后，特别是胃肠道癌肿手术后以及其他有严重疾病如肠梗阻、恶性肿瘤、尿毒症、糖尿病、心力衰竭、败血症等患者，这些病例一般抗病能力和免疫能力极度低下，或因病情需要而接受抗生素治疗，机体的内环境发生变化，肠道菌群失调，有利于艰难梭状芽孢杆菌繁殖而致病。艰难梭状芽孢杆菌及其毒素为本病致病因素，但粪中毒素的效价高低与病情的轻重并不平行。由此说明该菌毒素并非影响疾病严重程度的唯一因素。

二、病理学

假膜性肠炎主要发生在结肠，偶见于小肠等部位。病变肠腔扩张，腔内液体增加。病变肠黏膜的肉眼观察，可见凝固性坏死，并覆有大小不一、散在的斑点状黄白色假膜，从数毫米至 30mm。严重者假膜可融合成片，并可见到假膜脱落的大、小裸露区。显微镜下可见假膜系由纤维素、中性粒细胞、单核细胞、黏蛋白及坏死细胞碎屑组成。黏膜固有层内有中性粒细胞、浆细胞及淋巴细胞浸润，重者腺体破坏断裂、细胞坏死。黏膜下层因炎性渗出而增厚，伴血管扩张、充血及微血栓形成。坏死一般限于黏膜层，严重病例可向黏膜下层伸延，偶有累及肠壁全层导致肠穿孔。

Price 和 Davies 将本病的黏膜病变分为 3 种：

（1）早期轻度病变显示黏膜灶性坏死，固有层中性粒细胞及嗜酸性粒细胞浸润和纤维素渗出。

（2）较、重度病变示有腺体破坏，周围中性多形核细胞浸润伴有典型火山样隆起坏死病变，假膜形成。以上两者病变限于黏膜固有层浅表部位，间有正常黏膜。

（3）最严重病变为黏膜结构完全破坏，固有层广泛波及，覆有厚的融合成片的假膜。病变愈合后，假膜脱落，假膜下愈合的创面发红，在假膜脱落后 10d 左右，内镜检查可完全恢复正常。

三、临床表现

本病发病年龄多在 50～59 岁组，女性稍多于男性。起病大多急骤，病情轻者仅有轻度腹泻，重者可呈暴发型，病情进展迅速。

（一）腹泻

腹泻是最主要的临床症状，多在应用抗生素的 4～10d 内，或在停药后的 1～2 周内，或于手术后 5～20d 发生。腹泻程度和次数不一，轻型病例，大便每日 2～3 次，可在停用抗生素后自愈。重者有大量腹泻，大便每日可 30 余次之多，有时腹泻可持续 4～5 周，少数病例可排出斑块状假膜，血粪少见。

（二）腹痛

为较多见的临床症状。有时很剧烈，可伴腹胀、恶心、呕吐，以致可被误诊为急腹症、手术吻合口漏等。

（三）毒血症

表现包括心动过速、发热、谵妄以及定向障碍等表现。重者常发生低血压、休克、严重脱水、电解质失平衡以及代谢性酸中毒、少尿，甚至急性肾功能不全。

四、辅助检查

假膜性肠炎在使用抗生素期间或停用抗生素后短期内，特别是在应用林可霉素、氯林可霉素后，突然出现无红细胞的黏液腹泻；或腹部手术后病情反而恶化，并出现腹泻时，应想到本病。通过乙状结肠镜检查，见到假膜及粪中细胞毒素测定阳性可迅速获得诊断。

（一）实验室检查

周围血白细胞增多，多在 $(10～20)×10^9/L$（10 000～20 000/mm³）以上，甚至高达 $40×10^9/L$（40 000/mm³）或更高，以中性粒细胞增多为主。粪常规检查无特异性改变，仅有白细胞，肉眼血便少见。有低清蛋白血症、电解质失平衡或酸碱平衡失调。粪便细菌特殊条件下培养，多数病例可发现有难辨梭状芽孢杆菌生长。粪内细胞毒素检测有确诊价值，将患者粪的滤液稀释不同的倍数，置组织培养液中，观察细胞毒作用，1：100 以上有诊断意义。污泥梭状芽孢杆菌抗毒素中和试验常阳性。

（二）内镜检查

在高度怀疑本病时，应及时做内镜检查。本病常累及左半结肠，而直肠可无病变。乙状结肠镜检查是重要的诊断手段之一。如病变在右半结肠，则需用纤维结肠镜检查。如在初期未发现典型病变者尚需重复进行。内镜肉眼观察：在早期或治疗及时者，内镜可无典型表现，肠黏膜可正常，或仅有轻度充血、水肿。严重者可见到黏膜脆性增强及明显溃疡形成，黏膜表面覆有黄白或黄绿色假膜。

（三）X 线检查

腹部 X 线平片可显示肠麻痹或轻、中度肠扩张。钡剂灌肠检查可见肠壁增厚，显著水肿，结肠袋消失。在部分病例尚可见到肠壁间有气体，此征象为部分肠壁坏死，结肠细菌侵入所引起；或可见到溃疡或息肉样病变表现。上述 X 线表现缺乏特异性，故诊断价值不大。空气钡剂对比灌肠检查可提高诊断价值，但有肠穿孔的危险，应慎用。

五、诊断与鉴别诊断

（1）多发生在年老、体弱且有使用过广谱抗生素的历史。

（2）腹泻多为水泻，量多，病情严重时可排出大小不等的假膜，钝痛或痉挛性腹痛。中度发热或高热。

（3）腹部压痛明显，或反跳痛，肠鸣可增强或减少。

（4）辅助检查可有水、酸碱平衡紊乱。常有白细胞升高。大便培养、镜检：可见肠道菌群严重紊乱，常可培养出艰难梭状芽孢杆菌。大便常规见红、白细胞等。肠镜检查：见肠黏膜明显充血，水肿，糜烂，附有大小不等的白色、灰白色的假膜，是该病诊断的快速而可靠的方法。

对于年迈、重症、大手术后及曾长期大量应用抗生素的患者，如出现非特异性腹泻、发热、腹痛、白细胞升高等现象，且用一般抗生素止泻药物无效者，应考虑 PMC 的可能。需及时行便常规、球杆比例等检查，必要时还需行 CD 培养，在厌氧条件下经 37℃ 采用 CCFA 培养基培养 24 ~ 48h 可出结果。特异性诊断为毒素鉴定，目前 A、B 毒素检测较复杂，且结果出现较晚，故对临床指导意义有限，临床医生应灵活把握。

值得强调的是，结肠镜检查是诊断 PMC 快速而可靠的方法，是建立解剖诊断的最好方法，它可以直观病变分布的范围、病变程度，还可以追踪判断治疗效果。

本病应与溃疡性结肠炎、结肠克罗恩病、缺血性肠炎以及艾滋病结肠炎等相鉴别。

六、治 疗

首先应注意抗生素的使用，避免滥用抗生素，减少假膜性肠炎的发病率，尤其是广谱抗生素的使用要有明确的目的，在取得预期的疗效之后应及时停药。对老年体弱手术者，尤其是进行腹腔和盆腔大手术后以及免疫功能低下的癌症患者，应尽量避免使用易于诱发难辨梭状芽孢杆菌的抗生素。对必须使用抗生素的患者要加强警惕，早期发现，及时治疗，减少发生严重的假膜性肠炎。

（1）立即终止所有抗菌药物。

（2）支持疗法及抗休克：可输入血浆、清蛋白或全血，及时静脉补充足量液体和钾盐等。补液量根据失水程度决定，或口服葡萄糖盐水补偿氯化钠的丢失，纠正电解质失平衡及代谢性酸中毒。如有低血压可在补充血容量基础上使用血管活性药物。

（3）甲硝唑是本病的首选治疗药物，一般用法是 250mg，每日 3 ~ 4 次，口服 7 ~ 10d，95% 患者治疗反应良好，用药后 2d 发热和腹泻可获缓解，腹泻一般在一周内消失，治疗后 72h 内粪中测不到毒素 B。重症病例频繁呕吐时可用静脉滴注法给药，但疗效明显低于口服给药法。用药期间应禁酒。

（4）万古霉素曾是本病的主要药物，但万古霉素的有效率和复发率与甲硝唑相似。万古霉素价格昂贵，已不作为本病的一线药物。万古霉素口服不吸收，对肾脏无损害，在肠内可达高浓度，静脉用药肠内浓度低，不宜采用。在甲硝唑用后有不良反应或复发的患者，可用万古霉素治疗，一般用法为 125 ~ 250mg，每日 4 次口服，共 7 ~ 10d。

（5）杆菌肽对革兰阳性菌有抗菌作用，可用于本病，剂量为 25 000IV，每日 4 次，口服 7 ~ 10d，临床症状缓解与万古霉素相同，在消灭粪中病原菌方面不如万古霉素。杆菌肽的肾毒和耳毒性发生率高，不宜注射用药，但口服法目前尚未发现不良反应。

（6）考来烯胺 2 ~ 4g，每日服 3 ~ 4 次，共服 7 ~ 10d。此药能与毒素结合，减少毒素吸收，促进回肠末端对胆盐的吸收，以改善腹泻临床症状。国外已有应用特异性抗毒素治疗的报道。恢复正常肠道菌群，轻型病例停用抗生素后任其自行恢复。严重病例可口服乳酸杆菌制剂（如乳酶生）、维生素 C 以及乳糖、蜂蜜、麦芽糖等扶植大肠杆菌；口服叶酸、复合维生素 B、谷氨酸及维生素 B_{12} 以扶植肠球菌。

如为暴发型病例，内科治疗无效，而病变主要在结肠，或有显著的肠梗阻、中毒性巨结肠、肠穿孔时，可考虑行结肠切除或改道性回肠造口术。

七、预防与预后

（一）预防

首先应注意抗生素的使用，避免滥用抗生素，减少假膜性肠炎的发病率，尤其是广谱抗生素的使用要有明确的目的，在取得预期的疗效之后应及时停药。对老年体弱手术者，尤其是进行腹腔和盆腔大手术后以及免疫功能低下的癌症患者，应尽量避免使用易于诱发艰难梭状芽孢杆菌的抗生素。对必须使用抗生素的患者要加强警惕，早期发现，及时治疗，减少发生严重的假膜性肠炎。

要经常向医务人员介绍有关假膜性肠炎的发病动态，防止耐药菌株的滋长。外源性艰难梭状芽孢杆菌可能是医院内的交叉感染，有人从医院的地板、盥洗室的用具以及护理假膜性肠炎患者的工作人员的手和粪便中检出艰难梭状芽孢杆菌或其芽孢。所以对假膜性肠炎病例要采取必要的隔离措施和环境消毒，防止通过房间、皮肤、医疗器械造成艰难性梭状芽孢杆菌的交叉感染。

（二）预后

本病若能得到早期诊断和及时治疗，大多数患者可以恢复，临床症状和体征得到改善及消失，粪便中致病菌转阴和毒素消失。若延误诊断，未能较好的控制病因，治疗的过程中出现并发症则后果严重，死亡率可高达 20% ~30% 。

（赵　明）

第四节　缺血性肠炎

缺血性肠病（ischemic bowel disease）是 20 世纪 60 年代提出的一组具有一定临床病理特点的独立性疾病，此病可累及整个消化道，但主要累及结肠。缺血性肠病分为急性肠系膜缺血（acute mesenteric ischemia，AMI）、慢性肠系膜缺血（chronic mesenteric ischemia，CMI）和缺血性结肠炎（ischemic colitis，IC）。

IC 是由 Boley 在 1963 年首次提出，1966 年，Marston 首次将其命名。IC 是由于肠道供血不足或回流受阻导致肠壁缺血性损伤所引起的急性或慢性炎症性病变，是造成下消化道出血的原因之一，可占消化道出血 50% ~62% 。

一、流行病学

IC 的发病率至今尚无明确报道，2005 年，国外报道其年发病率仅为（16 ~20）/10 万，但随着社会人口老龄化及高血压、糖尿病等致动脉硬化疾病的发病率增高，缺血性心脑血管疾病的发病率明显增高，已引起医学界和全社会的广泛关注。我国 90% IC 患者为老年患者（大于等于 60 岁）。而 IC 作为胃肠道最常见的缺血性损伤，其发病率亦呈明显增高趋势，新近美国的一项报道认为普通人群的发病率为（4.5 ~44.0）/10 万，且大于 65 岁及女性患者危险性增加。

本病的住院率国外报道为 0.05% 。2008 年，国外肠镜检出率约 0.48% ，占住院患者的 2‰ ~3‰ 。

缺血性肠病发病率在我国也呈逐年上升趋势，我国从 2006 年起有关缺血性结肠炎病例报道数量亦逐年增加，年增长率为 50% ~70% 。国内学者新近报道的小样本资料显示，60 岁以上患者占 76.2% ，且男女之比为 1：2.5，提示老年女性是 IC 的好发人群。对国内 2141 例患者资料的荟萃分析显示，男：女为 1：1.48，平均年龄为 57.5 ~76.1 岁。

但由于其临床表现缺乏特异性，轻型病例具有一过性特点，故常易漏诊或误诊，导致其发病率被明显低估。国内文献报道临床误诊率高达 38.9% ~50.0% ，致使患者的治疗延误、病死率增高，需要引起临床医师的充分重视。

二、病因学与病理生理学

引起肠道缺血的原因很多，如动脉硬化、血管栓塞、血栓形成、各种原因引起的休克等，以动脉硬化所致者最多见，90%以上见于60岁以上的老年人。

有研究表明，心血管疾病、肠易激综合征、休克、痢疾、呕吐、结肠癌、便秘、消化不良、腹部腹主动脉或心血管手术以及长期服用泻药、H_2受体拮抗剂和口服避孕药是IC的独立危险因素；还有研究显示高血压、糖尿病是引发IC的主要危险因素，其次是心房纤颤、TIA及家庭史、吸烟、饮酒。

高脂血症、高血压、糖尿病等疾病使肠系膜血管硬化、弹性降低进而形成血栓或栓塞，阻碍结肠供血是主要因素；而便秘、心力衰竭、腹部手术等增加了肠血管压力，使肠静脉回流受阻。此外，肠系膜血管阻塞初期，由于交感神经兴奋，儿茶酚胺分泌增加，加重了肠管缺血。

（一）结肠血管解剖学特点

结肠的血供来自肠系膜上动脉和肠系膜下动脉。肠系膜上动脉的分支即回结肠动脉、右结肠动脉和中结肠动脉供应升结肠和近段横结肠，肠系膜下动脉的分支即左结肠动脉、乙状结肠动脉和直肠上动脉供应横结肠和左半结肠。各动脉之间有吻合支相连形成边缘动脉，使肠系膜上、下动脉的各结肠支之间在结肠内缘相互吻合。由边缘动脉发出很多小动脉支垂直进入肠壁，在浆膜下形成血管网，再发出小动脉支供血于肌层，并在黏膜下形成血管网，向黏膜及黏膜下层供血。50%～75%的肠壁供血至黏膜层，所以一旦发生缺血，病变首先累及黏膜层。结肠的血流量比其他任何肠段都低，功能运动亦较少，自主神经刺激后反应大，正是这些特点，使得结肠对缺血的敏感性大为增高。

目前普遍认为结肠缺血往往好发于血供薄弱的"分水岭"区，包括结肠脾曲（Griffith's point）、降结肠、乙状结肠及直乙结肠交界（Sudek's point）等。在临床上，IC病变以左半结肠最多见，尤其以结肠脾曲常见。这是由于脾曲为肠系膜上、下动脉吻合部，为两支动脉末梢供血区域的交界处，该处边缘动脉较少，是对抗缺血的最弱部位，易发生供血不全。乙状结肠直肠交界处边缘动脉也较少，是结肠血供的另一个薄弱点，也容易发生缺血性病变。而直肠由于有肠系膜下动脉分支和髂内动脉分支双重血供，很少发生缺血性损伤。

国内的荟萃分析显示病变好发部位依次为：降结肠 > 乙状结肠 > 脾曲 > 横结肠 > 直肠 > 升结肠 > 肝曲 > 回盲部。

（二）引起肠道缺血的病因

大致可分为血管阻塞型（如肠系膜动脉栓塞、肠系膜动脉血栓形成、肠系膜静脉血栓形成）和非血管阻塞型两大类。

1. 肠系膜动脉栓塞　风湿性心脏病、冠心病、细菌性心内膜炎等疾病形成的各种栓子都有可能脱落而栓塞肠系膜动脉，导致急性肠系膜缺血。栓子也可来自人工瓣膜置换术后或心脏搭桥术后。由于肠系膜上动脉与腹主动脉呈锐角相交，且分出较早，管腔较粗，故肠系膜上动脉栓塞的机会比肠系膜下动脉为多。此类患者多数起病急骤，可同时伴有其他器官如脑、肾、脾等的血管栓塞。因此，对有易感因素的患者，如出现特发剧烈腹痛同时或以往伴有其他栓塞症状者应考虑本病可能。

2. 肠系膜动脉血栓形成　主要的病变基础是动脉粥样硬化，多见于老年人，常并发弥漫性动脉硬化如冠状动脉粥样硬化、外周动脉粥样硬化等。也可发生于夹层动脉瘤、系统性血管炎、血管手术或创伤、红细胞增多症、长期口服避孕药或高凝状态者。肠系膜上动脉近腹主动脉处不仅是栓塞好发部位，也是肠系膜动脉血栓容易形成之处。此型发病较动脉栓塞隐匿，病情逐渐加重。如发生过程较慢，由于侧支循环的建立，也可毫无临床症状。

3. 肠系膜静脉血栓形成　较肠系膜动脉血栓形成和肠系膜动脉栓塞少见，常为继发性，可继发于以下疾病：①肝硬化并发门静脉高压症。②腹腔脏器感染。③腹部手术、外伤或放射性损伤导致肠系膜静脉血流变化或血管损伤。④血栓性静脉炎。⑤血液高凝状态，如真性红细胞增多症、腹部恶性肿瘤、长期口服避孕药等。⑥其他原因，如充血性心力衰竭、心肌梗死和糖尿病等。原发性肠系膜静脉血栓形成主要与先天性凝血功能障碍有关。此型引起的 IC 起病相对缓慢，临床表现缺乏特异性，易与原发病临床症状重叠，腹痛症状重而体征较轻是该型的重要特点。

4. 非血管阻塞型肠系膜缺血 多见于老年人，无明显的血管阻塞，多发生于心脏低排血量或血容量过少引起的低血压或肠系膜血管痉挛，如充血性心力衰竭、急性心肌梗死、心律失常、各种原因引起的休克、使用肾上腺素 α 受体兴奋剂或洋地黄等具有收缩内脏血管功能的药物等。各种原因引起的肠系膜血管收缩、组织缺氧、缺血再灌注损伤，均可导致非阻塞型肠系膜缺血。此型病例常由于原发病病情危重，掩盖了本病的临床症状和体征而造成漏诊或误诊。

三、病理学

本病内镜下活检病理呈非特异性。常表现为水肿、黏膜隐窝结构破坏、黏膜及黏膜下出血、固有层炎性细胞浸润、颗粒样组织伴隐窝脓肿、血管内血小板血栓及坏死等。慢性期可见黏膜萎缩，颗粒样组织及含铁血黄素巨噬细胞。缺血后狭窄期炎症较轻而纤维化占主导地位。

病理发展过程先为缺氧，先影响黏膜，然后波及黏膜下层，最后使整个肠壁梗死。黏膜层首先表现为糜烂，一般在几天内有肠绒毛再生修复，如果长期缺氧，修复的肠绒毛呈现短、矮杆状。临床上表现为吸收不良，出现肉芽组织增生和瘢痕形成，肠腔狭窄。如果肠道完全失去血供，则肠壁变黑、坏死、穿孔，形成腹膜炎、肠梗阻。

基本病理改变是肠壁水肿、血管充血伴黏膜内出血及各种不同程度的肠道坏死等循环障碍性变化。肠壁坏死从黏膜开始，向下进展至肌层及浆膜层，可引起肠道出血性坏死及假膜性肠炎。具体如下：①由缺血引起的严重损害，常为凝固性坏死或出血性坏死。②由静脉阻塞引起的坏死，常为瘀血、出血及水肿。③大多数病例都有轻重不等的水肿，黏膜层及黏膜下层水肿明显。④上皮细胞、腺体及平滑肌等可发生各种缺血性变性。⑤亚急性期及慢性期可见增生性病变，有间质肉芽组织及纤维性增生，形成瘢痕或肿瘤样团块，引起肠壁增厚、肠腔狭窄及变形。⑥由于黏膜层缺血性变性坏死可引起糜烂及溃疡形成，似溃疡性结肠炎。⑦穿透性坏死可形成急性或慢性穿孔，后者常有肠粘连。⑧由于坏死反应或继发细菌作用可有不同程度炎症，一般较轻，不形成明显化脓性炎。

四、临床表现

IC 的临床表现与许多因素有关，包括病因，肠系膜血管阻塞部位、程度，阻塞血管的直径、肠缺血的时间和程度、侧支循环建立的程度和代偿功能、机体的血流状态及肠腔内细菌的情况等。其临床表现缺乏特异性，且差异很大，轻者仅累及黏膜，可为一过性腹痛，重者全层肠壁受累，可出现肠坏死、穿孔、中毒性休克、全身多器官功能衰竭等并发症而危及生命。

1966 年，Marston 按缺血的程度将 IC 分为 3 型：①短暂自限型，累及黏膜和黏膜下（一过型）。②急性暴发型，累及结肠全层，并可导致坏疽（10%）和穿孔（坏疽型）。③慢性型，导致结肠狭窄（10%）（狭窄型）。由于一过型与狭窄型多数情况下预后较好，1986 年，Marston 等重新将本病归纳为 2 型：非坏疽型与坏疽型，其中前者占 80% ~85%，后者占 15% ~20%。

（一）非坏疽型

非坏疽型包括一过型与狭窄型，多发生于老年人，常伴有高血压、冠心病、糖尿病等动脉硬化基础疾病，有时可有便秘、感染、心律失常等诱因。典型临床表现为：突然发生腹痛，多为绞痛或中等程度疼痛，疼痛部位随疾病累及部位可有不同，以左下腹部疼痛较多见，多伴有排便急迫感，24h 内出现鲜红色或酱色血便，血量不大，极少需要输血。由于肠道缺血导致肠功能紊乱，可出现恶心、呕吐、嗳气、腹胀、腹泻等临床症状。腹部体征不明显或在病变部位有压痛。非坏疽型 IC 多数情况下为可逆的自限性疾病。

（二）坏疽型

此型病情较重，病变不可逆。亦多见于老年人。由于肠壁全层坏死，可表现为大量血便及严重腹痛，腹痛迅速扩散至全腹，早期即出现休克和毒血症症状，伴发热和白细胞计数升高，腹腔穿刺可抽出血性腹腔积液。有腹膜炎症者，需及时手术治疗，预后差。

五、辅助检查

外周血白细胞可升高，常大于 $10 \times 10^9/L$，若升高明显提示缺血严重，约半数患者血淀粉酶轻度增高，但很少超过正常值 2 倍，并且淀粉酶肌酐清除率低于 4% 以下，大便潜血常阳性。有瑞典学者提出 D - 二聚体升高对本病诊断有一定意义，对于本病诊断特异性为 92%、敏感性为 60%、准确性为 69%，但其升高程度与病情严重程度的关系仍需进一步研究。

（一）X 线腹部平片

无特异性。多数病例早期可见局限性狭窄，随后见肠腔积气、节段性扩张、病变肠段结肠袋消失。临床主要用于诊断是否存在肠穿孔或肠梗阻，确定有无手术指征，同时排除其他肠道疾患。

（二）钡剂灌肠

钡剂灌肠，尤其是结肠气钡双重对比造影对诊断 IC 有重要意义。早期或轻型病例可显示正常或见有局部痉挛，中、重度病例可特征性表现为肠壁的指压痕或小点状钡龛影，虽仅是急性缺血时的一过性表现，通常仅存在 24~72h，但其是 IC 的特征性征象。肠管痉挛、脾曲锐角征早期也较多见。亚急性期出现结肠袋消失、溃疡所致不规则龛影，有时呈锯齿样充盈缺损。少数病例进入慢性期，局部肠管逐渐变形及狭窄，局部结肠袋消失，肠管短缩，狭窄部两端呈平滑的漏斗状改变。

（三）结肠镜

结肠镜是目前临床上诊断 IC 的主要手段，不仅能确定病变的范围和阶段，还能获取组织病理学检查，有助于与其他炎性肠病、结肠癌等相鉴别。

非坏疽型 IC 的内镜下特点是：一过型病变为一过性短暂缺血，病变涉及黏膜及黏膜下层，表现为黏膜充血、水肿、瘀斑，黏膜下出血，黏膜呈暗红色，血管网消失，可有部分黏膜坏死，继之黏膜脱落、溃疡形成，呈环形、纵形、蛇形或散在弥漫，溃疡在亚急性期边界清楚，可长达 3~4cm，宽 1~2cm，周边黏膜水肿、充血，至发病 7d 左右溃疡一般不再进展，2 周内结肠基本恢复正常。狭窄型可见持续性缺血黏膜，损害较重，病变涉及固有肌层，形成慢性溃疡和持续性节段性结肠炎，受损肌层被纤维组织替代，常致结肠狭窄。

坏疽型 IC 的肠黏膜病变为全壁坏死，形成深大纵行溃疡、脓肿等。

近年随着内镜窄带成像（narrow band imaging，NBI）和染色内镜技术的发展，能够更清晰地通过内镜观察肠道黏膜的微血管结构，有助于疾病的诊断、预后判断及治疗决策的选择。NBI 可广泛应用于内镜下区分异型和正常组织、估计组织学感染程度等，从而精确地引导活检，提高对疾病的诊断准确率，对 IC 的诊断与鉴别诊断具有重要作用，尤其对鉴别良、恶性病变很有帮助。

结肠镜检查对 IC 具有确诊意义。因此，临床上对疑及 IC 的患者，在排除腹膜炎、肠穿孔等急腹症后，如条件允许，应争取在 48h 内行结肠镜检查，并近期复查以动态观察病情，协助诊断。

（四）血管造影

血管造影被认为是诊断急性肠系膜缺血的金标准。能清晰显示血管的形态，可提供病变部位、程度、输出襻及侧支循环状况，并能同步进行血管介入治疗。但临床经验提示，大多数 IC 患者肠系膜动脉造影很少能显示动脉闭塞现象，因此对结肠缺血的诊断作用不大。另外，血管造影系有创性检查，对危重患者存在一定的风险，造影剂具有一定的肾毒性，增加了患者 X 线暴露时间，且并不是每个医院都可以进行血管造影检查。因此目前尚未作为 IC 的常规检查方法，但对仅凭临床表现难以与急性肠系膜缺血相鉴别的病例或疑及急性肠系膜缺血时可作为明确诊断的手段。

（五）腹部超声

腹部超声可提示肠壁弥漫性或不规则增厚、肠管扩张、腹腔积液及病变肠段的大致部位；多普勒超声或断层联合超声检查法有助于了解肠系膜及肠道血液供应状态。但由于受肠腔气体干扰较大，且对低血流血管敏感性低，影响了超声检查在 IC 诊断中的应用。

（六）腹部计算机体层摄影及磁共振成像

腹部计算体层摄影（computer tomography，CT）及磁共振成像（magnetic resonance imaging，MRI）是简单易行的诊断手段。CT 可见节段性肠壁增厚、呈靶征样黏膜下水肿，也可见到局部强化不明显的缺血肠管，但这些征象无特异性。多层螺旋 CT 的计算机体层血管成像术（CT angiography，CTA）能提高诊断的敏感性，可显示腹主动脉扭曲、管壁粥样斑块生成及局部肠系膜动脉小分支狭窄变细，亦可见到肠壁内气囊肿或门静脉积气，对于 IC 的诊断有重要意义。MRI 血管成像特异性和敏感性与 CT 相似，但无放射性是其优点。

（七）血清标志物

目前已报道数种可提示肠系膜缺血的血清标志物，如乳酸、乳酸脱氢酶（lactic dehydrogenase，LDH）、肌酸磷酸激酶（creatine phosphokinase，CPK）、淀粉酶、碱性磷酸酶（ALP）、肠型脂肪酸结合蛋白和 α - 谷胱甘肽 - S - 转移酶等，但这些标志物主要反映在急性肠系膜缺血时，尚未发现特异性的针对 IC 的标志物。在轻型 IC 病例，上述血清标志物完全正常，只有在病情进展、严重缺血性损伤或病程的后期才出现血清标志物的升高。

（八）其他

肠型脂肪酸结合蛋白（intestinal fatty acid binding protein，I - FABP）是由肠上皮细胞分泌的一种水溶性蛋白质，具有较好的器官特异性，是一个新的有潜力的早期肠黏膜损伤的生化指标，是全身炎症反应综合征或脓毒血症发生前的预警因子。肠道缺血受损时能迅速进入血循环，最终从尿液排出体外，ELISA 法易于测定。因此，血和尿 I - FABP 是肠缺血很好的指标，较以往采用的传统的肠缺血指标，如肌酸激酶、乳酸脱氢酶、碱性磷酸酶等的敏感性更高，可作为监测肠缺血、肠坏死敏感的指标，并有望成为肠道缺血进展的指标。用同位素锝（^{99m}Tc）和铟（^{111}In）放射性核素标记血小板的单克隆抗体，注入人体后行 γ 照相，能显示急性肠系膜血管闭塞的缺血区，目前该技术已逐步用于临床，估计有较好的应用前景。国外近年报道清蛋白 - 钴结合试验是急性肠缺血的一个新的有用的诊断指标，敏感性达 100%，特异性为 85.7%。

六、诊断与鉴别诊断

（一）诊断

从临床角度看，IC 多见于老年人或有动脉硬化、高血压、冠心病、糖尿病等病史的患者，或有长期口服避孕药史者。如这类患者出现突发性左下腹绞痛，24h 内出现解鲜血便或褐色血便的典型临床症状，而不能用常见的胃肠道疾病及胆胰疾病来解释时，应考虑本病的可能。

由于 IC 的临床表现缺乏特异性，诊断首先有赖于接诊医师对该病有足够的认识和警惕，否则极易造成误诊。

（二）鉴别诊断

诊断本病时应注意与溃疡性结肠炎、克罗恩病、肠结核、肠型白塞病、肠道恶性淋巴瘤、结肠癌等疾病鉴别，可通过仔细询问患者病史和发病的可能诱因，并结合相关的内镜和影像学检查等予以鉴别。

七、治疗

（1）积极治疗心血管系统疾病如心房颤动、细菌性心内膜炎、动脉粥样硬化及其他伴随疾病是预防 IC 的有效措施。

（2）一旦确诊 IC，应及早进行治疗。

①禁食，内科保守治疗。

②静脉营养，内科保守治疗：静脉补液、降低肠道氧耗。

③应用广谱抗生素：本病易并发肠道细菌感染而加重病情，研究显示应用广谱抗生素可减轻肠道损害，因此多数学者建议预防性应用抗生素。

④积极治疗心血管系统原发病，停用血管收缩药（肾上腺素、多巴胺等）。

⑤应用肛管排气缓解结肠扩张。

⑥应用血管扩张药物，改善肠血液循环，促进缺血损伤恢复，如罂粟碱30mg，肌内注射，1次/8h，必要时可静脉滴注；前列地尔10μg，静脉滴注，1次/d；或丹参30~60ml加入250~500ml葡萄糖注射液，静脉滴注1~2次/d，疗程3~7d，少数患者需2周；也可用山莨菪碱、硝酸甘油等。有文献报道，通过肠系膜动脉造影管向病变段相应的肠系膜血管内灌注溶栓剂或血管扩张剂，可取得良好的治疗效果。

⑦持续进行血常规和血生化监测，直到病情稳定。

⑧如经积极的内科治疗临床症状不缓解，患者腹部触痛加重，出现肌紧张、反跳痛、体温升高及肠麻痹，表明有肠梗死，需立即行手术治疗。

手术禁忌证：①年老体弱并发严重的心脑肺血管疾病及重要脏器的功能障碍不能耐受手术，同时未发现肠坏死迹象者。②动脉造影显示主动脉、肠系膜上动脉和腹腔干动脉病变广泛，预计手术效果差者。

手术方法：包括肠系膜上动脉切开取栓术、肠系膜上动脉远端与右髂总动脉侧侧吻合术、动脉移位手术、血管移植动脉搭桥手术。

对IC的最佳治疗方案目前尚无前瞻性的对照研究可供参考，已达成的共识是在治疗过程中要注意识别提示保守治疗效果不好的危险因素，以及时手术治疗，降低病死率。

八、预防与预后

IC的预后主要取决于缺血损伤的程度和有无严重的并发症。轻症IC通常在1~3个月内恢复，并不留后遗症。重症患者经积极处理，半数可在24~48h内缓解，1~2周病变愈合，严重者3~7个月愈合。少数患者发生不可逆损害，如急性期快速发展为肠坏疽，甚至腹膜炎或广泛中毒性结肠炎，或溃疡延迟不愈进入慢性期，导致肠管严重狭窄，均需手术治疗。

仅累及黏膜和黏膜下层的IC预后较好，85%患者病情可在1~2周内改善或恢复，需要手术治疗者不足5%；而累及肠壁全层的坏疽型IC预后很差，即使接受手术治疗，死亡率仍高达60%。

IC病常无特有的临床表现，误诊、漏诊率较高，及时诊断和密切监测病情变化是改善预后的关键。诊断延迟超过24h、高龄（特别是年龄大于70岁）、糖尿病患者（尤其酸中毒的患者）、主动脉术后或低血压（伴休克）导致的IC预后差。在保守治疗过程中，如肠道的血供障碍程度加重或持续时间延长，需及时手术治疗，否则病死率会明显升高。

（赵　明）

第五节　大肠良性肿瘤

大肠的良性肿瘤可分为上皮性良性肿瘤和非上皮性良性肿瘤，其中上皮性良性肿瘤主要是大肠息肉，非上皮性良性肿瘤以脂肪瘤最多见，其他包括大肠平滑肌瘤、纤维瘤及血管瘤等，除血管瘤外，其余均有恶变可能。

一、大肠息肉

息肉一词来自希腊文 Polypous，泛指一切空腔脏器、黏膜表面向腔内突出和隆起的病变，可以有蒂，也可以为广基，是一形态学名词。在数目上又有单发和多发两类。大肠息肉（polyp of intestinal tract）是所有向肠腔突出的赘生物总称，病理上可有许多种，可以是腺瘤，也可以是炎症刺激引起的增生和修复性反应，或是局部黏膜的增生和肥厚，或者是癌肿。大肠息肉包括肿瘤性（腺瘤）和非肿瘤，息肉分类见表6-5。

表6-5　全国大肠癌病理专业协作组的息肉分类方案

	单发	多发
肿瘤性	腺瘤	腺瘤病
	腺管状	家族性多发性息肉病
	绒毛状	Gardner 综合征
	混合性	Turcot 综合征
		散发性腺瘤病（多发性腺瘤）
错构瘤性	Peutz - Jeghers 息肉	Peutz - Jeghers 综合征
幼年性	幼年性息肉	幼年性息肉病
炎症性	炎症性息肉	假息肉病
增生性	增生性（化生性）息肉	多发性增生性息肉病
	Cronkhite - Canada 综合征	
	炎性纤维增生性息肉病	

（一）流行病学

息肉多无症状，其发生率与受检对象、年龄、性别、地理环境及检查方法不同而异，文献报道的发生率差异较大，在10%～66%不等。除家族性和幼年性息肉常出现在少年期外，一般见于中年后，并随年龄的增长而增加，60岁以上老年人约占75%。男性高于女性，约为2∶1。大肠腺瘤的发生率和检出率增长迅速。欧洲对917例结肠镜筛查的50～75岁平均危险率人群发现，21.3%、6.7%和1.2%的受检者分别患有大肠腺瘤、进展性大肠腺瘤和大肠癌。而对183例40～49岁人群的筛查结构显示，上述三个数字分别为9.8%、1.1%和0%。我国多中心回顾性研究证实：20年来，我国城市居民有腹部症状而行全结肠镜检查患者（157 943例）中，进展性腺瘤检出率有明显上升趋势，较前增长了1.88倍；而同期检出大肠癌患者仅较前增长66%。研究报道，超过50岁者发生腺瘤的机会明显增加。

（二）病因和分类

大肠息肉的分类方法很多，根据息肉数目可分为单发和多发。全国大肠癌病理专业协作组的息肉分类是以 Morson 的组织学分类法为基础，即将大肠息肉分成肿瘤性、错构瘤性、炎症性和增生性。此分类法的最大优点在于将大肠息肉统称为腺瘤，而其他非肿瘤性息肉则统称为息肉。这种分类能明确区分大肠息肉的病理性质，对治疗具有更大的指导意义（表6-5）。中国大肠肿瘤筛查、早诊早治和综合预防共识意见（2011）进行了补充，腺瘤包括早期腺瘤（畸形隐窝灶，ACF）、传统腺瘤（管状腺瘤、绒毛状腺瘤和管状绒毛状腺瘤）、锯齿状腺瘤（传统锯齿状腺瘤、广基锯齿状腺瘤息肉和混合增生性息肉/锯齿状腺瘤）和杵状-微腺管腺瘤等。

国内报告结直肠息肉以腺瘤性息肉最常见，而国外有人报道增生性息肉最常见，其发病率高达25%～80%。在成年人增生性息肉的发病率至少比腺瘤高10倍，但有学者在肠镜检查中则发现腺瘤的发生率是增生性息肉的3倍。据研究资料提示，息肉的发生可能一开始主要见于远端结肠，这一点可从尸检材料中左侧息肉往往较右侧为多而得以验证。随年龄增加息肉逐渐由左侧向右侧发展。

家族性多发性腺瘤病属常染色体显性遗传性疾病；Peutz - Jeghers 综合征，也称为错构瘤性息肉病，属常染色体显性遗传病；Turcot 综合征属常染色体隐性遗传病。

（三）发病机制

腺瘤的组织发生，尚不十分清楚。最初研究表明深部隐窝细胞随着向表面的迁移、不典型增生逐渐发展。正常隐窝深部的上皮以硫酸黏液表达为主，而腺瘤性上皮硫酸黏液比唾液酸黏液为多。最近研究表明血型 Ley 抗原在许多腺瘤均弥散着色，而在正常黏膜仅见于深部隐窝有阳性反应。这些腺瘤上皮与隐窝深部上皮组化反应的一致性有力支持腺瘤起源于隐窝深部的可能。腺瘤起源的另一个假说是嗜酸性上皮，常位于腺瘤上皮附近，并见两者有移行现象。在大肠腺瘤→大肠癌序贯学说的基础上，存在正常大肠黏膜→管状腺瘤→管状绒毛腺瘤→绒毛腺瘤→大肠癌序贯现象，认为腺瘤的发生最初多为管状腺瘤，以后逐步向管状绒毛腺瘤和绒毛腺瘤转化，最后演变为大肠癌。同时在管状腺瘤和管状绒毛腺瘤阶段也会发生癌变。

（四）临床表现

当瘤体小而无并发症的情况下，多无任何症状。据报告50%以上的腺瘤无症状。这类病变常在健康体检或其他疾病行内镜、放射学检查时发现。有症状的腺瘤直径多大于1cm，或伴有并发症，如溃疡形成、肠套叠或肠梗阻等。

1. 常见症状　如下所述：

（1）便血：多为首发症状。直肠腺瘤出血，多为大便表面带鲜血，乙状结肠、降结肠腺瘤为暗红色，与大便常不混淆。右半结肠腺瘤，肉眼常不能发现血便，仅大便潜血阳性。腺瘤大出血罕见。当腺瘤大小为2cm时易出血，可引起长期慢性失血，造成失血性贫血。文献资料表明下消化道出血的病例中，约30%为腺瘤引起。

（2）腹痛：常为突发性。多发生于腺瘤较大伴发肠套叠所致。一般小的腺瘤无腹痛症状。直肠低位腺瘤可有肛门部坠胀感。

（3）腺瘤排出体外或脱出肛门外：部分长蒂的腺瘤，可发生蒂扭转、绞窄引起腺瘤缺血、断裂而从粪便排出，可呈组织碎块或完整的腺瘤顶端。部分直肠甚至乙状结肠腺瘤，可在排便时脱出肛门外，便后可自行复原或经手法还纳。

（4）大便习惯改变：当腺瘤较大或多发时，可出现腹痛、便秘、腹泻或伴里急后重。

（5）少数患者可有过量肠液分泌、腹胀等。

2. 体征　如下所述：

（1）直肠腺瘤：直肠指检可发现直肠及部分乙状结肠部位腺瘤。通过指检可以初步判定肿瘤位置大小、数目、有无恶变。如肿瘤呈扁平或广基状、质地柔软，往往提示为绒毛状腺瘤；肿瘤呈有蒂、质较实而光滑则提示为管状腺瘤。肿瘤质地不匀、局部有硬结感或表面伴有溃疡、固定则提示有恶变可能。

（2）结肠腺瘤：无并发症时无阳性发现，当腺瘤较大引起肠套叠时，腹部可触及包块，甚至有腹膜炎表现。偶尔可闻及气过水声。

（五）辅助检查

1. 粪便潜血试验　简便易行，虽非特异性，但其阳性常提示需要进行大肠镜检查。与联苯胺法和愈创木酯法化学法相比，免疫法特异度高而敏感性较低，其可测定人血红蛋白分解后的球蛋白。

2. 内镜检查　结肠镜配合病理检查是诊断大肠肿瘤的标准方法。纤维结肠镜或电子结肠镜检查是目前诊断大肠息肉最理想的检查方法，可直接观察到全肠道情况，同时镜下可对病灶进行活检。内镜下染色放大技术、窄带成像技术（NBI）、i-Scan智能光学染色及共聚焦激光显微内镜技术的应用可明显提高大肠腺瘤的诊断率，对鉴别肠道肿瘤性和非肿瘤性病变具有较高的准确性。而超声肠镜能显示肠壁层次，分析肿瘤的范围、大小、有无浸润及深度，还可观察邻近器官病变情况。对于早期发现大肠癌具有重要意义。肠镜检查的同时，还可切除包括早期大肠癌在内的病变，具有重要的治疗价值。日本学者工藤进英将放大染色下的结直肠黏膜隐窝形态分为五型（pit pattern分类标准），对于息肉的分型及肿瘤的鉴别具有重要意义（图6-2）。

Ⅰ型为圆形隐窝，排列比较整齐，无异型性，一般为正常腺管开口而非病变；Ⅱ型呈星芒状或乳头状，排列尚整齐，无异型性，腺管开口大小均匀，多为炎性或增生性病变而非腺瘤性；Ⅲ型分为两个亚型：Ⅲ_L称为大腺管型，隐窝形态比正常大，排列规则，无结构异型性，为隆起性腺瘤的基本形态，其中约86.7%为腺瘤，其余为黏膜癌；Ⅲ_S称为小腺管型，是由比正常小的隐窝集聚而成，隐窝没有分支，为凹陷型肿瘤的基本形态，此型高度异型增生的腺瘤发生率较高，也可见于黏膜癌（28.3%）；Ⅳ型为珊瑚支及脑回样，类似珊瑚样改变是绒毛状腺瘤特征所见，黏膜内癌可占37.2%；Ⅴ型包括V_I（不规则型）或V_N（无结构型），此型隐窝形态紊乱或结构消失，见于癌，黏膜下癌可占62.5%。

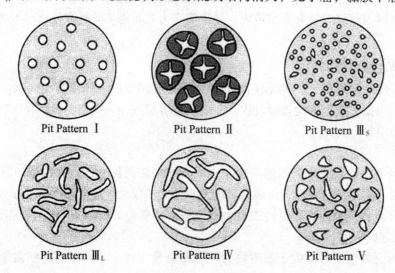

Pit Pattern Ⅰ   Pit Pattern Ⅱ   Pit Pattern Ⅲ$_S$

Pit Pattern Ⅲ$_L$ Pit Pattern Ⅳ   Pit Pattern Ⅴ

图6-2　结直肠黏膜隐窝形态 pit patten 分类

3. 影像学检查　如下所述：

（1）X线检查：腹部立位片有助于肠梗阻的诊断。普通钡灌肠X线检查对较小的大肠息肉易漏诊，应用气钡双重造影检查有助于提高诊断阳性率，对于疑有肠梗阻的患者应谨慎选择。

（2）CT结肠成像或仿真结肠镜检查：CT结肠成像（CT colonoscopy，CTC）是一种模拟传统结肠镜检查的成像技术，通过使用结合螺旋CT扫描的计算机程序而产生患者结肠内部的二维或三维图像。可多方位、多角度、多层面显示结直肠病变的部位，准确判断肠管的周径和厚度。CT结肠成像技术具有微创、无痛苦、无相对禁忌证的优点，但其与结肠镜检查一样需要提前进行肠道准备，甚至对肠道准备的要求更高，且检查前需向肠道注入一定量的对比剂使肠腔充盈扩张，如注入空气等。从治疗角度来讲，仿真结肠镜即使发现息肉也需再行结肠镜检查治疗，费用相对较高，这些缺陷使其在患者筛查中的依从性明显下降。

（3）CT或MRI检查：不作为大肠息肉的常规检查，主要用于怀疑大肠癌的患者。除可了解肿瘤局部情况外，还可进一步了解肠管外浸润程度以及有无淋巴结或远处转移，有助于充分了解病情，提供结直肠恶性肿瘤的分期，发现复发肿瘤，评价肿瘤对各种治疗的反应，阐明钡剂灌肠或内镜发现的肠壁内和外在性压迫性病变的内部结构，明确其性质、来源及与周围脏器的关系。MRI检查的适应证同CT检查。

（六）诊断与鉴别诊断

多数大肠息肉并无特殊的症状，因此诊断主要靠临床检查。应先做直肠指诊。结肠镜配合病理检查是诊断大肠肿瘤的标准方法。而肠道准备充分、退镜时仔细观察，则有助于提高大肠肿瘤的检出率。腺瘤的大小、形态、部位及患者年龄及初次全结肠镜检查腺瘤数均为全结肠镜检查时漏诊的危险因素，结肠镜医师检查时应尽量避免因以上因素导致的漏诊。研究表明，肿瘤小于10mm、平坦型、左半结肠、大于60岁、首次检查大于2个肿瘤患者容易漏诊，因此应重视并加强对微小平坦型病变的诊断，对于左半结肠病变尤应仔细观察。应注意高危腺瘤的诊断：进展性腺瘤或称高危腺瘤（advanced adenoma）较具危险性。具备以下三项条件之一者即为进展性腺瘤：①息肉或病变直径大于等于10mm。②绒毛状腺瘤或混合型腺瘤中绒毛样结构超过25%。③伴有高级别上皮内瘤变者。

（七）治疗

大多数大肠息肉可以通过结肠镜进行息肉切除。随着内镜技术的发展，内镜下切除的适应证也进一步扩大。术前需做肠道清洁准备，但禁用甘露醇、山梨醇等，以免因肠道内细菌分解产生可燃气体在电灼时引起爆炸。术中应做全结肠检查。应争取将所见到的息肉能经内镜切除者，均予以整个切除，并做全面组织学检查。目前内镜下治疗早期大肠癌的方法有高频电圈套法息肉切除术、热活检钳除术、内镜下黏膜切除术（endoscopic mucosal resection，EMR）、内镜下分片黏膜切除术（endoscopic piecemeal mucosal resection，EPMR）和内镜黏膜下剥离术（endoscopic submucosal dissection，ESD）等。治疗时应根据病变情况、各单位技术以及硬件设备条件酌情开展。对于不适合内镜治疗的大肠息肉可以进行手术切除。

对内镜切除后的标本，病理医师需评估是否存在恶变，肿瘤基底和周边切缘是否有肿瘤累及，是否有淋巴管、血管浸润等，根据病理结果判断是否需要追加外科手术。对于内镜切除后的标本，需摊开用大头针固定，测量病变大小，以 2mm 间隔连续平行切片。

（八）预防与预后

非甾体类抗炎药（NSAID）和选择性 COX - 2 抑制剂等、某些源自食物的生物活性食物成分（bioactive food compositions，BFC）及其药物（如钙与维生素 D、短链脂肪酸、叶酸等）在不同人群中可能具有预防大肠腺瘤发生或再发和预防大肠癌发生等作用。对大肠癌高危人群进行结肠镜筛查对于预防大肠癌发生具有重要意义。符合下列任一条件者即为大肠癌高危人群：①大便潜血阳性。②一级亲属有大肠癌病史。③本人有肠道腺瘤史。④本人有癌症史。⑤符合下列 6 项之任 2 项者：慢性腹泻、慢性便秘、黏液血便、慢性阑尾炎或阑尾切除史、慢性胆囊炎或胆囊切除史和长期精神压抑者。

二、大肠息肉病

（一）家族性结肠息肉病

家族性结肠息肉病（family polyposis coli，FPC）又称家族性腺瘤性息肉病（family adenomatous polyposis，FAP）或腺瘤性结肠息肉病（adenomatous polyposis coli，APC）是遗传性大肠息肉病中最常见的一种。

1. 流行病学　家族性腺瘤性息肉病（FAP）是一种常染色体显性遗传性疾病，表现为整个大肠内布满腺瘤，本病不是先天性疾病。出生时肠内并无腺瘤，如不及时治疗，终将发生癌变。FAP 又称家族性大肠息肉病，最先由 Vischow 在 1863 年发现，好发于青年，一般 15 ~ 25 岁开始出现临床症状，30 岁左右最为明显。12 ~ 13 岁即开始出现腺瘤，20 岁时腺瘤已遍布大肠，如不及时治疗，40 岁以后几乎不可避免地出现癌变。患者的下一代中约有 50% 有受累的危险，其外显率为 95%，另 50% 未受累的子女将不再遗传。一般认为 40 岁尚未出现腺瘤者，虽有家族史，亦不会再出现腺瘤。由于此病与性染色体无关，因而父母都有遗传本病给下一代的可能。

2. 临床表现　本病临床上可分为三期，即临床前期、腺瘤期与癌肿期。腺瘤诊断时的中位年龄为 16.5 岁。腺瘤期又可再分为隐匿期和有症状期，最初出现症状为便血、腹泻、黏液便，少数甚至发生肠梗阻、穿孔或严重贫血、恶病质等并发症时才就诊。最初症状出现的中位年龄为 29 岁，诊断息肉病的中位年龄为 33 岁。癌肿期是指从诊断大肠癌至死于结直肠癌。大肠癌的中位诊断年龄为 36 岁，中位死亡年龄则为 40 岁。

1）症状：临床前期和腺瘤隐匿期无症状；腺瘤有症状期和癌肿期，可表现为血便、腹泻、肠道刺激症状及其他。

（1）血便：为最常见或首发症状，间歇出现，鲜红色，浮于大便表面，或者大便呈果酱样，病史长者多有贫血表现，贫血的轻重不一。大出血少见。

（2）肠道刺激症状：为 FAP 最常见的症状，息肉较多，并发肠道炎症或小溃疡时，有腹部隐痛、稀便、排便次数多、下坠感。里急后重，常被误诊为慢性痢疾。

（3）腹泻：FAP 继发感染后，大便稀软，味臭，带有泡沫，大便次数超过 10 次/d。有时带黏液脓血。少数病例腹泻严重可出现脱水、酸中毒及电解质紊乱。

（4）其他：低位息肉在排便时容易排出肛外，也可自行还纳。由于病程长、肠道吸收功能不佳，而出现低热、精神疲惫、全身乏力、消瘦，皮肤干燥、缺乏弹性。

2）体征：腹部检查常无异常发现，少数病例发生肠梗阻、穿孔时出现相应的体征。直肠指检可触及散在或密集隆起的息肉。

近年来已明确 FAP 发生恶性肿瘤不仅限于大肠癌，还可在各不同年龄发生各种结肠外的恶性肿瘤。幼年时可发生肝母细胞瘤，多数发生于出生后 5 年内。发病时大肠息肉尚未出现，易被忽视。青年期可发生甲状腺癌，以女性多见。乳头状甲状腺癌的发生率比一般人群高 22～160 倍。中年开始发生大肠癌后，即以十二指肠癌、Vater 壶腹周围癌及胃癌多见。

家族性腺瘤性息肉病病变仅限于大肠，肠外无病变，当 FAP 伴发不同的肠外表现时，人们称之为综合征。

（1）Gardner 综合征：1/4～1/3 患者伴有肠道外表现，可表现为下列任何一种情况：①皮肤囊性病变：例如，皮脂腺囊肿或皮样囊肿，多见于面部、背部和四肢，且可呈多发性，可发生在儿童期或腺瘤出现前。②骨瘤：主要发生在面骨和颅骨，常是硬的牙质骨瘤，亦可发生在长骨，表现为隐匿性骨瘤，在高达 3/4 例患者中，下颌骨有多发性小骨瘤，这种骨瘤的存在常是发生腺瘤的一个预兆。③纤维组织瘤：如间皮瘤，可出现于前腹壁、腹腔内或角胛部，以女性多见。间皮瘤不会转移，但可呈扩张性生长，引起肠梗阻、输尿管压迫等并发症。间皮瘤的发生率在 4%～12%，最常发生在以往结肠手术后，但亦可发生在未作出 FAP 诊断之前。④FAP 患者具有较高的胃、十二指肠息肉的发生率，在 1/2 息肉病患者中可见胃底腺息肉病，这是一种非肿瘤性病变，在胃底部可出现几百个广基息肉，几毫米大小，含有囊状扩张的胃底腺，并无上皮间变，但这种病变也可发生在非息肉病患者。另外，在人多数息肉患者中发现有多发性十二指肠腺瘤，在十二指肠第二和第三段中，包括 Vater 壶腹，可多达 50 个腺瘤，并以 3～5mm 大小息肉多见，呈不规则状，常位于黏膜皱襞上，需注意的是貌似正常的十二指肠黏膜在组织学检查中可见腺瘤性变化。⑤十二指肠或壶腹周围癌的发病率在息肉病患者中可高达 10%，为一般人群的 100 倍，约 40% 患者具有同时性多发性腺瘤，是结直肠癌手术后死亡原因之一。⑥甲状腺乳头状癌：几乎都发生在女性患者中，女性息肉病患者发生甲状腺癌的危险性为一般人群的 100～160 倍。⑦先天性视网膜色素上皮肥大（CHRPE）：这是一种双侧多发性病变，应用 4 个以上双侧病变做标准，息肉病患者中 60%～80% 属阳性，诊断特异性几乎 100%；初步资料显示在 CHRPE 阳性的家属中，CHRPE 作为息肉病的一种标志，其预测价值达 100%。⑧牙齿畸形：可出现于 17% 息肉病患者，11% 有多余齿，9% 有阻生齿，这些情况均比正常人群的发生率高。通常开始出现上述症状是在 40 岁左右。一般认为其遗传性以及发病年龄以及大肠腺瘤数目、类型、分布、癌变机会等均与一般家族性腺瘤患者相同。在临床上，与家族性腺瘤比较，大肠腺瘤发病年龄较迟，可出现在消化道外症状之后，腺瘤数较少。

（2）Turcot 综合征：当大肠多发性腺瘤患者同时有中枢神经系统恶性肿瘤时，即称为 Turcot 综合征，其并不是大肠癌的脑部转移。与家族性腺瘤病不同，本病属常染色体隐性遗传。该征腺瘤也呈全大肠分布，只是数目较少、散在。10 岁以内很少多于 100 枚，10 岁以上可多于 100 枚。癌变发生年龄早，一般在 20 岁以内，女性多见。

3. 诊断　如下所述：

（1）诊断标准：诊断 FAP 必须符合下列条件之一：①腺瘤数大于 100 个。②具有遗传倾向的（家族史）患者，腺瘤数大于 20 个者。

（2）诊断方法：参见大肠腺瘤。

（3）对 20 岁以上的患者应进一步做胃镜检查，以了解胃、十二指肠内有无息肉。未发现息肉者可每隔 5 年检查一次。对疑有腹腔内间皮瘤的患者应做 CT 扫描，但无须常规做腹部 CT 来排除无症状的间皮瘤。鉴于 CHRPE 具有高度诊断敏感性和特异性，现已一致同意应常规将检眼镜检查列为临床上未罹患此病的第一代亲属的辅助检查。

（4）实验室检查：自 1987 年 Bodmer 等发现 FAP 基因后，现已可用相连基因标记物发现 FAP 基因携带者，可信度几乎达100%。

4. 鉴别诊断 如下所述：

（1）肛乳头肥大：位置低，固定于齿线附近，质地较硬，表面不光滑，椭圆形，压痛，手指可将肿物抠出肛外，呈灰黄色，一般不易出血。

（2）幼年息肉：多见于儿童，发病年龄在2~8岁，好发部位以直肠下段最多见，发生于直肠者占75%以上。息肉数目可达数十个。息肉一般不超过2cm，形状规则，无分叶状态，多呈椭圆形，蒂细。X线钡灌肠所见，充盈缺损、边缘完整。病理检查不是腺瘤而是错构瘤。

（3）多发性腺瘤：无遗传倾向及家族史，腺瘤尽管多发，但数目小于100个，一般为散在生长，无葡萄串样改变。

（4）肠气囊肿症：患者有慢性病容，但很少出现恶病质或迅速贫血；黏液血便少于息肉病；腹痛轻、腹胀重。内镜可见肠黏膜突起，似葡萄状，不规整，颜色正常、柔软，不易出面，如刺破，气体逸出，肿物缩小。X线检查，肠腔内可见大小不等的囊泡状影，透光区可延伸到钡充盈的轮廓之外，黏膜表面光滑，基底宽。如误诊为腺瘤做电切，易造成肠穿孔。

5. 治疗 本病如不及时治疗，终必癌变。以往认为本病一旦确诊应尽早手术治疗是唯一有效的治疗措施。手术时机宜在发现本病后，没有大肠癌形成前进行预防性切除。有学者认为24岁最佳，此时大肠癌发生的可能性较低（2.5%~6.0%），术后硬纤维瘤的发生率约0.7%，如果手术年龄再提前则术后硬纤维瘤的发生率上升。但是近年来随着内镜下治疗技术的不断发展，内镜下息肉切除的适应证也越来越广泛。息肉病患者可采取内镜、外科手术联合治疗，这样既可达到治疗目的，又可维持大肠正常功能。外科手术指征常为10个以上多发性、体积较大且局限于某一肠段的腺瘤；较大息肉堵塞大半肠腔，蒂部显示不清或广基腺瘤，基底直径大于2cm。大肠腺瘤切除后复发率高，有多发性腺瘤可能，应根据患者组织学类型制订细致的临床随访计划，及早发现病变并给予及时治疗。手术方法大致可分为三大类：①结肠全切除、回肠直肠吻合术和结直肠次全切除、升结肠直肠吻合术。②结直肠全切除、永久性回肠造口术。③结肠全切、直肠黏膜剥除、回肠袋肛管吻合术。

恶性大肠息肉是指含有侵入性癌细胞的腺瘤，并有癌细胞穿过黏膜肌层进入黏膜下层。与重度不典型增生的腺瘤相比，恶性腺瘤的癌细胞并不局限于黏膜内，所以有转移的可能性。对结肠镜下切除的恶性息肉应根据息肉切除基底部位是否残留癌细胞或是否有淋巴结转移等确定手术治疗指征。结肠镜下当一个息肉被怀疑为恶性时，内镜医师应首先估计是否可在内镜下切除，有蒂或小的无蒂息肉可被完全切除，而大的无蒂息肉应先进行活检。息肉被切除后，所有组织应送病理检查（即全瘤病检），息肉所在的部位也应详细描述，因为如果息肉被发现是恶性时，则必须手术治疗。也可将印度墨水注入息肉切除部位的肠壁，为今后可能的手术部位留下永久性定位标志。

6. 预防 主要通过普查进行早期发现以便早期干预。普查方法：

（1）普查对象：因FAP有遗传性，因此本病的同胞兄妹及子女年龄在40岁以下皆为普查对象。

（2）普查方法：普查对象青春期前，可用相连基因标记物发现FAP基因携带者；40岁以下无症状的对象可行大肠内镜检查，每年复查一次。

（3）对可疑有肠外表现而无肠道表现者可行大肠内镜检查，半年一次。

（二）错构瘤性息肉

1. 幼年性息肉及幼年性息肉病 如下所述：

1）定义、流行病学：幼年性息肉（juvenile polyp）属大肠黏膜上皮的错构瘤，又称先天性息肉。好发于10岁以下的儿童，5岁左右最多。但它并非先天性，可发生于任何年龄，只是以儿童多见，20岁以上患者约占20%。有人将20岁以上的病例称为青年型息肉。据报道解放军第150中心医院的病例中共检出514例，占全部息肉患者的24.4%，男女之比为1.6：1，年龄小于等于6岁者占26.8%，25~30岁者占10.9%。单发者占83.3%，直肠发生率为44.2%，乙状结肠发生率为47.3%。由此可知，息肉发于直肠及乙状结肠。众多文献报告约60%在距肛缘10cm以内，也有报告多发于距肛缘5cm以内，如为多发亦不超过三四个。息肉数目在100枚以上者称息肉病。幼年性息肉病少见，好发年龄为

1～15 岁，也可见于新生儿。息肉可散在于整个胃肠道，但大多数只见于大肠。

2）病因学：病因尚不十分清楚，与下列几种说法相关。

（1）大多数认为系错构瘤性病变，是一种正常组织的异常组合，即错构瘤。

（2）为炎症性范围：因黏膜慢性炎症导致腺管阻塞，黏液滞留，故又有滞留性息肉之名。上述原因造成黏膜增生发生息肉状炎性增殖，造成本病。

（3）系一种过敏反应：因为息肉具有嗜酸性粒细胞浸润并常具有个人和家族过敏史。

（4）免疫缺陷和家族遗传：如在幼年性息肉的病例中 30% 的患者可并有先天性缺陷，如先天性心脏病、颅骨大小与形态异常、胃肠转位、梅克尔憩室、隐睾等。但仅约 1/3 的病例其家族中有本病患者，尚无足够证据证明其为遗传性疾病。

3）临床表现。

（1）症状：主要表现为便血和息肉自肛门内脱出：①便血多呈鲜红色，布于粪便表面，有时为大便后滴血，出血量不多，与大便不混淆。酷似内痔出血。②便后息肉自肛门内脱出，则常见于用力排便时，便后即有自行入肛。个别位于结肠内较大的息肉可引起肠套叠。

（2）体征：腹部检查常无阳性发现，如发生于直肠，直肠指检可检到。一般检查前让患者排便。

4）诊断：依据发病年龄、临床表现、直肠指检和内镜检查，诊断不难，病理组织检查可确诊。

5）治疗。

（1）对息肉位置高而患儿不能合作者，可暂不予处理，而予随访观察。

（2）经内镜电灼切除。

（3）经直肠指检可触及的息肉，可经肛门息肉切除。

幼年性息肉症患儿大肠内散在或密集分布着多枚息肉，可达数百或上千枚。组织结构与单发者相同，偶尔息肉可累及小肠，即称全胃肠道幼年性息肉病。Morson 观察此类病例的 1/3 并发先天性心脏病、胃肠转位等畸形，约有 30% 有家族遗传性。值得注意的是大肠幼年性息肉症与幼年性息肉不同，其癌变率较高，1988 年，Jass 报告的 8 例幼年性息肉癌变病例中，除 1 例呈重度不典型增生或原位癌外，其他 7 例均为浸润癌，在英国 St. Mark 医院报告的 87 例幼年性息肉症患者中，有 18 例发生了大肠癌。解放军第 150 中心医院曾对 7 例幼年性息肉症进行随访，最长时间为 6 年，未发现癌变，但在息肉切除后，每次随访均再发现有新的息肉生长。

2. Peutz - Jeghers 息肉及 Peutz - Jeghers 综合征　Peutz - Jeghers 息肉是大肠单发的错构瘤伴皮肤、黏膜的色素斑沉着，较为少见，肠道表现和处理同幼年性息肉。在此仅介绍 Peutz - Jeghers 综合征。

1）流行病学：本病于 1921 年由 Peutz 首先描述，1949 年，Jeghers 等对本病进行了详细、系统的介绍，故称为 Peutz - Jeghers 综合征。本病的特点是口腔黏膜、口唇、双侧手掌和足底有色素沉着以及胃肠道有多发息肉。国内多数学者称之为黑斑息肉综合征。本病是一种显性遗传病，有很高的外显率，男女发病率相同。有 30% ~50% 的患者有阳性家族史。本病可发生于任何年龄，多见于儿童及青少年。息肉可以发生在胃到直肠的任何部位，而以空肠及回肠最多见，其次为十二指肠，有 1/7 的病例累及结肠和直肠，约 1/4 累及胃。1954 年，Bruwer 等首次使用 Peutz - Jeghers 综合征这一名称。Vilchis 等报道这一综合征全世界每年平均只有 10 例。1887 年，后藤明彦收集日本的共 355 例，1977 年，Mcallister 等收集欧美文献共 320 例，夏冰等收集 1994—2009 年相关文献 197 篇，累计共 155 例，说明本综合征在我国并不少见。

2）病因：本病属于家族遗传性疾病。其遗传方式是常染色体显性遗传，由单一多效基因所传递。患者的染色体分线合子和杂合子，由于基因的突变，二者都能发病。线合子的出现率低，而往往易致死胎或夭亡。在临床上发现患者中以杂合子居多。在双亲中的一方正常，另一方为杂合子，其子女中约有 1/2 可能发病。本病约有 50% 无明显家族史，可能是由于新的基因突变所造成，但其后代仍有发病的可能。目前还不能通过基因标志预测本病患者后代能否遗传。

3）临床表现。

（1）胃肠道表现：多以不明原因的腹痛为主，有间歇性腹部绞痛常在脐周，持续时间不定，排气后缓解。可能是由于一过性肠套叠之故，可反复发作，持续数年，极少数可造成完全性肠梗阻。腹痛发作时可伴有呕吐，腹部检查可触及包块肠鸣音亢进或有气过水声。腹痛缓解时自然消失。有时还可见到黏液便、腹泻、便秘、便血的症状。

（2）色素沉着：①部位：色素斑主要发生于面部，口唇周围，颊黏膜，指（趾）及手掌足底部皮肤等处。②色泽：多数患者发生在上、下唇和颊黏膜的色素斑为黑色，其余部位多为棕色或黑褐色。③出现时间：可出现于任何年龄，斑点多在婴幼儿时发生，至青春期明显，部分患者在 30 岁后可逐渐减少或消失。④与息肉关系：95% 两者共存，5% 仅有一项，多为先有色素斑点，然后才发生息肉，但二者多少轻重无相关性。⑤色素斑的特征：其外形呈圆形、椭圆形、菱形等多种形态，一般界限清楚，以口唇及颊黏膜最明显，下唇尤为突出。色素斑常紧密相连，不高出皮肤及黏膜表面。

4）诊断。

（1）物理诊断：①检查口唇、口腔黏膜、手掌、足底、指和趾、肛门周围等部位，观察有无色素斑。②直肠指检可触及直肠范围内有无息肉。③腹痛发作时可见肠套叠表现。

（2）大便常规化验：可发现红细胞，潜血阳性。

（3）X 线诊断：对于可疑的患者行 X 线全消化道造影及大肠气钡双重造影，判定息肉是否存在，但值得注意的是 X 线没有发现息肉并不能排除本症的存在。其理由是：①息肉的出现多晚于色素斑点。②一些较小的息肉或基底宽且低平的息肉不易直接观察到。

（4）内镜检查：包括胃镜、直肠镜、乙状结肠镜和电子纤维肠镜检查能发现息肉，取组织活检。

（5）病理定性诊断：活检组织学检查发现为正常细胞的排列畸形或错构瘤的结构。

5）鉴别诊断：本病特征为口唇、口腔黏膜等部位的色素斑，结合 X 线及内镜检查发现消化道息肉存在，组织学证实为错构瘤，不难与其他疾病鉴别。但是，少数患者可与肠道腺瘤共存，近年来不典型患者报道时有发生，故在大肠中发现腺瘤时亦不能排除本症。

6）治疗。

（1）对无腹部症状的患者，可做长期随访观察，不予治疗。

（2）手术治疗：适应证：①肠套叠并发明显的肠梗阻。②反复发作较大量的肠道出血。③发现有个别孤立较大的息肉或多发息肉密集于某一肠段并发反复发作腹部剧烈绞痛。手术的目的仅是缓解症状，而不是将息肉全部切除。因此手术方式可以选择息肉切除术、肠套叠复位术、肠管部分切除术。散在的未引起症状的息肉可不予处理，因为息肉很难切干净。在行肠管切除时，应尽量保留肠管的长度，以免过多切除而引起营养吸收不良。因为本症为非腺瘤，不属于癌前病变。

（3）内镜和剖腹术结合清除小肠大肠息肉。

（4）黑斑的治疗：尚无特效治疗方法，或由整容科进行治疗。

7）预后：本症合理治疗，预后一般较好，但部分患者死于肠套叠及消化道出血。究竟本病能否癌变尚没有定论。

（三）炎症性息肉

炎症性息肉为炎性组织增生所致的瘤样病变，组织学上主要为炎性肉芽组织增生所形成，肠黏膜的腺体增生仅是一个正常黏膜增生，其结构与正常黏膜无差异，包括多发的假息肉病（pseudo polyposis）、单发的炎性息肉（inflammatory polyp）以及血吸虫性息肉。

1. 假息肉病　主要发生于慢性溃疡性结肠炎克罗恩病时，由于慢性炎症刺激，形成肉芽肿。肉芽肿往往是多发的，此又称为多发的假息肉病。在其形成的早期，如炎症能够控制，肉芽肿有可能随之消失。如炎症不能得到有效的控制，而呈持久的慢性刺激，肉芽肿就有恶变的可能。癌变率与病程长短往往呈正比例关系。病程 10 年以上，癌变率明显增高，20 年时癌变率为 12.5%，25 年时可达 25%，30 年时则达 40%。慢性溃疡性结肠炎具有极高的癌变率，是公认的癌前病变之一。现已知克罗恩病亦有癌变的可能，因此假性息肉病应视做癌前病变。本病的治疗应结合原发病的情况。行病变肠管切除非常必要。

2. 炎性息肉　乃指单发非特异性炎症所引起的息肉，组织结构与上述相同，但不会癌变。往往炎症消退后息肉可自行消逝。本病治疗以治疗原发病为主。

3. 血吸虫性息肉 在慢性血吸虫病时，大肠黏膜下常有血吸虫卵沉着，其周围伴纤维组织增生，或形成虫卵结节。当虫卵多时，固有膜内亦可有虫卵沉着，并破坏腺管和引起增生。一般血吸虫卵结节体积不大，是小球状或条索状，并常呈簇状分布，外观中央呈橘黄色，周围呈灰白色。在长期慢性、反复感染的病例这类息肉可进一步发展成炎性肉芽肿，具有很大癌变倾向，也是一种癌前病变。本病并发大肠癌在国内外均有报告。本病诊断，需经病理检查，才能确定诊断。癌变后治疗原则与一般结肠癌相同。细胞大多分化较好，恶性程度较低，转移发生也较晚，早期根治切除后，愈后较好。

三、脂肪瘤

脂肪瘤是大肠内最常见的非上皮性良性肿瘤，全部胃肠道内脂肪瘤亦以大肠为多见，占全部胃肠道内脂肪瘤的65%左右。常规尸检中的发病率为0.035%～4.400%。在4000例胃肠道良性肿瘤手术标本中占4%。

（一）流行病学

大肠脂肪瘤以女性稍多，男女之比为1：（1.5～2.0），好发于50～60岁年龄。10%的病例为多发性。分布部位以右侧结肠较多，据统计近1/3～1/2的大肠脂肪瘤发生于盲肠，仅5%发生于直肠，其余部分均匀分布。约90%的脂肪瘤位于黏膜下层，常常突入肠腔，部分有蒂，亦可发生于浆膜下。肉眼形态可伴有坏死、炎症、囊性变或者出血。病理表现为成熟的脂肪细胞及纤维性间质，偶有钙化。

（二）临床表现

大肠脂肪瘤的患者无明显临床表现。症状的轻重与瘤体的大小有关，当瘤体直径大于3～4cm时，半数以上的患者有不适反应。常见的症状有腹痛、大便习惯改变、血便或黏液血液。病变位于直肠时可伴有里急后重。当瘤体较大时，可引起肠梗阻和肠套叠，此时在腹部可触及包块。少数黏膜下脂肪瘤，因部分瘤体自行离断、脱落入肠腔，患者可自肛门排出黄色、团块状脂肪样组织，这是大肠脂肪瘤较为特征性的临床表现。患者极少有全身性表现，个别患者可有贫血和消瘦。

（三）辅助检查

1. X线检查 采用钡灌或气钡双重造影，亦可用清水灌肠，把水作为对比剂，可使脂肪瘤与周围组织的密度对比更明显。X线主要表现：

（1）腹部平片可见低密度脂肪组织亮影。

（2）钡灌或气钡造影，肠腔内可见边缘光滑的圆形或卵圆形充盈缺损。

（3）挤压征检查中压迫瘤体可有形态的改变，其他肿瘤无此现象。

2. 结肠镜检查 可直接观察到有蒂或无蒂自黏膜下隆起、表面光滑或糜烂的半球形或分叶状黄色肿瘤，用活检钳压迫肿瘤，富有弹性，加压能使凹陷，放后恢复原状，即可以看到所谓的枕垫征；用活检钳提瘤体，表面的黏膜产生帐篷效应；用活检钳在同一部位反复活检，可露出脂肪组织即所谓"裸脂征"，获得组织可供组织学检查，可明确诊断。

3. 超声内镜检查 典型表现为位于黏膜下层的高回声均质肿物，边界清，肿块后方有超声衰减显现。

4. CT检查 为形态规则的低密度块影，CT值多为 - 80～ - 120HU，注射造影剂后，其影像更为清晰。

5. MRI检查 MRI有较好的软组织分辨力，可区分不同的组织结构，对脂肪组织具有特异性强信号，脂肪的质子密度高，T_1值为60～80ms，呈白色强MRI信号。

无症状的瘤体小的脂肪瘤不需要治疗，而对有症状瘤体直径大于2cm者应进行治疗。以往采用局部手术切除治疗，组织损伤较大，近年来随着内镜手术的开展，可使部分患者免于外科手术治疗。

（赵 星）

第六节 大肠癌

大肠癌是发生于结肠与直肠黏膜上皮的恶性肿瘤，亦称结直肠癌（colorectal cancer，CRC），是常见的消化道恶性肿瘤。本病可发生于大肠各段，但以左侧结肠，尤其是直肠及乙状结肠多见。多数为单发，约5%为多发。

一、流行病学

大肠癌在西方国家发病率较高，在美国，结直肠癌发病率占所有恶性肿瘤的第四位，而死亡率为第二位。大肠癌发病率有明显的性别差异，女性的发病率、死亡率普遍较男性低，发病年龄高峰在50岁左右。亚非地区发病率较低。大肠癌占我国常见恶性肿瘤第5位，随着生活方式、饮食结构的变化，我国大肠癌的发病率逐年升高。资料显示2007年全国肿瘤登记地区的CRC发病率（粗率）较2003年升高，男性由25.6/10万升至32.5/10万，女性由22.7/10万升至26.7/10万。死亡率男性由12.3/10万升至15.6/10万，女性由11.1/10万升至12.7/10万，以结肠癌为主。而与此相反，在美国，大肠癌的发病率从1975年的60.5/10万降到2005年的46.4/10万，1990年—007年间，大肠癌的死亡率也降低了大约35%，原因与筛查的普及提高了早诊率以及治疗手段的进步有关。

二、病因学

（一）环境、饮食因素

大肠癌的发病与环境和饮食因素密切相关，研究发现东亚人（中国人和日本人等）移居至美国的第一代移民即有大肠癌发病率的增高，第二代则几乎等同当地居民，是大肠癌发生与包括饮食在内的环境因素有密切关系的最有力证据。高动物蛋白、高脂肪、高能量和低纤维饮食是大肠癌的高发因素。长期高脂饮食致大肠中的胆酸（主要是次级胆酸，如脱氧胆酸、石胆酸）含量过高，煎炸和烧烤等制作过程中可能产生杂环胺类致癌物，以上均可促进大肠癌发生。一些微量元素缺乏亦与结直肠癌发生有关。胡萝卜素、维生素 B_2、维生素C、维生素E（βE、γE、δE）均能降低大肠癌发病相对危险度，维生素D、钙、葱和蒜类食品则具有保护作用。水果、蔬菜和粗粮中的纤维素成分则可通过吸附水分而增加粪便体积以降低致癌物浓度、刺激肠道蠕动而减少致癌物接触肠黏膜机会、作用于肠道菌群而产生有益于肠黏膜修复的短链脂肪酸等途径减少大肠癌的发生。

（二）遗传因素

在美国，大约20%的结肠癌伴有家族聚集性，除一些研究较清楚的遗传综合征如家族性腺瘤性息肉病（familial adenomatous polyposis，FAP）和Lynch综合征（又称遗传性非息肉病性结直肠癌，hereditary nonpolyposis colorectal cancer，HNPCC）外，仍有少数大肠癌具有遗传背景。Lynch综合征是遗传决定的结肠癌易感性中最常见的类型，占所有结直肠癌的2%~4%。该遗传性综合征是DNA错配修复（MMR）基因（MLH1、MSH2、MSH6、PMS2）发生胚系突变的结果。从遗传易感性来看，遗传性或获得性APC基因突变所导致的 β – catenin/Wnt 信号通路异常，抑癌基因p53的突变与缺失，K – ras、MCC基因突变等在大肠癌变过程中均具有重要作用。

（三）大肠腺瘤

腺瘤癌变途径是由Morson BC于1974年提出的经典的大肠癌变途径，近年来也有学者提出锯齿状腺瘤癌变、de novo途径等，均有待于进一步证实。80%以上的大肠癌源于大肠腺瘤，而后者作为大肠癌最主要的癌前疾病其发生率较高。欧美学者研究认为，大于50岁的人群（即使无任何消化道症状）由肠镜检出患有大肠腺瘤的概率超过10%。

从腺瘤演变为大肠癌大约需要5年以上，平均10~15年，但也有腺瘤终生不癌变。根据绒毛状成分所含比例不同，可将大肠腺瘤分为管状腺瘤、绒毛状腺瘤（又称乳头状腺瘤）及混合性腺瘤，其中管状腺瘤多见。此外锯齿状腺瘤近来被逐渐认识，是一种独特的大肠腺瘤。腺瘤发生癌变的概率与腺瘤的大小、病理类型、异型增生程度及外形有关。一般直径大于2cm、广基、伴有重度异型增生的绒毛状腺瘤癌变概率较大。

（四）大肠炎症

主要是炎症性肠病，包括溃疡性结肠炎和克罗恩病以及血吸虫病等，发生大肠癌的概率远高于正常人，尤其是幼年起病、范围大和病程长者，可能与炎症、假性息肉癌变有关。炎症相关肠癌（colitis - associated cancer，CAC）治疗困难，死亡率超过50%，因此在近年来越来越受到重视。

（五）其他

有研究表明胆囊切除术后的患者大肠癌发病率显著增高，而且多见于近端结肠，可能与胆囊切除术后初级胆酸进入肠道后生成次级胆酸含量增加，对大肠上皮细胞的损害加强有关。胰岛素抵抗患者大肠癌风险增加，因为患者循环中的高胰岛素水平导致血液中胰岛素样生长因子Ⅰ型受体（insulin - like growth factor type Ⅰ，IGF - Ⅰ）浓度增高，刺激大肠黏膜增殖。一些妇科肿瘤如子宫颈癌放射治疗所产生的放射性损害也是致癌因素之一。原发性与获得性免疫缺陷症也可能与本病发生有关。一些细菌感染如链球菌感染所致的心内膜炎和败血症患者大肠癌发病率增高。

三、病理学

（一）早期大肠癌

早期大肠癌是指浸润深度局限于黏膜及黏膜下层的任一大小癌，但尚未侵犯浅肌层。其中局限于黏膜层、未突破基底膜的为黏膜内癌，突破黏膜肌层、浸润至黏膜下层但未侵犯固有肌层者为黏膜下癌（Sm）。由于大肠黏膜并没有淋巴管结构，因此局限于大肠黏膜层内的病变一般无淋巴结转移，内镜下或手术局部切除可完全治愈，但累及黏膜下层的早期大肠癌5%～10%有局部淋巴结转移。

（二）上皮内瘤变与早期大肠癌

异型性与浸润潜能是恶性肿瘤的两大特征，日本学者将腺体的异型性定义为癌变，导致内镜诊断中有较高的早期癌检出率，而欧美学者则强调异型细胞需有明确的浸润证据方能确定为癌。为了统一不同的诊断术语，规范治疗方案，近年来国际上主张用上皮内瘤变描述癌前病变状态，该标准主要来源于Vienna 2002分类。该分类与WHO 2000年分类都将最早用于描述子宫颈癌前病变的"上皮内瘤变（in-traepithelial neoplasia，IN）"一词纳入消化道肿瘤的诊断，用来代替不典型增生或异型增生等名称。把胃肠黏膜从反应性增生到浸润性癌的系列变化分为反应性增生、不能确定的IN（即难以区分是反应性增生还是异型增生）、低级别（low - grade，LGIN）、高级别（high - grade，HGIN）及浸润性癌五大类。LGIN相当于轻度和中度异型增生，形态学上表现为上皮细胞核大深染，但细胞核排列靠近基底侧，腺体稍不规则，可有出芽和分支，腺体分泌减少；HGIN则表现为细胞核大深染，占据上皮全层1/2以上或累及全层，腺体排列紧密，形状不规则，可出现筛状结构或背靠背排列，核仁明显，核分裂象易见，腺体分泌减少或消失，在结直肠则包括腺瘤重度异型增生、原位癌、可疑浸润癌、黏膜内癌等4种病变。由于癌细胞只有在穿透黏膜肌层侵犯黏膜下层才可能出现浸润转移，因此异型增生的细胞限于上皮内或瘤细胞即使突破腺体基底膜侵犯黏膜固有层内而无穿透黏膜肌层者，均可视为HGIN而无须诊断为癌变以避免过度治疗。按照这一概念，黏膜下层癌才是真正意义上的早期癌。

（三）组织学类型

绝大多数大肠癌为腺癌，包括筛状粉刺型腺癌、髓样癌、微乳头癌、黏液腺癌、锯齿状腺癌和印戒细胞癌。其他还有腺鳞癌、梭形细胞癌、鳞状细胞癌和未分化癌。大肠癌的组织学类型及进展程度与预后密切相关。因此外科切除的手术标本需了解癌组织侵袭与转移迹象，如血管、淋巴管和神经侵犯以及环周切缘情况，进行肿瘤分期，从而判断预后。

（四）病理分期

以往大肠癌多采用Dukes分期（1935年），目前多倾向于采用美国癌症联合委员会（AJCC）/国际抗癌联盟（UICC）大肠癌 TNM 分期系统（2009 年第 7 版）对大肠癌进行病理学分期。后者更有利于对疾病的评估。具体如下：

原发肿瘤（T）。

T_x　原发肿瘤无法评价。

T_0　无原发肿瘤证据。

T_{is}　原位癌，即肿瘤局限于上皮内或侵犯黏膜固有层。

T_1　肿瘤侵犯黏膜下层。

T_2　肿瘤侵犯固有肌层。

T_3　肿瘤穿透固有肌层到达浆膜下层，或侵犯无腹膜覆盖的结直肠旁组织。

T_4　肿瘤穿透腹膜脏层，或直接侵犯或粘连于其他脏器或结构，其中 T_{4a} 指肿瘤穿透腹膜脏层；T_{4b} 指肿瘤直接侵犯或粘连于其他脏器或结构。

区域淋巴结（N）。

N_x　区域淋巴结无法评价。

N_0　无区域淋巴结转移。

N_1　1～3 枚区域淋巴结转移，其中 N_{1a} 为 1 枚区域淋巴结转移，N_{1b} 为 2～3 枚区域淋巴结转移，N_{1c} 为浆膜下、肠系膜、结肠/直肠周围或周围软组织内有肿瘤卫星结节，无区域淋巴结转移。

N_2　4 枚以上区域淋巴结转移，其中 N_{2a} 为 4～6 枚淋巴结转移，N_{2b} 为 7 枚及其以上淋巴结转移。

远处转移（M）。

M_0　无远处转移。

M_1　有远处转移，其中 M_{1a} 为远处转移局限于 1 个脏器，M_{1b} 为远处转移至 1 个以上脏器/部位或腹膜。

四、临床表现

（一）症状

早期多无明显症状，或仅见粪便潜血异常，随着癌肿的增大与并发症的发生才出现症状。主要临床表现包括：

1. 排便习惯与粪便性状改变　包括血便、脓血便或伴里急后重，也可表现为顽固性便秘、大便变细，或出现腹泻或便秘与腹泻交替。右侧大肠癌粪质可无异常。

2. 腹痛或腹部不适　右侧大肠癌居多，以钝痛为主，右腹部或可累及中上腹。如并发肠梗阻则可有剧痛甚至阵发性绞痛。

3. 全身症状　由于肿瘤消耗、肠道失血、感染等原因，大肠癌会伴随一些全身症状，如贫血、乏力、进行性消瘦、食欲减退、低热、恶病质等。

通常右侧大肠癌以全身症状、贫血和腹部肿块为主要表现。左侧大肠癌则常以便血和排便习惯改变及肠梗阻为主。

（二）体征

1. 腹部肿块　大肠癌腹部肿块以右腹多见，质硬，呈结节状。腹部肿块常提示已到中晚期。

2. 直肠肿块　直肠指诊可检出相当部分的直肠癌。发现的直肠肿块多质地坚硬，表面呈结节状，可有肠腔狭窄。指检后指套上可有血迹或血性黏液。

（三）并发症

大肠癌晚期可出现肠梗阻、出血、穿孔，可有肝脏肿块、腹腔积液等全身转移的表现。肠梗阻常表现为低位不完全性肠梗阻，可出现腹胀、腹痛、便秘或肛门停止排气排便，也有部分患者表现为腹泻，需高度警惕。

五、辅助检查

（一）实验室检查

1. 粪便潜血试验　简便易行，虽非特异性但其阳性常提示需要进行大肠镜检查。与联苯胺法和愈创木酯法化学法相比，免疫法特异度高而敏感性较低，其可测定人血红蛋白分解后的球蛋白。

2. 粪便大肠脱落标志物检测　与血液标志物不同的是，从大肠黏膜脱落的标志物本身来自肿瘤，并可持续释放，检测这些标志物有助于增加筛检的特异性和敏感性。包括粪便 DNA 检测 K – ras、p53 和 APC 等基因突变。

3. 血清标志物的检测　对于大肠癌的诊断、疗效评价、随访监测具有重要意义。大肠癌患者在诊断、治疗前、疗效评价及随访时必须检测 CEA、CA19 – 9；建议检测 CA242、CA72 – 4；有肝转移患者建议检测 AFP；有卵巢转移患者建议检测 CA125。

4. 关于基因突变检测　编码 K – ras 基因的区域第 2 外显子的 12 和 13 密码子突变检测可预测肿瘤对针对 EGFR 的靶向治疗抗体（如西妥昔单抗、帕尼单抗）无反应。而具有 W600E BRAF 突变的患者，预后更差，患者存在其突变时，一线治疗进展后使用抗 EGFR 单抗治疗无效。有专家建议，所有小于 50 岁的结肠癌患者都需要检测 MMR 蛋白，因为这类人群患者有 Lynch 综合征的可能性。MMR 蛋白检测同样适于所有的 II 期患者，因为 MSI – H 的 II 期患者预后较好，且不能从 5 – FU 辅助化疗中受益。

（二）内镜检查

纤维结肠镜或电子结肠镜检查是目前诊断大肠癌最理想的检查方法，可直接观察到全肠道情况，同时镜下可对可疑的病灶进行活检。内镜活检对确诊早期大肠癌具有决定性意义。内镜下染色放大技术、窄带成像技术（NBI）及共聚焦激光显微内镜技术的应用可明显提高早期大肠癌的诊断率。而超声肠镜能显示肠壁层次，分析肿瘤的范围、大小、浸润深度，还可观察邻近器官病变情况，对考虑手术的患者具有重要的指导意义。肠镜检查的同时，还可切除包括早期大肠癌在内的病变，具有重要的治疗价值。

所有疑似大肠癌患者均推荐肠镜检查，但以下情况除外：①一般状况不佳，难以耐受。②急性腹膜炎、肠穿孔、腹腔内广泛粘连以及完全性肠梗阻。③肛周或严重肠道感染、放射性肠炎。④妇女妊娠期和月经期。内镜检查之前，必须做好肠道准备，服用泻剂，如患者有肠梗阻表现，可禁食禁水数日后行清洁灌肠。内镜检查报告需包括进镜深度、肿物大小、距肛缘位置、形态、局部浸润的范围等，同时对可疑病变进行病理学活组织检查。由于结肠肠管在检查时可能出现皱缩，因此内镜所见肿物距离肛门距离可能存在误差，建议结合 CT 或钡剂灌肠明确病灶部位。

（三）影像学检查

1. X 线检查　腹部立位 X 线片有助于肠梗阻的诊断。普通钡灌肠 X 线检查对较小的大肠癌易漏诊，应用气钡双重造影检查有助于提高诊断正确率，后者是检查结肠癌的常规方法之一，对直肠癌的诊断意义不大，对早期大肠癌的诊断意义也远不如肠镜检查。并且，对于疑有肠梗阻的患者应谨慎选择。

2. CT 或 MRI 检查　CT 是大肠癌最重要的辅助检查之一。除可了解肿瘤局部情况外，还可进一步了解肠管外浸润程度以及有无淋巴结或远处转移，有助于充分了解病情，提供结直肠恶性肿瘤的分期，发现复发肿瘤，评价肿瘤对各种治疗的反应，阐明钡剂灌肠或内镜发现的肠壁内和外在性压迫性病变的内部结构，明确其性质、来源及与周围脏器的关系。

MRI 检查的适应证同 CT 检查。推荐以下情况首选 MRI 检查：①直肠癌的术前分期。②结直肠癌肝转移病灶的评价。③腹膜以及肝被膜下病灶。

3. CT 结肠成像或仿真结肠镜检查　CT 结肠成像（CT colonoscopy，CTC）是一种模拟传统结肠镜检查的成像技术，通过使用结合螺旋 CT 扫描的计算机程序而产生患者结肠内部的二维或三维图像。可多方位、多角度、多层面显示结直肠病变的部位，准确判断肠管的周径和厚度，显示癌肿的浸润范围及其周围肠管情况。大肠癌多层螺旋 CT 下病变可分为肿块型、溃疡型、浸润型、混合型，表现为肿块向腔内突出，肠壁凹陷、表面糜烂出血、凹凸不平等。CT 结肠成像技术具有微创、无痛苦、无相对禁忌证的优点，但其与结肠镜检查一样需要提前进行肠道准备，甚至对肠道准备的要求更高，且检查前需向肠道注入一定量的对比剂使肠腔充盈扩张，如注入空气等。从治疗角度来讲，仿真结肠镜即使发现息肉也需再行结肠镜检查治疗，费用相对较高，这些缺陷使其在患者筛查中的依从性明显下降。

4. 超声检查 普通超声检查可帮助了解患者有无复发转移，具有方便快捷的优越性。经直肠腔内超声检查为中低位直肠癌诊断及分期的常规检查。

5. PET-CT 不推荐常规使用，但对于常规检查无法明确的转移复发病灶可作为有效的辅助检查。

6. 核素检查 核素检查可用于肠癌的诊断。主要是做体内定位，从某特定核素物质集聚状况以判断原发或转移肿瘤部位、大小等，现已较少应用。

六、诊断与鉴别诊断

（一）诊断

早期大肠癌可无症状，但中晚期均有不同程度的症状存在。根据病史、体格检查（包括直肠指诊）、辅助检查（包括内镜和影像学等）结果，诊断一般无困难，确诊尚需要组织病理检查。对内镜发现异常征象（如粗糙、苍白、红斑或血管网消失的黏膜）进行黏膜染色或 NBI、共聚焦内镜、超声肠镜等特殊内镜检查是发现早期大肠癌的有效方法。

诊断率的提高有赖于无症状人群的筛查，其次针对有排便习惯改变、腹痛、血便或潜血阳性者及早进行大肠镜或 X 线钡剂检查。来自大肠癌高发区 50 岁以上人群、曾患大肠癌癌前疾病者（如大肠腺瘤、溃疡性结肠炎、克罗恩病、血吸虫病）、有大肠癌或大肠腺瘤家族史的直系亲属、有盆腔放疗史者等，即使无症状都要高度重视或行肠镜筛查。

我国于 1990 年第一次制订大肠癌诊治规范。2004 年又制订了《大肠癌诊治指南》，后者是目前我国规范化诊治大肠癌的初步依据。2008 年，中华消化内镜学会肠道学组制订了《中国早期大肠癌内镜诊治共识意见》。2011 年 10 月，中华医学会消化病学分会又制订了《中国结直肠肿瘤筛查、早诊早治和综合预防共识意见》。以上文件为规范我国大肠癌的诊断奠定了基础，是临床诊断的重要依据。

（二）鉴别诊断

右侧大肠癌须与大肠阿米巴痢疾、肠结核、血吸虫病、克罗恩病及阑尾病变鉴别；而左侧大肠癌则须与溃疡性结肠炎、缺血性肠炎、克罗恩病、功能性便秘、感染性肠炎和血吸虫病等相鉴别。直肠癌应与妇科肿瘤、盆腔转移癌及粪块嵌塞相鉴别。

七、治疗

大肠癌如能早期发现与早期诊断，则有可能根治。治疗原则是以手术为主的综合治疗。

（一）外科治疗

外科手术是大肠癌根治方法，对可切除的非转移性结肠癌，首选的手术方式是结肠切除加区域淋巴结整块清扫。即使中晚期甚至有广泛转移者，亦可通过捷径、造瘘等姑息手术改善生活质量。近年来，腹腔镜下结肠切除术已经被列为治疗结肠癌的一种手术方式。

（二）内镜治疗

内镜下病变切除是早期大肠癌的治疗选择之一，对于内镜和病理确诊的早期大肠癌，可选择最合适的内镜治疗手段包括电切、内镜下黏膜切除术（EMR）或内镜黏膜下剥离术（ESD）等。

（三）化学治疗

1. 适应证 主要用于术前、术中和术后的辅助治疗。对于不能手术和放疗的患者也做姑息治疗。Ⅰ期（$T_{1\sim2}N_0M_0$）或者有放化疗禁忌的患者不推荐辅助治疗。Ⅱ期有高危因素者（组织学分化差、T_4、血管淋巴管浸润、术前肠梗阻/肠穿孔、标本检出淋巴结不足），建议辅助化疗。化疗方案推荐选用 5-FU/LV、卡培他滨、5-FU/LV/奥沙利铂或 CapeOx 方案。化疗时限应不超过 6 个月。Ⅲ期结直肠癌患者，化疗方案推荐选用 5 – FU/CF、卡培他滨、FOLFOX 或 CapeOx 方案。化疗不应超过 6 个月。目前治疗晚期或转移性结直肠癌使用的药物包括 5 – FU/LV、伊立替康、奥沙利铂、卡培他滨并包括西妥昔单抗（K – ras 基因野生型患者）及贝伐珠单抗在内的靶向药物。

2. 新辅助治疗　目的在于提高手术切除率，提高保肛率，延长患者无病生存期。推荐新辅助放化疗仅适用于距肛门小于 12cm 的直肠癌。除结肠癌肝和（或）肺转移外，不推荐结肠癌患者术前行新辅助治疗。推荐以氟尿嘧啶类药物为基础的新辅助放化疗。治疗后必须重新评价，并考虑是否可行手术。

3. 生物靶向药物的使用　近年来一些生物靶向药物相继应用于临床，主要用于一线治疗失败的转移性大肠癌，可以显著改善患者的总生存（OS）。主要包括贝伐单抗、西妥昔单抗、帕尼单抗等，使用前要对患者进行基因检测。主要不良反应包括过敏反应、皮肤毒性、胃肠道穿孔、妨碍创口愈合等。不推荐同时应用贝伐单抗和西妥昔单抗或帕尼单抗。

（四）放射治疗

有淋巴结转移者，放疗或许有效；此外，对于晚期肿瘤固定无法切除者，结合放疗的综合治疗可改善局部控制率。

八、预防与预后

大肠癌的一级预防措施主要包括饮食干预、化学预防和治疗癌前病变。饮食干预中研究较多的是增加膳食纤维和微营养素的摄入、减少饱和脂肪酸的摄入等。化学预防是指用一种或多种天然或合成的化学制剂预防肿瘤的发生，涉及的有非甾体类抗炎药（NSAID）和选择性 COX – 2 抑制剂等，而某些源自食物的生物活性食物成分（bioactive food compositions，BFC）及其药物（如钙与维生素 D、短链脂肪酸、叶酸等）在不同人群中可能具有预防大肠腺瘤发生或再发和预防大肠癌发生等作用。早期发现并及时治疗腺瘤性息肉、溃疡性结肠炎、克罗恩病等癌前病变是预防大肠癌的最主要手段。大肠癌的二级预防主要是早诊断、早治疗，高危人群筛查是大肠癌二级预防有效手段，可发现早期病变而降低大肠癌的发病率和死亡率。

影响大肠癌的预后因素较多，其中最重要的因素是肿瘤分期，与大肠癌 5 年生存率明显相关。其他因素还包括年龄、性别、手术质量等，有证据表明一些生活方式像戒烟、控制体重、经常锻炼及改善饮食习惯有利于提高结肠癌患者的预后。而对术后患者规范的随访监测，也可以有效改善患者预后。通过对结直肠癌根治术后的监测，可以评价治疗相关的并发症，发现可根治性切除的复发转移病灶以及发现早期未浸润的异时性多原发肿瘤，包括定期检测血 CEA 以及定期胸腹盆 CT 扫描、定期内镜检查等。

（赵　星）

第七章

功能性胃肠病

第一节　功能性胃灼热

胃灼热（heart bum），是用于描述胸骨后烧灼样疼痛或不适临床症状的一个术语。不同国家及语言对胸骨后烧灼样疼痛或不适临床症状有不同的表述方式，我国患者就很少用胃灼热来表达这种临床症状，患者通常描述为胸骨后"灼热""火烧样"疼痛或不适。胃灼热被认为是胃食管反流病（gastroesophageal reflux disease，GERD）最常见及典型临床症状，但有少数患者经过目前的检测手段未能发现与临床症状相关的胃食管反流，抑制胃酸治疗也不能缓解患者的临床症状，这部分患者目前被认为属功能性胃灼热（functional heartburn，FH）。功能性胃灼热是指缺乏 GERD 组织病理依据的动力障碍性或器质性疾病证据的发作性胸骨后烧灼样不适或疼痛。FH 是最常见的功能性食管疾患，依据最新罗马Ⅲ标准从以往非糜烂性胃食管反流病（non erosive reflux disease，NERD）中划分出来。

一、流行病学

社区人群中有胃灼热临床症状者比例较高，西方国家可高达20%～40%，亚洲国家社区人群临床症状患病率较低，但也可达5%～10%。目前文献中有关 FH 的流行病学研究多以胃灼热和反流临床症状为标准界定目标人群，包含了大量的 NERD，尚缺乏根据 FH 罗马Ⅲ标准进行调查的流行病学资料。此外，FH 患者就诊率低，一般认为只有20%～40%的就诊率，男女均有发病。有报道，10%～15%的反流临床症状患者内镜检查时无食管炎的证据，pH 值监测未证实病理性胃食管反流存在。另有研究认为功能性胃灼热占总体胃灼热患者构成比10%以下。

二、病理生理学

功能性胃灼热的病理生理机制尚不清楚。目前认为与酸反流、食管的高敏感性和心理等因素有关。

（一）食管内脏敏感性

食管对腔内各种机械和（或）化学性刺激反应性增强，产生不适、疼痛等感觉，被称为食管高敏感性。有研究发现66例食管酸接触时间正常的慢性胃灼热患者中，79%的受试者食管内镜检查无异常，64%食管下端括约肌（lower esophageal sphincter，LES）压力正常（10mmHg），89%在食管酸灌注实验过程中出现胃灼热，52%食管内气囊扩张诱发疼痛，这说明食管内脏敏感性异常是 FH 的一个主要原因。Yang 等研究发现，对 FH 患者进行食管扩张可缩短其皮质诱发电位的潜伏期，而食管酸灌注还可增加 FH 患者皮质诱发电位的幅度，提示 FH 患者系大脑皮质内脏神经元异常导致食管高敏可能。中枢神经信号处理系统是否存在异常也不清楚，有研究认为患者心理应激可能增强中枢对食管感觉传入信号的感受。

（二）酸反流

FH 患者虽然无病理性反流，但其在生理性反流时即可出现临床症状，这说明酸反流在胃灼热临床症状的发生中起重要作用。正常人虽然存在生理性反流，但不会出现胃灼热、胸痛等反流临床症状，而 FH 患者在生理性反流时即可出现临床症状，这表明患者的食管可能对腔内各种刺激处于高度敏感的状态。食管对 pH 值的轻微变化或酸以外的反流是否与胃灼热有关，目前尚不清楚。食管腔内多通道阻抗联合 pH 值检测有可能阐明这一问题，但目前有说服力的数据不多，有待进一步研究。

（三）精神心理因素

FH 较 NERD 有更明显胸痛和躯体化临床症状，且对抑酸治疗效果差，常与精神心理因素有关。部分功能性胃灼热患者存在心理方面异常，如焦虑、躯体化障碍与社会支持较差。有研究显示，FH 患者在心理躯体化方面分数显著高于 NERD 患者。徐志洁等的研究亦显示精神心理异常在临床症状与酸反流不相关的胃灼热患者中的作用更为突出。心理因素对功能性胃灼热患者临床症状的发生亦有影响，但目前对心理学特征尚缺乏详尽的了解。有研究提示，情绪上的应激变化可通过大脑边缘系统和下丘脑使自主神经功能发生变化，并通过内分泌、免疫系统、酶系统和神经递质的中介作用引起食管和胃的功能失调。

（四）食管动力异常

Pehlivanov 等对 12 例胃灼热患者进行 24h 同步压力 pH 和食管收缩监测，其中食管收缩监测采用高频腔内超声，发现 20 次与酸反流有关的胃灼热临床症状发作中，13 次出现持续食管收缩（sustained esophagus contraction，SEC）；无酸反流的 20 次胃灼热临床症状中出现 15 次 SEC，而 40 例配对的对照组只监测到 2 次 SEC，SEC 持续（44.9±26.9）s，并发现 15 例行食管滴酸实验的患者 8 例复制出胃灼热临床症状，其中 6 例（6/8，75%）出现 SEC，而 7 例 Bemstein 实验阴性的患者仅 1 例（1/7，14.3%）。因此，SEC 先于自发或诱发的胃灼热临床症状发生，推测食管动力异常参与了 FH 的发生。

（五）其他

曾有研究发现，NERD 存在食管黏膜上皮细胞间隙增宽（dilated intercellular spaces，DIS），DIS 是否可作为鉴别 NERD 与 FH 的客观依据引起广泛注意。然而动物实验研究发现动物在应激状态下也可出现 DIS 现象。有研究也提示在胃灼热患者食管测酸阴性，DIS 也比正常人增宽。进一步研究发现 DIS 增宽也存在于 PPI 试验阴性的胃灼热患者。因此 DIS 增宽并非鉴别 NERD 与功能性胃灼热的特征性改变。一些内分泌激素或药物、食物可影响 LES，使其张力下降引起胃灼热，如胰泌素、胆囊收缩素、多巴胺、咖啡、巧克力等；胃酸、胆汁和胰液都可反流至食管引起胃灼热；吸烟时，由于尼古丁可使 LES 松弛，也能引起胃灼热。

三、临床表现

FH 尽管类似 NERD 的胃灼热，也可由某种食物、卧位或腰带过紧等诱发或加重，但常常白天发作，并且无 NERD 的其他临床症状。主要临床症状是：①胸骨后的烧灼感，严重者表现为疼痛，疼痛可扩展到前胸、颈部，卧位或前躬位可加重临床症状。②饱餐后易发生，阿司匹林、白薯、咖啡、浓茶可诱发加重临床症状。③直立位、饮水或口服制酸药物可缓解。

四、辅助检查

（一）内镜检查

内镜检查可了解食管黏膜情况，观察有无反流性食管炎、食管溃疡及食管占位病变等。

（二）食管测压

食管测压可测定下食管括约肌的压力及食管体部运动情况。

（三）食管酸滴定试验

目前不常用，主要是了解食管对化学性刺激的敏感性有无增多。

目前的认识水平把与胃食管反流相关的胃灼热归为胃食管反流病，把暂时未找到原因的胃灼热归为功能性胃灼热。但随着新技术的应用，如无线食管 pH 值监测技术（Bravo）、多通道食管阻抗检测技术等的临床应用，也许我们可以逐渐发现更多的可以解释"胃灼热"临床症状的病理生理基础，对功能性胃灼热的定义、诊断标准将随认识水平的提高有所改变。

五、诊断与鉴别诊断

问诊时应注意病史的长短、严重程度、发生的规律、缓解因素等；了解患者生活史中饮酒、饮茶、饮咖啡等习惯，特别注意是否长期使用腌制品、喜食过热食物等；了解患者是否伴随有泛酸、嗳气、咽下困难、恶心、呕吐、腹胀、消瘦等临床症状；了解患者的精神状态，是否工作压力过大、对收入和生活环境不满、是否长期失眠、社会支持如何；了解患者的用药史、手术史、其他疾病史等。

根据罗马Ⅲ功能性胃肠病功能性胃灼热的诊断标准，功能性胃灼热必须符合下列条件：①胸骨后烧灼样疼痛或不适。②没有胃食管反流与临床症状相关的证据。③没有病理性食管动力障碍性疾病依据。诊断时要求病程超过 6 个月，且近 3 个月临床症状符合上述条件。与罗马Ⅱ标准要求过去 12 个月中必须累计 3 个月有临床症状相比，罗马Ⅲ标准对临床症状出现的时间要求缩短了，可能更加方便患者对临床症状的回忆。在不同时期功能性胃灼热有不同的定义与诊断标准，罗马Ⅲ诊断标准强调必须排除胃食管酸反流，包括与临床症状相关的正常范围内的"生理性"酸反流。因此，对于一个以胃灼热为主诉的患者，临床上诊断功能性胃灼热必须具备下列条件：①内镜检查未发现糜烂性食管炎。②食管测酸在正常范围且临床症状指数（指胃灼热临床症状发作与酸反流的相关次数占酸总反流次数的比例，超过 50% 为阳性）阴性。③质子泵抑制剂试验性治疗无效。

如何鉴别胃食管反流病，特别是 NERD 与功能性胃灼热成为目前研究与争论的热点。上述区分 NERD 与功能性胃灼热的步骤与流程在临床实践中有时难于实行，我国很多医院并不具备食管测酸条件，即使具备食管测酸条件很多患者也因各种原因不能或不愿接受测酸检查，即使接受了测酸检查且结果在正常范围也不能完全排除临床症状的发生与所谓的"生理性"酸反流有关，国内外很多的研究提示有典型胃灼热临床症状的患者行 24h 食管酸测定发现有异常胃食管酸反流的阳性率只在 50% 左右。因此目前临床鉴别 NERD 与功能性胃灼热的最简便、最经济的方法是 PPI 试验性治疗。因为在充分抑制胃酸分泌的情况下，排除了胃酸反流进入食管的可能性，若患者依然存在胃灼热临床症状，就很难再把胃灼热临床症状与酸反流联系在一起了。PPI 试验通常使用 PPI 常规剂量的两倍，疗程 1~2 周。值得注意的是，PPI 试验性治疗有效并不能排除功能性胃灼热，因为该试验特异性并不高，则存在一定程度的安慰剂效应（图 7-1）。

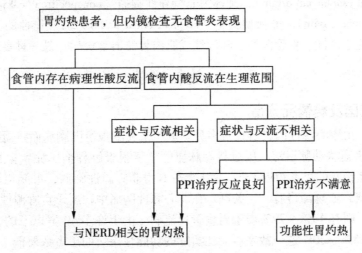

图 7-1 NERD 和功能性胃灼热的鉴别

综上所述，NERD 与 FH 是发病机制、临床特征与功能性疾病及抑酸治疗效果等方面不同的两种疾病，二者共同构成内镜阴性的胃灼热患者总体。由于临床症状学相似，故临床医师正确认识及区分

NERD 与 FH 尤为必要，有利于治疗方案的选择及临床疗效的观察。

六、治疗

（一）改变日常生活方式

调整饮食，避免烟酒、浓茶、咖啡，以高蛋白、高纤维素、低脂肪饮食为主。

（二）药物治疗

抗酸剂（氢氧化铝、铝碳酸镁等）、H_2 受体拮抗剂（如西咪替丁、雷尼替丁、法莫替丁、尼扎替丁）、质子泵抑制剂（奥美拉唑、兰索拉唑、潘妥拉唑、雷贝拉唑、埃索美拉唑等）和促胃肠动力剂（如多潘立酮、伊托必利、莫沙必利等）。临床症状与酸反流密切相关者的药物治疗效果较好。其中质子泵抑制剂疗效尤为显著。PPI 治疗 FH 临床症状缓解率远远低于 NERD，Lind 等发现仅 45% 的 FH 患者经 PPI 治疗后胃灼热临床症状明显缓解。

（三）抗焦虑或抗抑郁药物治疗及心理行为

有焦虑或抑郁临床症状的患者可用抗焦虑或抗抑郁药物治疗，也可减轻胃灼热临床症状。心理行为放松训练也有利于减轻 FH 患者的临床症状感知。

（四）抗反流手术治疗

经过保守治疗，患者临床症状仍严重，停药后临床症状很快出现，有严重并发症其治疗无效时，以往认为可考虑抗反流手术治疗。但是不主张使用内镜或外科抗反流手术治疗。

（五）增强下食管括约肌松弛的药物如巴氯芬的疗效尚有待进一步证实

通过临床实践进一步评价罗马Ⅲ功能性食管病诊断标准，应用新技术研究临床症状产生的机制，通过设计良好的临床研究探讨功能性食管病的有效治疗方法，评价干预措施对患者生存质量及医疗资源的影响是今后研究的方向。

（赵　星）

第二节　食管源性功能性胸痛

胸痛的可能原因有很多，如心源性、食管源性、肺源性或肌肉骨骼来源。而食管源性功能性胸痛（functional chest pain of esophageal origin），又称为非特异性胸痛（nonspecific chest pain，NSCP）、非心源性胸痛（non-cardiac chest pain）、非典型胸痛（atypical chest pain），以发作性的胸骨后部位的内脏样疼痛为特点，并不存在心源性、食管源性、肺源性或肌肉骨骼器官疾病，是一种良性的慢性病。

一、流行病学

（一）世界及我国发病情况分布

胸痛的原因很多，由于心源性因素所致者多见。近年来文献报道因胸痛而行冠状动脉血管造影的患者中有 15%～30% 患者冠状动脉正常，用冠状动脉血管痉挛很难解释临床症状；心脏方面检查无阳性发现，排除心源性胸痛诊断的患者约近 1/3。临床上称其为非心源性胸痛，可能与胃肠道、肌肉和呼吸系统方面的原因和（或）心理障碍有一定关联。在非心源性胸痛中，属于食管源性胸痛者超过了 50%；而在食管源性胸痛中，则有 48%～79% 属于胃食管反流病。由于许多 40 岁以下的胸痛患者未行冠状动脉血管造影检查，故 15%～30% 这一数字可能比实际的功能性疾病的患者数要低。

食管源性功能性胸痛作为一种常见病，预计美国每年新发病例约为 450 000 例，一项研究指出其社区患病率高达 23%～33%。这种疾病的特征是无法解释的胸部正中部位的内脏源性疼痛，很容易与心源性或其他食管疾病如贲门失弛缓症和胃食管反流病（gastroesophageal reflux disease，GERD）相混淆。多数患者经历持续性的疼痛，去急诊室或门诊就诊的次数增加。食管源性功能性胸痛患者在以胸痛为主诉的急诊室患者中所占的比例超过了 50%，而在急诊室接诊的患者中有 2% ~5% 为功能性胸痛患者，约占转诊到心内科门诊的新发胸痛患者的 50% 。因此，诊断食管源性胸痛需要排除以上食管源性或非食管源性疾病。

疑似食管源性胸痛发病率不清，推测资料表明该病症属常见病。应用调查很难估计功能性胸痛所占的比例，因为其诊断在很大程度上取决于临床上所采用的排除诊断标准。食管源性功能性胸痛在中青年人群常见，临床症状发生在 15 ~34 岁之间的患者人数约是年龄大于 45 岁患者的两倍，无性别差异。

（二）对我国造成的疾病负担

近年来，在急诊就医的胸痛患者中，非心源性胸痛患者的数量在不断增加。即使在已经排除心源性胸痛的情况下，他们仍然经常来医院就医。这些导致患者的生活质量受到了显著的影响，并且与卫生保健措施的使用增加息息相关。而且，有研究显示非心源性胸痛患者中焦虑、抑郁和残疾的患病率较高。然而，许多非心源性胸痛患者在心脏科医师和基层医师的指导下进行治疗。常规生物医学疗法对于非心源性胸痛患者来说效果甚微。从医疗经济学角度来看，非心源性胸痛是重要的功能性躯体临床症状综合征中的一部分。

二、病因学

与胃肠道其他部位功能性胃肠病（functional gastrointestinal disorders, FGID）相似，功能性胸痛与各种功能性食管病之间存在重叠现象，常伴有社会心理异常，使临床表现加重。具体发病原因尚不清楚，近来的研究指出内脏高敏感性为大多数患者的共同特征，并且 GERD、功能障碍性疾病和精神疾病可能导致功能性胸痛。功能性胸痛患者更易患有情绪障碍、焦虑和神经质等，生活质量明显下降，即生理因素以及社会心理因素也会共同影响患者的临床症状。同时精神病学诊断的焦虑症、抑郁症和躯体化障碍患者很多均伴有慢性胸痛。

三、病理生理学

非心源性胸痛的确切机制尚不清楚，具体有以下假说：骨骼肌肉原因，精神或行为疾病，胃食管反流病，动力障碍性疾病，内脏高敏感性（外周性和中枢性）。

就食管源性功能性胸痛来说，内脏高敏感性具有相当重要的作用。在食管敏感性测试中，约80%的非心源性胸痛的患者显示食管下段感受阈值的降低，其中性别并不影响食管感受性和生物物理学特性，年龄却有一定的影响，可能是由于老年人的感受阈值较高。迷走神经在肠道水平对内脏疼痛传入并不直接发挥作用，只有某些类型似乎有疼痛调节的作用。内脏存在静默的脊髓痛觉传入纤维，在慢性炎症的状态下会变得敏感。迷走神经中的机械敏感性黏膜传入纤维对 pH 值敏感，并且对其他的化学物质如高渗盐水、氢氧化钠、5－羟色胺、缓激前列腺素等有一定的反应。

不同食管的刺激（即耐酸、温度、胆汁、腹胀）可引起不同患者的相似临床症状，或在同一患者身上引起不同的临床症状。因此，胸痛并不是刺激特异性的。食管高敏感性的神经病理学依然不明确。一些已提出的机制包括对于正常感受输入的外周感受异常和中枢认知处理异常。生理学异常通常分为以下 3 类：感觉异常、中枢信号处理异常和食管运动功能异常。运动功能异常，特别是痉挛运动障碍性疾病是比较常见的。但是其在胸痛中所起的作用还没有得到很好的认识。食管纵行肌持续性收缩与疼痛可能有一定的联系。对于腔内刺激如酸、食管膨胀的敏感性增加也可能是主要的异常，但是功能性胸痛患者为何会达到高敏感状态仍然无法解释。生理性酸反流或伴随于吞咽、嗳气的自发性膨胀，这些间歇性刺激可能与其相关。最近的研究也证实了传入信号的中枢神经系统处理的改变，包括感官决策理论、点刺激和皮质诱发电位和心率变异等各种不同的研究模式指出食管局部的刺激诱发的胸痛与中枢信号处理和自主反应相关。食管高敏感性还包括一些其他机制，如运动功能障碍和心理精神并发症等。以往认为动力异常是功能性胸痛的主要因素，现在认为感觉的异常与其病理生理更为相关，尽管功能性胸痛的病理生理机制与刺激敏感性有非常显著的关系，但还没有一种刺激可用于功能性胸痛的常规诊断。

尽管内脏高敏感性目前尚无确切有效的治疗，但在基于临床症状的治疗过程中对于疾病的病理生理学认识仍具有很重要的作用。

四、临床表现

（一）临床症状

典型的临床症状为胸骨后非烧灼样疼痛或不适。

（二）体征

无明显阳性体征。

五、辅助检查

（一）一般实验室检查和影像学

一般实验室检查和影像学检查对于功能性胸痛的诊断价值不大，但可以作为鉴别诊断的一种手段。

（二）诊断性试验和特殊检查

1. PPI 试验　PPI 抗反流治疗后临床症状缓解可能是临床评价反流与胸痛关系的一种方法，因此 PPI 治疗试验也被推荐为胸痛的评估手段（奥美拉唑 40～80mg/d 或相当剂量）。对不明原因的胸痛患者，在排除了 GERD 的可能性，前来进行消化道评估时，首先采用 PPI 治疗的策略比检查后再开始治疗要经济。

2. 特殊检查　其他诊断方法很少能为排除功能性胸痛的诊断提供帮助，传统的食管压力测定方法所检测出的需要特殊处理的、明显的食管动力障碍不多；动态食管压力监测、酸灌注试验和球囊扩张试验有助于判断胸痛为食管源性，而不是心源性，可能为诊断提供参考。然而，这些检查方法或治疗的作用很小。

六、诊断与鉴别诊断

（一）诊断标准

功能性胃肠病的罗马Ⅲ诊断标准指出，源自食管的功能性胸痛诊断标准必须包括以下所有条件：①胸骨后非烧灼样疼痛或不适。②无胃食管酸反流引起临床症状的依据。③没有伴组织病理学异常的食管运动障碍。诊断前临床症状出现至少 6 个月，近 3 个月满足以上标准。

（二）鉴别诊断

1. 心源性胸痛　对功能性胸痛的患者，排除心源性胸痛的诊断是至关重要的。应根据患者的年龄、家族史和危险因素决定进一步检查的程度。多数患者可常规进行运动心电图检查，或同时行心脏放射性核素扫描；年龄大的患者通常要进行冠状动脉造影。部分有心脏病的患者，其胸痛很难用心脏检查所见来解释，这种情况下要非常仔细地分析，方可做出并发功能性胸痛的诊断。

2. 胃食管反流病　鉴别 GERD 是否为引起胸痛的原因也具有重要意义。鉴别诊断时，并不能仅依靠内镜，因为在无法解释的胸痛不到 20% 的患者具有食管炎。在明确酸反流是引起胸痛的原因方面，动态食管 pH 值监测结合临床症状与反流关系的精确分析（SI 或 SAP 试验）是最敏感的方法，能够解释临床症状和反流事件之间的统计学关系。大剂量 PPI 治疗是确定与临床相关的反流临床症状的最快捷的方式，并且由于简易性和经济性而得到推荐。但是诊断的准确性仍有待商榷。其他诊断实验都具有一定的有限性。

同时该方法也有助于确定那些无食管酸暴露异常患者的酸相关性疼痛。结合有无食管酸暴露异常，40% 冠状动脉造影正常患者的胸痛属于酸相关的疼痛。

七、治疗

（一）治疗目的和原则

治疗的目的是针对发生机制进行治疗来缓解或消除临床症状。药物是治疗的基石，最重要的治疗药物是质子泵抑制剂、可调节中枢系统信号（内脏高敏感性）和自主反应的三环类抗抑郁药。近来新的诊断措施和治疗方法如食管肉毒杆菌毒素注射和催眠正在调查研究中。在不久的将来，其中的一些方法在这些患者的治疗中可以占据一定的地位。

在功能性胸痛治疗前应仔细除外心源性胸痛和胃食管反流病。如果不进行有创性检查，可按 GERD 予以试验治疗。然后，按功能性胸痛进行安慰治疗，可选用平滑肌松弛剂或抗胆碱药，要认识到这些治疗的局限性。对临床症状持续存在或丧失能力的患者最好能采用抗抑郁药如三环类抗抑郁药和更新的药物（如选择性 5 - 羟色胺再摄取抑制剂）或心理/行为干预治疗。其他一些治疗尚处于探索阶段，还不能广泛推荐应用。不建议外科手术治疗。

（二）一般治疗

除外器质性疾病后，对患者进行人文关怀，能明显减少医疗资源的使用、提高工作能力。因此，心理治疗具有一定的价值。

（三）药物治疗

胸痛临床症状仍然持续存在，因此推荐给予对症治疗。

基本的治疗方法与其他疼痛性功能性胃肠病相似。作用于周围的治疗主要是针对减少食管疼痛激发因子，在食管水平阻断上调的感觉运动神经的活动；作用于中枢的治疗是针对发病机制中信号处理过程中的相关因素以及增强的自主神经反应性，或进行心理/认知干预。

三环类抗抑郁药（tricyclic antidepressant，TCA）可以调节中枢信号处理（内脏高敏感性）和自主反应，并已被证明可以降低人类食管的敏感性。其常用剂量为 25~50mg/d，显著低于其抗抑郁的剂量，但是治疗功能性胸痛有效率高达 75%，初治成功的患者大多数临床症状能持续缓解。丙米嗪作为一种三环类抗抑郁药，在治疗慢性疼痛患者中起到了积极的作用。丙米嗪可以减少约 50% 的疼痛事件的发生，不过食管动力学测试并不能有效识别对于丙米嗪治疗有效的患者。

曲唑酮（100~150mg/d，疗程 6 周）、丙米嗪（50mg 睡前服用，连续 2 个月）等新的抗抑郁药的治疗作用主要是干预心理失调和上调感觉运动活动，能治疗情感不安临床症状。用抗抑郁药减轻疼痛，不论三环类药物或新的抗抑郁药正在成为功能性胸痛治疗原则中常用的建议。

（四）外科治疗

外科干预是一种错误的选择。与食管动力相关的胸痛，行长段食管肌切开术早期可取得满意的疗效，但长期随诊并不能缓解疼痛。

（五）其他治疗

行为治疗对功能性胸痛也是有效的，包括教育、调节呼吸、放松训练、转移疼痛注意力以及在家练习新学到的技巧。

对于伴有痉挛性动力障碍的患者，食管括约肌注射肉毒菌素治疗功能性胸痛在早期疗效非常显著，需要重复注射，但不能除外安慰剂效应。

其他治疗方法尚无对照试用或处于尝试、探索阶段，如球囊扩张、口服茶碱、西地那非和其他药物等。

（李　婷）

第三节 功能性吞咽困难

功能性吞咽困难（functional dysphagia，FD）是指食物通过食管时感觉食物黏着、停滞或食管疼痛，而无组织结构和生物化学方面异常证据的一类食管功能障碍性疾病。以咽部异物感、咽下困难为主要特征，并具有慢性和反复发作的特点，需经胃镜或钡餐透视排除食管器质性病变。这类患者除了食管运动功能异常外，食管腔内对各种刺激敏感性增强，患者心理应激、焦虑、抑郁，较其他功能性胃肠病更为多见。

一、病因学

功能性吞咽困难患者病因与发病机制尚不十分明确，目前认为可能与以下因素有关。

（一）食管动力异常

研究发现，同时进行食管压力测定和钡餐透视部分患者可见食管弥漫性同步收缩（传播速度大于 8cm/s），伴有不同程度的钡剂清除能力下降。另外，食管无效蠕动可能是许多间歇性功能性吞咽困难的重要病理基础。

（二）食管感觉异常

与正常人相比，功能性吞咽困难患者食管对扩张刺激的敏感性增强。因此，有研究者认为患者食管感觉异常是其食管动力异常的根源。

（三）精神、心理因素

功能性吞咽困难患者常伴有焦虑、抑郁临床症状或有精神创伤史，情绪激动时吞咽困难更容易发生。

二、临床表现

常以食物阻塞感或吞咽后有黏附感为主要临床症状，具有慢性、反复发作的特点，临床症状有时可自行减轻或缓解；多伴有精神、心理障碍，部分患者在进流质食物或液体时可发生呛咳，甚至是肺吸入，反复肺吸入亦可导致急慢性支气管－肺感染。另外由于吞咽困难，长期无法正常摄食可能导致患者体重减轻、营养不良及贫血。

功能性吞咽困难常见临床类型包括：

（一）弥漫性食管痉挛

弥漫性食管痉挛（diffuse esophageal spasm，DES）是以高压型食管蠕动异常为动力学特点的原发性食管运动功能障碍性疾病，可能发生于任何年龄，但有随着年龄增长而增加的倾向，尤其是神经质素质的女性，我国较少见。临床上常以慢性间歇性胸痛和吞咽困难为主要临床症状。病变范围常累及下 2/3 食管，但食管、胃连接处的功能正常。间歇性胸痛是最常见的首发临床症状，多为间歇性胸骨后疼痛，反复发作，有时酷似心绞痛。可出现咽下疼痛，吞咽困难多呈间歇发作，多无进行性加重，常与胸痛同时存在。其反流为食物反流，且较少出现。患者因迷走神经反射还可以出现心动过缓、头晕出汗甚至晕厥。胸部 X 线检查，可见食管体部呈串珠状、螺旋状，食管腔呈一系列同轴性狭窄。食管测压可见宽大畸形的收缩波，同步收缩大于 30%，食管下端括约肌（lower esophageal sphincter，LES）、食管上端括约肌（upper esophageal sphincter，UES）压力及功能正常。由于一些食管器质性病变，如肿瘤浸润食管壁时，也可能产生食管痉挛样 X 线表现，因此在诊断 DES 前必须行胃镜检查，DES 患者在进行内镜检查时有时可见食管痉挛征象。

（二）特发性食管下端括约肌高压症

特发性食管下端括约肌高压症（idiopathic hypertensive LES，IHLES）的临床表现与贲门失弛缓及弥漫性食管痉挛极为相似，主要表现为间歇性吞咽困难及胸痛。食管测压可见 LES 静息压增高，具有正常的 LES 松弛，吞咽后原发性传导性蠕动发生率大于 75%，食管蠕动收缩波幅、时限及传导速度正常。

（三）胡桃夹食管

胡桃夹食管是食管源性胸痛最常见的病因，可发生于任何年龄，40～50 岁以后多见，女性多于男性，临床表现为慢性、间歇性胸痛，部分患者伴有吞咽困难，常因精神刺激、抑郁和焦虑诱发。食管测压是诊断本病最重要的检查方法，可见食管下段高振幅蠕动收缩或伴有收缩时间延长。胡桃夹食管在无临床症状期间食管测压记录可正常，对于这些患者，酸灌注试验及腾喜龙（依酚氯铵）激惹试验有一定意义。

（四）精神性贲门失弛缓症

精神性贲门失弛缓症多见于神经质的青年人。临床表现很像贲门失弛缓症，但疼痛较严重。在 X 线检查时可有第三收缩波和鸟嘴状的贲门，但很少有食管扩张。内镜检查多正常。

（五）食管节段性失蠕动

食管节段性失蠕动是一种非特异性的食管蠕动异常，发病与精神因素和心理障碍有关，临床上常见吞咽困难和胸痛。食管测压显示食管末端呈低幅蠕动或无蠕动，但具有正常的 LES 静息压，吞咽时松弛功能正常。X 线检查可见食管钡剂通过迟缓及食管蠕动传导速度减慢，特别是中下段。

三、辅助检查

（一）内镜检查

内镜检查可直接观察食管及胃内是否有肿瘤、炎症等器质性病变，需仔细观察食管下段及贲门胃底部，必要时取活检排除局部器质性病变。

（二）X 线检查

X 线胸部平片可了解纵隔有无占位性病变压迫食管及食管有无异物等；食管 X 线钡餐检查可观察钡剂有无滞留，有助于观察食管病变，并可提供食管蠕动情况，同时除外肿瘤、食管裂孔疝等器质性疾病。由于患者临床症状并不是持续存在，钡餐检查有时呈现假阴性结果。

（三）食管测压

食管测压是诊断功能性吞咽困难的重要检查方法，可帮助判断食管运动功能状态，由于部分患者食管动力改变的多变性，必须长期随访，多次测压。

（四）24h 食管阻抗 pH 值测定

在 24h 内连续测定食管腔内阻抗及 pH 值的变化，以确定是否存在胃食管反流。

（五）食管功能核素检查

放射性核素对食管功能的检查是一种无创性检查方法，不需要插管，方法简单、迅速、安全，可用于食管通过时间及胃食管反流的测定。

四、诊断与鉴别诊断

根据罗马Ⅲ功能性胃肠病的诊断标准，FD 的诊断必须符合以下所有条件：①固体和（或）液体食物黏附、留存或通过食管感觉异常。②没有胃食管酸反流引起临床症状的证据。③没有伴组织病理学异常的食管动力障碍。诊断前临床症状出现至少 6 个月，近 3 个月临床症状符合以上标准。与罗马Ⅱ诊断标准要求过去 12 个月中必须累计 3 个月有临床症状相比，罗马Ⅲ诊断标准对临床症状出现的时间要求缩短了，可能更加方便患者对临床症状的回忆。做出该诊断前必须仔细排除食管器质性病变。内镜检查、钡餐造影，有助于发现肿瘤、肌肉收缩环、狭窄及病理性反流。如无阳性发现，予以食管压力测定可帮助做出诊断。此外，本病需与以下疾病相鉴别：

（一）贲门失弛缓症

贲门失弛缓症是一种原发性食管神经肌肉病变所致的食管运动功能障碍性疾病，以吞咽时下食管括约肌不能正常松弛或完全不松弛为特点，并有食管体部扩张和食管失蠕动。本症患者食管壁内迷走神经及其背核和食管壁肌间神经丛中神经节细胞减少，甚至完全消失，食管下端括约肌病变要比食管体部轻，结果导致吞咽时食管体部缺少应有的蠕动，同时伴有贲门括约肌松弛障碍和继发性食管扩张。本病好发于20~50岁中青年，主要临床表现为吞咽困难、食物反流和胸痛。吞咽困难是本病最早出现的临床症状，可因为情绪紧张、进食生冷、进食过快等诱发或加重。早期吞咽困难临床症状间断发生或不十分明显，患者可有胸骨后阻塞感，大量饮水、改变体位、深呼吸等可解除吞咽困难。随疾病进一步发展，吞咽困难加重，食管扩张，餐中或餐后可出现食物反流，反流物为食管内潴留食物。夜间入睡后也常有食物反流，甚至反流物误吸入呼吸道，可致支气管肺感染或夜间哮喘发作。

早期胸部X线检查无明显异常，晚期伴有食管明显扩张时可见纵隔增宽、纵隔旁阴影及气液平面。X线食管钡剂检查时，早期食管下端狭窄呈漏斗状，食管扩张不严重，中晚期可见食管下段呈鸟嘴状，食管体部扩张，食管内潴留物较多，蠕动消失。食管通过时间测定可见食管通过时间显著延长。内镜检查可见食管内食物潴留，食管扩张，食管下端括约肌部位狭窄，但稍用力下推，镜身却容易进入胃腔；反转内镜可见贲门紧缩包绕内镜。如发现贲门口狭窄、僵硬，表明不光滑，还应考虑合并贲门癌可能，此外，胃内也需仔细观察，有时胃癌可发生假性贲门失弛缓。超声内镜可见部分贲门失弛缓症患者食管下端括约肌肌层明显增厚。食管测压对贲门失弛缓有重要的诊断意义，可见LES静息压升高或正常，当吞咽时，LES无松弛或松弛不完全，食管体部压力和运动异常，静息压上升，吞咽时食管体部缺乏推进性的蠕动收缩。

（二）食管癌

发病年龄多在40岁以上，男性多于女性。好发于食管中段，其次是下段，早期临床症状常不明显，仅在吞咽粗硬食物时可能有不同程度的不适感觉，包括咽下食物哽噎感，胸骨后烧灼样、针刺样或牵拉摩擦样疼痛。食物通过缓慢，并有停滞感或异物感。临床症状时轻时重，进展缓慢。中晚期表现为进行性吞咽困难，最后水和唾液也不能咽下。患者逐渐消瘦、乏力，并出现远处转移。食管钡餐检查早期可见食管黏膜皱襞紊乱、粗糙或有中断现象，小的充盈缺损，小龛影或局限性管壁僵硬，蠕动中断；中、晚期有明显的不规则狭窄和充盈缺损，管壁僵硬。有时狭窄上方口腔侧食管有不同程度的扩张。内镜加组织活检为诊断金标准。

（三）胃食管反流病

部分胃食管反流病患者也可存在吞咽困难，常为间歇性、非进行性加重，为食管运动功能异常所致，当食管发生炎性狭窄时，可伴有较固定的吞咽困难，尤其进固体食物时，甚至可引发完全梗阻。食管测压结果显示LES静息压力降低，但并无松弛障碍，当伴有食管裂孔疝时可见LES高压带呈双峰曲线。当合并有反流性食管炎时可见食管下段黏膜充血、糜烂。24h食管pH值加阻抗监测是诊断GERD的金标准。

（四）癔症

有些癔症患者诉吞咽困难，自觉咽部有堵塞感、痰黏着感或咽部有异物活动，临床症状时轻时重、时有时无，但这种吞咽困难与吞咽活动无关，也并不妨碍患者进饮食。临床症状发生大多与精神因素有关，常见于精神紧张、情绪不稳定时。X线检查很少有食管扩张，内镜检查、食管测压检查均正常。

（五）其他口咽、食管管腔或贲门部器质性病变

当口咽部、食管管腔或贲门部发生器质性病变时，食团体积相对过大引起吞咽困难，通常先出现固体食物吞咽困难，随后出现流质食物吞咽困难。鉴别诊断时，通常应做详细血液常规及生化学检查、内镜检查、食管功能检查、组织病理学检查、X线钡剂检查及CT检查等。

这类疾病主要包括：①内源性结构性病变：病变直接引起口咽或食管机械性梗阻导致吞咽困难。常

见病变包括炎症性疾病（扁桃体周围炎、咽喉脓肿、食管结核、腐蚀性食管炎、放射性食管炎、真菌性食管炎等）、舌癌、咽喉部肿瘤、食管良性狭窄（食管平滑肌瘤、食管息肉、食管憩室、缺铁性吞咽困难等）及恶性狭窄（食管肉瘤、贲门癌等）。②外源性结构性病变：食管邻近器官组织肿瘤、增生肥大压迫食管，间接引起食管机械性梗阻导致吞咽困难。常见的病变包括纵隔病变（胸骨后甲状腺肿大、纵隔肿瘤、淋巴瘤、外伤血肿、纵隔气肿等）、心血管病变（左心房扩大、主动脉瘤、心包积液等）、颈椎病变（骨髓炎、关节肥大性骨关节病、结核及肿瘤等）、严重胸椎变形以及单侧大量胸腔积液、高压气胸、肺不张、巨大肿瘤、肺脓肿等。

（六）继发性食管动力障碍

能够引起继发性食管动力障碍的疾病包括：①结缔组织病（系统性红斑狼疮、进行性系统硬化症、多发性肌炎、皮肌炎、硬皮病和重症肌无力）。②神经系统病变（脑干肿瘤、退行性变及脊髓结核、帕金森病、肌萎缩侧索硬化、糖尿病周围神经病变等）。③传染性疾病（破伤风、脊髓灰质炎、狂犬病等）。④中毒（轻症有机磷中毒、肉毒杆菌食物中毒等）。

五、治疗

对于功能性吞咽困难患者的治疗主要包括耐心解释，解除患者精神、心理上的负担，说明其疾病的良性过程，嘱其避免可能的诱发因素。临床症状发作期鼓励患者进半流食和少食多餐，并禁食刺激性食物和过热过冷饮食及碳酸化合物饮料。进食时仔细咀嚼食物和努力调整可能存在的心理异常。由于功能性吞咽困难可随时间自行缓解，因此对于临床症状较轻的患者不必采取过度的治疗，只要注意饮食，避免精神紧张及焦虑即可；伴有精神问题者可予以镇静剂，如地西泮、阿普唑仑等。对于临床症状较重的患者，可考虑抗反流药物治疗（口服质子泵抑制剂 2~4 周抑酸），但如果无反流、食管炎证据或治疗无效，应该停用抗反流药物。另外，还可以试用平滑肌松弛剂、钙通道阻滞剂、抗胆碱类和抗焦虑、抑郁药物进行治疗。对于部分药物治疗无效的患者，可选用内镜下扩张或食管肌切开术。如部分患者由于长期、慢性和反复发作的吞咽困难，伴有营养不良、贫血或消瘦，应予以营养支持疗法。如完全不能进食者行胃肠外营养、维持水电解质平衡、输血等。鼓励患者少食多餐，使用半流食防止肺吸入等。

六、预后

本病虽属良性疾病，但由于其慢性、反复发作过程，严重影响患者的生活质量，因此，应对患者长期随访。老年患者应警惕同时并发食管、贲门癌的发生。

（李　婷）

第四节　癔球症

癔球症（globus）是一种常见的主观感觉，中医又称"梅核气"，多表现为咽部非疼痛性异物感，吐之不出，咽之不下，也有患者描述咽部紧缩感，临床症状可持续或间歇发作，程度不等，无吞咽困难且进食常可缓解，干咽及不良情绪常可加重，但客观检查又查不出咽喉、食管等邻近器官的器质性病变，目前已将其归入功能性食管疾病中。目前确切的病因及病理机制尚不明确，可能与胃食管反流、精神心理因素及食管运动功能等有关。治疗方面主要包括控制反流、重视精神心理作用及催眠疗法等综合治疗。

一、流行病学

该病非常常见，据国外文献报道其发生率在正常人群中可达46%，但去医院就诊者不到总发病人数的1/3，其中到耳鼻咽喉科就诊者可达其门诊量的4%。近年来到消化科就诊者也越来越多，就诊者中以中年人多见，平均发病年龄为34~45岁，男女发病率相似，但女性更易因此临床症状而就诊。

二、病因学

尽管癔球症很常见，但其确切病因目前仍不清楚。与其他功能性疾病相似，癔球症的病因可能包括多种因素，涉及生理功能紊乱、精神因素及一些暂时无法解释的因素。主要包括：

（一）胃食管反流/食管咽反流

胃食管反流（gastroesophageal reflux，GER）引起癔球症的机制目前认为可能是胃内容物反流入食管或咽喉部位引起组织直接损伤，也可能是末梢食管酸敏感性增强，未达咽喉部的反流物通过刺激迷走神经反射性引起上食管括约肌压力增高等。

（二）精神心理因素

随着生物－心理－社会医学模式的发展，精神心理因素在功能性胃肠病和功能性食管病中的作用逐渐引起人们的重视。精神心理因素引起癔球症的机制可能包括：脑肠轴机制，即精神心理因素可通过中枢神经系统与肠神经系统的神经反射、脑肠肽等交互作用引起患者的胃肠临床症状；身心疾病中心身互动及心理因素的主导作用。

（三）食管运动功能紊乱

癔球症主要表现为咽部异物感，一些研究认为位于咽和食管连接部位的上食管括约肌（UES）功能异常以及食管体部运动功能异常可能与癔球症临床症状的产生有关。

（四）其他

对癔球症病因和机制的探索非常广泛，除胃食管反流病（gastroesophageal reflux disease，GERD）、精神心理因素以及食管运动功能之外，还有学者提出其他可能的原因，主要包括食管内脏高敏感、食管异位胃黏膜、甲状腺病理等。

三、病理生理学

癔球症患者可能存在食管上端括约肌（upper esophageal sphincter，UES）功能失调。Monika 等采用高分辨率食管测压监测癔球症患者、GERD 患者以及正常对照组随呼吸变化的 UES 压力，结果发现癔球症患者呼吸相关的 UES 静息压显著高于正常对照组和 GERD 患者组，且这种 UES 高动力表现与其他食管动力功能异常无关。癔球症患者在干咽时的 UES 峰压和湿咽时的 UES 收缩幅度稍高于对照组，但无统计学意义。

对食管体部进行扩张，可诱发癔球症感觉，提示食管体部运动功能障碍可能与癔球症相关。Farkkila 等对 21 例癔球症患者做 UES、食管体部及食管下端括约肌（lower esophageal sphincter，LES）测定，结果显示，7 例食管动力完全正常，14 例存在动力障碍，其中 6 例为非特异性食管动力障碍，3 例为弥漫性食管痉挛，3 例为阶段性无蠕动，1 例为贲门失弛缓症，1 例为 LES 高压。

癔球症患者可能存在食管内脏高敏感。C. L. Chen 等用球囊扩张癔球症患者和对照组食管，并记录第一次感觉出现和疼痛出现时球囊的体积，研究发现癔球症患者食管内脏敏感性明显高于对照组。

癔球症患者中 GER 相当常见，但对二者之间是否有因果关系尚存争议。Julia 等用 24h pH 值监测的方法发现癔球症患者即使没有反流临床症状，病理性反流发生率也较高，大部分患者反流可达食管末段 1/3（距下食管括约肌 5cm 范围内病理性反流可达 100%），且酸反流即使没有达到咽部也可引起癔球症临床症状，给予病理性酸反流的患者奥美拉唑治疗后，大部分患者临床症状有所改善。Corso 等比较 23 个癔球症患者和对照组（性别、年龄、食管测压等个体匹配）pH 值监测的结果，发现两组的胃食管反流病检出率并无显著差别。有学者使用雷贝拉唑治疗癔球症两周，结果发现治疗前后的内镜表现，pH 值监测下的酸暴露以及胃食管反流病的临床症状与癔球症并无相关，进而认为胃食管反流只是癔球症的一个加重因素而不是唯一病因。

四、病理学

癔球症属于食管功能性疾病，涉及炎症、肿瘤等病理改变多被归入器质性疾病，但仍有学者报道癔球症可能与食管异位胃黏膜中的幽门螺杆菌有关。该学者在连续的 6760 例经过上消化道内镜检查的患者中发现 68 例食管异位胃黏膜，其中又有 16 例患者幽门螺杆菌阳性，所有幽门螺杆菌阳性的食管异位胃黏膜患者均有癔球症。

五、临床表现

癔球症多表现为咽部非疼痛性异物感，通常有以下临床症状特点：

（1）通常不影响进食或吞咽，进食固体食物或大量液体食物临床症状反而会有所改善。

（2）在两餐的空闲时间患者常会反复干咽，试图通过干咽来改善或清除临床症状，但反复干咽却反而会加重临床症状。

（3）应激或焦虑状态会加重临床症状。

（4）在哭泣时临床症状可改善。

（5）少数患者尚有窒息或压榨感，患者处于惊恐状态。

六、辅助检查

由于癔球症是功能性疾病，因此在诊断前需除外邻近器官的器质性病变。喉镜、上消化道内镜、食管钡透等用于除外咽喉及食管的炎症、肿瘤或良性增生等病变。颈部 B 超有助于除外甲状腺疾病的检出。X 线、CT 等有助于颈椎病变的检出。食管测压有助于与贲门失弛缓症等食管动力障碍疾病鉴别。

七、诊断与鉴别诊断

（一）诊断

诊断主要依靠临床病史，罗马Ⅲ诊断标准规定其诊断必须包括以下所有条件：

（1）持续性或间断性咽喉部哽咽感或异物感。

（2）餐间出现临床症状。

（3）无胃食管反流引起该临床症状的证据。

（4）无吞咽困难或吞咽痛。

（5）不存在病理改变的食管动力障碍性疾病。

诊断前临床症状出现至少 6 个月，近 3 个月符合以上诊断标准。

（二）鉴别诊断

鉴别需排除器质性疾病继发的本病症候，如食管憩室、贲门痉挛、早期食管癌等食管病变，鼻咽等邻近组织的病变，消化性溃疡、胆石症等其他消化系统病变，以上病变除原发临床症状外均可能伴发本病症。另外，妇女更年期综合征、变态反应、维生素缺乏、烟酒及粉尘的刺激、肠寄生虫等亦可引起咽部异物感。

由于临床症状较易混淆，鉴别诊断时应慎重排除吞咽困难及吞咽疼痛的存在。常规进行咽喉镜检查尚存争议，但必要时可在进行颈部体格检查后考虑进一步行咽喉镜检查以排除器质性病变，尤其对于具有报警临床症状，如吞咽困难、吞咽疼痛、体重减轻及声嘶等临床症状的患者更应如此。

八、治疗

由于癔球症的病因和机制仍未完全清楚，且在实践中对主观临床症状的评估很难把握，因此对癔球症的治疗及效果评价也没有统一标准。目前的一些治疗方法主要是针对可能的病因，包括抑酸治疗和针对精神心理的治疗等。

鉴于伴有反流的癔球症患者癔球症临床症状得分明显高于不伴有反流的患者，为实践中方便起见，有学者建议将癔球症患者分为胃食管反流/食管咽反流引起组及非胃食管反流/食管咽反流引起组，对于前者予以经验性的治疗反流是较合理的做法。

在与患者沟通过程中耐心倾听患者诉说，了解患者心理活动，从而找出可能的诱因，耐心解释其咽部梗阻感可能与其前不久发生的"重大"生活事件及心理因素有关，引导其从不良生活事件的阴影中走出来。有学者认为催眠辅助放松疗法（hypnotically – assisted relaxation，HAR）对于癔球症患者来说是一种可以接受且有用的治疗。

九、预后

癔球症患者预后不尽相同。大多数患者的临床症状会随着时间得到改善，部分患者需要经历漫长的过程。经过治疗临床症状得到改善的患者当中，部分患者在 1 年内临床症状会再次发生。也有部分未接受任何干预的患者临床症状逐渐减轻消失，推测可能是由于随着时间的延长焦虑状态得到缓解的缘故。

（李　婷）

第五节　功能性消化不良

功能性消化不良（functional dyspepsia，FD）是临床上最常见的一种功能性胃肠病，指由胃和十二指肠功能紊乱引起的，经常规检查（包括内镜和血清学检查）排除器质性疾病，或者常规检查的异常发现不能解释其病因的一组临床症状群。主要临床症状包括上腹痛、上腹灼热感、餐后饱胀和早饱，还有嗳气、食欲减退、恶心、呕吐等。FD 患病率高，严重影响患者的生活质量，造成大量医疗资源的消耗，因此近年来越来越受到重视。

FD 和慢性胃炎（chronic gastritis）均为常见病，因其临床症状和治疗用药相似，使一些临床医师易在概念上产生混淆，导致在临床诊断和选择治疗以及随访方案时不加区别。在已发表的研究论文中，也时有将两者混淆的现象。一方面，部分慢性胃炎患者常因临床症状反复频繁要求复查内镜检查；另一方面，部分 FD 患者也因慢性萎缩性胃炎（chronic atrophic gastritis，CAG）的内镜诊断而产生恐癌的心理负担。上述原因客观上使 FD 和慢性胃炎患者频繁就诊和随访，既浪费了宝贵的医疗资源，也加重了患者的经济负担，影响对疾病规范化诊治的普及推广。因此，理清 FD 和慢性胃炎概念的内涵，深刻理解其临床和预后特点，是规范诊治 FD 和慢性胃炎的关键所在，也是进一步研究和阐明其病理生理机制的基础，同时也是加强国际学术交流的前提。

消化不良是一组常见的临床症状，包括上腹疼痛或不适（上腹饱胀、早饱、烧灼感、嗳气、恶心呕吐以及难以描述的上腹部不适感等）。根据消化不良的病因，可分为器质性消化不良（organic dyspepsia，OD）和 FD。未经检查的消化不良（uninvestigated dyspepsia）是指患者有消化不良的临床症状，但未经胃镜等检查，即不能肯定其为 OD 还是 FD。已检查的消化不良（investigated dyspepsia）指患者接受过胃镜、血液生化等常规检查，如排除了消化性溃疡、反流性食管炎、上消化道肿瘤等器质性疾病，即为 FD。罗马Ⅲ功能性胃肠病诊断标准中指出，FD 主要临床症状包括餐后饱胀、早饱、上腹部疼痛、上腹部烧灼感，要求临床症状病程在 6 个月以上，常规检查未发现能够解释消化不良临床症状的器质性疾病。此定义强调两点：一是推测临床症状来源于胃和十二指肠区域，且临床症状发作需要达到一定的频度（如上腹痛综合征要求中等程度上腹疼痛每周至少一次）；二是经常规检查未发现相关的器质性病因，如胃镜下未见明显糜烂或溃疡。由此可见，FD 是有明显消化不良临床症状而无明显的消化性溃疡、胃食管反流病、胃肿瘤等器质性疾病。FD 与既往所称的非溃疡性消化不良（non – ulcer dyspepsia，NUD）应有所区别，后者指具有消化不良临床症状而胃镜检查无消化性溃疡，其中可能包含了部分有慢性胃炎的患者。事实上，我们在临床工作中经常接诊的消化不良患者属未经检查的消化不良。上海市消化疾病研究所近期的一项研究显示，上海地区未经检查的消化不良患者中，OD 占 30.6%，FD 占 69.4%。

一、流行病学

流行病学调查显示，FD广泛存在，西方国家的患病率达25%，亚洲人群FD患病率为8%~23%。普通人群中，每年有20%~30%的人诉有消化不良临床症状，其中约2/3与功能性消化不良相关。

FD发病高峰多集中在中年人，患病率最高的年龄段为41~50岁。与其他功能性胃肠病，如肠易激综合征（irritable bowel syndrome，IBS）不同的是，目前多数研究认为不同性别之间FD患病率并无明显差异。FD的危险因素包括有精神心理障碍者、较差的社会经济状况、负性生活事件、吸烟、过量的咖啡摄入、服用非甾体类抗炎药物等。

虽然人群中FD总的发病率很高，但通常只有约半数患者就医治疗，疼痛加重和焦虑是就医的主要预测因素。在我国，以消化不良临床症状为主诉的患者占消化内科门诊的50%，其中，符合罗马Ⅲ诊断标准中FD诊断标准的约占总就诊人数的28.5%。虽然FD是一种功能性疾病，但因其发病率高，病情反复，严重影响生活质量，导致患者反复求医。最近的一项研究显示，在英国FD每年对社会造成的直接和间接损失分别达7.3亿和14.6亿美元。

二、病因学

FD是一种异质性疾病，其发病机制尚不明确，可能与以下因素有关。

（一）胃肠运动功能改变

胃肠运动功能紊乱可能是FD的主要发病机制。胃排空障碍和胃肠运动障碍，如胃食管反流、胃容受性或顺应性功能受损、胃排空障碍、小肠动力紊乱和胆汁反流都可导致消化不良临床症状。研究显示，约40%的FD患者存在胃容受性功能障碍，约50%的FD患者行胃测压检查后可发现胃窦部排空障碍，这些功能受损均与早饱临床症状相关。

（二）内脏高敏感

内脏高敏感可能是FD发病的核心机制。研究显示，FD患者有50%对胃内球囊扩张的疼痛阈值显著降低。这种高敏感不仅限于机械性扩张，也可以是温度应激、酸暴露、化学物质或营养素刺激造成的，与FD患者疼痛、嗳气等临床症状的发生显著相关。目前FD患者内脏高敏感的机制尚不明确，可能与脑肠肽（如5-羟色胺、胆囊收缩素、胃动素、血管活性肠肽、降钙素基因相关肽及P物质等）及自主神经系统功能异常（尤其是迷走神经功能障碍）有关。

（三）胃酸

目前对于FD患者是否存在胃酸分泌异常，仍没有统一的说法。由于FD患者本身存在内脏敏感性增高、胃动力紊乱，因此胃酸对黏膜损害的作用增强，正常分泌量的胃酸也可引起上腹痛、上腹灼热感等临床症状；也有部分研究认为，对抑制胃酸治疗有效的患者可能存在内镜检查阴性的反流疾病（negative-endoscopy reflux disease，NERD）。但是其具体机制仍待进一步研究。

（四）幽门螺杆菌感染

FD患者幽门螺杆菌（H. pylori，Hp）感染率约为50%，高于普通人群。但是Hp是否参与FD发病，目前仍有争议。推测Hp感染的FD患者可能存在更高的胃酸分泌量，但是Hp感染与患者临床症状评分、胃排空速度、容受性舒张、对胃扩张的敏感性之间，并无明显相关性。目前的研究看来，Hp根除治疗可以缓解部分FD患者临床症状，而且短期根除Hp治疗与长期服用抑酸剂的远期临床症状改善率相似，存在费用-效益比优势；但也有许多研究中，长期随访Hp根除患者发现其临床症状与未根除组并无明显差异。对此，国际上的Maastricht共识和美国胃肠病学协会指南在FD的处理中均推荐根除Hp。由于我国Hp感染率较高，我国的FD诊治指南推荐对促动力药、抑酸剂无效的FD患者征得同意后予以根除Hp治疗。

（五）精神心理因素

精神心理因素是FD发病的重要因素之一。FD患者常伴有焦虑和抑郁等精神心理临床症状，其合并精神障碍的比例甚至高于器质性消化不良，且有研究发现，FD 患者精神临床症状的轻重与消化不良临床症状的严重程度呈正相关。但是精神心理因素参与 FD 发病的具体机制尚不明确，目前认为，社会心理因素如焦虑、抑郁、受虐史与躯体应激相关，可能会引起胃肠道激素、脑肠肽分泌改变及胃肠动力紊乱。此外，精神因素假说认为，消化不良临床症状可能来自于抑郁、焦虑情绪的躯体化表现。不过，与抑郁相比较而言，焦虑更易引起 FD 临床症状，尤其是餐后不适临床症状，与焦虑显著相关。

（六）其他

除了上述因素，遗传、食物、免疫功能紊乱等异常也可能参与 FD 发病，但目前尚待进一步的研究证实。

三、临床表现

（一）临床症状

FD 一般为隐匿起病，病情受精神或饮食因素影响而波动，反复发作，呈慢性病程。

1. 消化道临床症状　主要表现为上腹痛、上腹灼热感、餐后饱胀和早饱，其临床症状并不特异，可同时伴有上腹胀、嗳气、食欲减退等，不同患者的表现轻重不一。胃排空明显延迟的患者可有恶心、呕吐。

上腹痛、上腹灼热感是指位于胸骨剑突下至脐水平以上、两侧锁骨中线之间区域的疼痛或灼热感，为常见临床症状，多与进餐相关，部分患者进食后加重，也有部分患者表现为空腹痛、进食后缓解，或无规律性。有时患者无疼痛，而主诉为某种不适感。

餐后饱胀和早饱也较常见，与进食明显相关。餐后饱胀是指正常进餐量即出现饱胀感。早饱是指进食后不久即有饱感，导致摄入食物明显减少。

2. 全身临床症状　部分患者还伴有焦虑、抑郁、失眠、头痛、注意力不集中等精神临床症状，但多数患者不会出现严重的体重减轻。

（二）体征

FD 患者多无阳性体征，部分患者中上腹有轻微压痛或不适感。

四、辅助检查

对于有消化不良临床症状的患者，首先应区分是功能性还是器质性消化不良，防止漏诊器质性疾病，同时又不应该无选择性地"全面检查"。

（一）上消化道内镜检查

上消化道内镜检查是评估上消化道疾病状态的金标准，它不仅可以直视观察，并在需要时可以对黏膜进行活检。我国 FD 诊治指南建议将胃镜检查作为消化不良诊断的主要手段。多个国家和组织关于 FD 治疗的最新指南认为，2 周内出现"报警临床症状"应推荐患者进行消化道内镜检查。提示器质性疾病的"报警临床症状和体征"有：消瘦、贫血、呕血、黑粪、吞咽困难、腹部肿块、黄疸等，消化不良临床症状持续性加重。没有报警临床症状的患者，年龄大于 55 岁应接受胃镜检查。临床研究发现，对于符合罗马Ⅲ诊断标准的 FD 患者，胃黏膜病理人多表现正常，也有部分患者表现为轻中度慢性炎症，以轻度炎症居多，中重度炎症相对较少，后者可能与 Hp 感染存在一定关系。

（二）其他检测

对于小于 55 岁且没有警报临床症状的患者，必要的实验室检查包括血、尿便常规及肝功能、肾功能、血糖以及肿瘤标志物等，以明确消化不良临床症状是否由重要脏器功能受损和减退所致；必要时，亦应进行甲状腺功能、垂体、肾上腺和性腺激素等的测定，以排除可能引起消化不良临床症状的系统性疾病。腹部超声和 CT 等检查也有助于排除其他器质性疾病，提示临床症状的病因，必要时可选用。

除此之外，医生还应考虑检测幽门螺杆菌检查，最佳的幽门螺杆菌检测试验方法为 ^{13}C 尿素氮呼气试验。其他检测 Hp 的方法还包括快速尿素酶试验、组织学 HE 染色、粪 Hp 抗原测定、血清 Hp 抗体检查等。

对临床症状严重或对常规治疗效果不明显的 FD 患者，可行胃电图、胃排空试验、胃容纳功能和感知功能检查，对其动力和感知功能进行评估。但是这些试验与临床临床症状无明显相关性，主要用于某些特定的消化不良患者如糖尿病胃轻瘫或胃肠道动力弥漫性受损者。

五、诊断与鉴别诊断

罗马Ⅲ诊断标准 FD 推荐的处理流程是：对于有消化不良临床症状的患者，首先区分是 FD 还是器质性消化不良；排除器质性消化不良后，再根据临床症状演变与进餐的关系，区分为不同的亚型。

（一）诊断标准

根据 FD 的罗马Ⅲ诊断标准，FD 的诊断标准需在诊断前临床症状出现至少6个月，近3个月满足以下标准：

1. 主要标准　必须包括以下 1 项或多项：①餐后饱胀。②早饱感。③上腹痛。④上腹烧灼感。而且没有可以解释上述临床症状的器质性疾病的证据（包括上消化道内镜检查）。

2. 亚型标准　根据临床特点，FD 还可以分为餐后不适综合征（postprandial distress syndrome，PDS）和上腹痛综合征（epigastric pain syndrome，EPS）两个亚型。这两种亚型可能在心理因素、胃电节律等方面存在许多差异，但其具体病理生理机制仍在研究中。实际上，临床上有许多患者同时具有这两个亚型的临床特点，这种现象称为"临床症状重叠"。

PDS 和 EPS 各自的诊断标准需在诊断前临床症状出现至少6个月，近3个月满足以下标准：

（1）PDS 的诊断标准：必须包括以下 1 项或 2 项：①发生在进食平常餐量后的餐后饱胀，每周发作数次。②早饱感使其不能完成平常餐量的进食，每周发作数次。支持诊断的条件有：①上腹胀或餐后恶心或过度嗳气。②可同时存在上腹痛综合征。

（2）EPS 的诊断标准：必须包括以下所有条件：①至少中等程度的上腹部疼痛或烧灼感，每周至少1 次。②疼痛为间断性。③不放射或不在腹部其他区域/胸部出现。④排便或排气后不缓解。⑤不符合胆囊或 Oddi 括约肌功能障碍的诊断标准。支持诊断的条件有：①疼痛可为烧灼样，但不向胸骨后传导。②疼痛常因进餐诱发或缓解，但也可发生在空腹状态。③可同时存在餐后不适综合征。

（二）鉴别诊断

1. 消化系统器质性疾病　如消化性溃疡、消化系统肿瘤、慢性肝病或慢性胰腺炎等。

（1）消化性溃疡：有消化不良临床症状的患者其胃溃疡或十二指肠溃疡的发生率约为15%。主要临床表现为慢性病程、周期性发作的节律性上腹疼痛，且上腹痛可为进食或抗酸药所缓解。X 线钡餐可见龛影，有诊断价值；胃镜检查可见圆形或椭圆形溃疡，边缘光整，周围黏膜可有充血、水肿，可见皱襞向溃疡集中。确诊有赖于胃镜检查。

（2）消化道肿瘤：我国是胃癌高发国家，有消化不良临床症状的患者患有胃癌的比例小于2%。早期临床症状多数不特异，如食欲减退、消瘦、腹痛等，随着病情进展可由于癌肿位置不同而出现不同的特殊临床症状：如食管癌主要表现为进行性吞咽困难，胃癌可有呕血或黑粪，结肠癌多有大便形状改变，肝癌可能出现黄疸、右上腹痛。鉴别依赖内镜检查、影像学和肿瘤标志物等。

（3）慢性肝病：多有病毒性肝炎、长期饮酒等导致肝硬化的病史，可有乏力、食欲减退、腹胀等肝功能减退的临床症状，查体可发现腹腔积液，肝功能试验有人血清蛋白下降、胆红素升高及凝血酶原时间延长等异常。行 B 超或 CT 检查提示肝硬化，胃镜下可有胃底食管静脉曲张。

2. 其他消化道功能性疾病

（1）胃食管反流病（gastroesophageal reflux disease，GERD）：GERD 和消化不良的临床症状常重叠表现在同一患者身上，因此对于消化不良患者应常想到 GERD 的可能，其鉴别主要基于患者临床症状。如果临床症状以反流、胸骨后烧灼感、泛酸等为主，GERD 是最可能的病因。停用抑酸药后进行正规的

24h pH 值和阻抗联合检测，能证明是否存在反流，是酸反流还是非酸反流，并评估反流事件与临床症状的联系。

（2）肠易激综合征（irritable bowel syndrome，IBS）：IBS 是一种以腹痛或腹部不适伴排便习惯改变为特征的功能性肠病，且经检查可以排除引起这些临床症状的器质性疾病。根据罗马Ⅲ诊断标准，确诊需病程半年以上且近 3 个月来持续存在腹部不适或腹痛，并伴有下列特点中至少两项：临床症状在排便后改善；临床症状发生伴随排便次数改变；临床症状发生随粪便性状改变。可见，IBS 患者主要表现为下消化道临床症状，而 FD 患者以上消化道临床症状为主。值得注意的是，临床工作中常见消化不良与 IBS 合并存在的情况，IBS 中合并 FD 者最高达 85.2%，而且，同一患者可存在 FD 和 IBS 临床症状交替的现象。一项时间为 1 年的随访研究显示，约 22% 的 IBS 患者可转化为 FD，而 16% 的 FD 患者可以转化为 IBS 临床症状。

3. **系统性疾病**　需与产生消化不良临床症状的一些系统性疾病相鉴别，如糖尿病、慢性肾功能不全、充血性心力衰竭、冠心病、胸腺疾病、甲状腺功能亢进、肾上腺功能减退等。还需与一些药物，如非甾体类抗炎药和某些抗生素引起不良反应鉴别。

六、治疗

FD 治疗目的在于缓解临床症状、提高生活质量、去除诱因、预防复发。应根据患者消化不良临床症状的临床特征，推敲其产生的具体病理生理学机制，制订个体化的治疗方案。

由于 FD 的临床症状多样、病因或临床症状发生机制复杂，FD 的治疗决策必须建立在准确、细致分析临床症状产生的病因和可能的病理生理机制环节上。与患者保持良好沟通，做好疾病知识宣教，应该作为 FD 治疗中的重点之一。影响胃肠道功能诱发 FD 的日常生活因素通常包括三个方面：一是心理和精神的不良应激；二是不良饮食习惯，包括刺激性食物；三是环境温度的影响。鉴于我国是幽门螺杆菌（Hp）感染高发地区，需强调的是：Hp 可能是部分 FD 患者产生消化不良临床症状的主要病因之一，根除 Hp 可使部分 Hp 阳性 FD 患者临床症状显著改善或消失。对 Hp 阳性的 FD，根除 Hp 应放在首位。在 FD 治疗过程中，应嘱患者根据自身的具体情况，调整生活和饮食方式。另外，应详尽解释 FD 临床症状和胃黏膜病变之间没有确切的相关性。

FD 临床症状产生的环节非常复杂，可能涉及胃酸刺激、胃排空障碍、胃肠运动节律改变、内脏感觉反应高敏感等。因此药物的选择和联合用药要应坚持个体化的原则。迄今为止，已确认对 FD 临床症状有缓解疗效的药物包括：根除 Hp 方案、抑酸药、促动力药、胃黏膜保护药、心理和精神调节药等。消化酶能改善消化吸收效率，对肠道渗透压有调节作用，同时可减少远端小肠和结肠内营养物质，有效控制条件致病菌的滋生，减少影响肠神经功能的代谢产物或毒素，从而改善胃肠道的运动和分泌，对缓解 FD 临床症状，具有辅助治疗作用。益生菌制剂也有助于减少胃肠道产生的有害代谢产物和毒素，对改善肠神经调控功能、改善胃肠运动、感觉和分泌的协调性有辅助治疗作用。FD 的疗效评估和随访，通常采用问卷形式。FD 诊治过程中，以排除恶性肿瘤为目的的内镜检查在上消化道恶性肿瘤高发国家和地区（如我国）值得推荐。文献报道东亚地区人群有 FD 临床症状者，如年龄在 42～45 岁以上，或者有上消化道报警临床症状者应推荐上消化道内镜筛查。

（一）一般治疗

首先应对患者进行健康教育，纠正不良生活习惯。应规律作息，避免过度劳累；避免可能诱发临床症状的食物（如辛辣、油腻食物）、烟、酒及非甾体类抗炎药物。

（二）药物治疗

1. **根除幽门螺杆菌治疗**　尽管多数相关临床研究结果显示，幽门螺杆菌感染与 FD 临床症状以及临床症状的类型之间缺乏明确的关联，但是几乎所有的文献均发现根除幽门螺杆菌确实能够使部分患者的 FD 临床症状得到长远的改善，尽管得到临床症状改善的比例很低。在欧美病例数（number needed to treat，NNT）数值为 10.5～15.5。被推荐的根除幽门螺杆菌的方案有多个，其中经典的方案组成为 PPI、阿莫西林、克拉霉素和铋剂为组合的四联方案。还有很多方案被冠名为二线方案或补救方案。总之，被胃肠病学专家认可的方案，其根除成功率应为90%以上。尽管FD针对于根除幽门螺杆菌治疗的反应率较低，接受幽门螺杆菌根除治疗的患者有一定比例（约40%）出现不良反应（如恶心、饱胀、食欲减退、便秘、腹泻等），鉴于有反应患者的临床症状多能够得到长久的改善，符合物有所值原则，得到几乎目前所有共识意见的支持。

2. 抗酸药 包括抑酸分泌药（PPI和组胺 H_2 受体拮抗剂）和酸中和药（如硫糖铝等黏膜保护药）。PPI和 H_2 受体拮抗剂治疗FD的反应率在7%~10%。改善FD临床症状的幅度，与安慰剂对照，相对危险度（relative risk，RR）值PPI为0.87，95%可信区间（confidence interval，CI）为0.80~0.96；H_2RA为0.77，95%CI为0.65~0.92。理论上抑酸药能够改善胃酸相关的FD临床症状，如餐前的上腹痛、烧灼感等不适以及慢性腹泻伴有餐后不可控制的排便。铋剂和硫糖铝单用也能使部分FD患者的临床症状得以改善。铋剂改善FD临床症状的幅度，与安慰剂对照为RR值0.60，95%CI为0.35~1.03；硫糖铝改善FD临床症状的幅度，与安慰剂对比，RR值为0.71，95%CI为0.36~1.40。这类抗酸药（或称黏膜保护药）改善FD临床症状的机制尚不清楚。其改善FD临床症状的类型包括酸相关临床症状以及动力障碍相关临床症状。

我国的指南推荐，针对临床症状以上腹痛、烧灼感为主的EPS亚型的患者，抗酸剂或抑酸剂应作为首选。此类药物包括抗酸剂和抑酸剂，后者又分为组胺2（histamine receptor 2，H_2）受体拮抗剂和质子泵抑制剂（proton pump inhibitors，PPI）。值得注意的是，由于我国消化性溃疡、胃癌的发病率较高，对于有指征但未行胃镜检查的患者应慎用此类药物，以免延误消化性溃疡乃至胃癌的诊断和治疗。

（1）抗酸剂或抑酸剂的疗效：①抗酸剂：主要有氢氧化铝、铝碳酸镁等，主要通过覆盖于黏膜表面、中和胃酸起到物理和化学保护作用，尤其适合伴有胆汁反流的患者。但此类药物不能调节胃酸的分泌，有些甚至可能造成反跳性的胃酸分泌增加，不良反应较多，疗效不如抑酸剂。②H_2 受体拮抗剂：包括西咪替丁、法莫替丁和雷尼替丁等。H_2 受体拮抗剂能抑制组胺引起的胃酸分泌，能明显抑制基础胃酸及食物和其他因素引起的夜间胃酸分泌。③PPI：包括奥美拉唑、兰索拉唑、泮托拉唑、埃索美拉唑和雷贝拉唑等。PPI不可逆地抑制壁细胞质子泵活性，从而减少基础和刺激引起的胃酸分泌，其作用比 H_2 受体拮抗剂更强大、持久。此外，最近有研究显示，PPI不仅可以抑制胃酸分泌，而且可以抑制中性粒细胞核内皮细胞活性，有助于减少食管、胃黏膜的炎症反应和氧化应激，从而改善FD临床症状。

（2）抗酸剂或抑酸剂的选择：目前使用此类药物时应当选择"step up"方案（抗酸剂/H_2 受体拮抗剂/PPI）还是"step down"方案（PPI－H_2 受体拮抗剂－抗酸剂）仍有争议。研究显示，这两种方案的治疗成功率类似（约70%），但"step up"方案有费用－效率优势，而"step down"方案有助于在治疗初期增强患者信心。临床医生可根据实际情况选用。

（3）抗酸剂或抑酸剂的剂量和疗程：由于FD是一种异质性疾病，其病理生理机制复杂，临床症状差异明显，因此使用抗酸剂或抑酸剂的剂量和疗程各家报道不一，尚未形成固定模式。根据美国胃肠病学会建议，使用PPI治疗疗程为4~8周。关于抑酸剂的剂量，亚洲FD指南推荐使用常规剂量即可，因为常规剂量与大剂量PPI在改善临床症状方面无明显差异，而且大剂量PPI还可能引起停药后胃酸反跳和小肠细菌过度生长（small intestinal bacterial overgrowth，SIBO）。

3. 促胃动力药物治疗 FD治疗中，促动力药的地位和作用并没有处在较高的位置，欧美与中国的状况相比，对促动力药物的治疗反应可能存在明显的种族差异。促动力药在亚洲人群FD的治疗反应NNT约为3，95%CI为2~25；欧美为9，95%CI为6~19。在一些欧美FD治疗相关的研究中，甚至不涉及动力药的疗效观察。有促动力药疗效叙述的研究结果显示，促动力药治疗FD的反应率为42%（安慰剂为31%，抑酸药为34%，根除幽门螺杆菌为38%）。促动力药改善FD临床症状与安慰剂对比，RR值为0.67，95%CI为0.55~0.82。东方种族FD患者的临床症状对于促动力药的治疗反应较明显。促动力药的应用得到亚太地区和中国胃肠动力学组FD诊治共识意见的推荐。多数文献推测促动力药改善FD临床症状的机制是改善胃排空。然而，相关的研究显示胃排空状态与FD临床症状之间缺乏确定的联系。另一方面，不同促动力药对胃肠运动的改善作用也不尽相同。促动力药改善 FD 临床症状的机制或许还有其他机制。有报道莫沙必利（mosapride）有减轻胃肠黏膜炎症的治疗作用，但是否因此对 FD 的临床症状有贡献，尚未确定。

被推荐用于治疗 FD 的促动力药物有以下几类：①多巴胺 2 受体（dopamine receptor 2，D_2）拮抗剂。②5-羟色胺 4 受体（5-hydroxy tryptamine receptor 4，5-HT_4）激动剂。③胃动素受体激动剂。④阿片受体拮抗剂。⑤中草药。根据我国 FD 诊治指南，具有餐后饱胀、早饱等临床症状的 PDS 亚型患者应首选此类药物。

（1）促动力药物的疗效：①D_2 拮抗剂：主要有甲氧氯普胺、多潘立酮、伊托必利等。甲氧氯普胺兼具 D_2 受体阻断剂和 5-HT_4 激动剂的作用，还能轻度拮抗 5-HT_3 受体，可促进胃排空，临床上多作为止吐药使用。但它可以通过血-脑屏障，出现锥体外系临床症状，大剂量使用可能发生迟缓型运动障碍。多潘立酮是外周 D_2 受体阻断剂，直接作用于胃肠壁，无锥体外系异常、精神障碍等不良反应。伊托必利通过阻断 D_2 受体和抑制乙酰胆碱酯酶活性协同作用，是一种新型的促动力药。②5-HT_4 激动剂：有西沙必利、莫沙必利、替加色罗等。莫沙必利能选择性地激动 5-HT_4 受体，而且基本没有心血管系统不良反应。西沙必利和替加色罗均是 5-HT_4 受体部分激动剂，能缓解 FD 患者消化不良临床症状，改善生活质量。但因其有心血管不良反应，目前已暂停使用。③胃动素受体激动剂：代表药物是红霉素及其衍生物。大剂量应用（3mg/kg）会激发高频率高振幅的胃窦收缩，使食物迅速进入十二指肠。但是它可造成体内微生态失衡，出现上腹痛、恶心、呕吐等不良反应，故临床应用受到限制。

（2）促动力药物的疗程：促动力药物可有效治疗 FD 临床症状，但其疗程尚无统一说法。从临床试验来看，人们多在服药 2~6 周后临床症状缓解。由于 FD 是一种慢性病，通常可持续数年，因此还需要长期的随机对照试验来证实。

（3）助消化药物和益生菌治疗：只有少量的 FD 治疗研究涉及消化酶对 FD 的治疗作用。结果显示消化酶对改善消化不良临床症状有较好的作用。还有研究显示，慢性胰腺炎和胰腺纤维化患者表现为胃排空障碍。与安慰剂相比，食物中添加消化酶明显改善这些患者的胃排空状况。这些患者应用消化酶前不同部位胃壁蠕动的电节律是紊乱的。食物添加消化酶后，胃窦部平滑肌点活动趋于一致。消化酶改善原本胃排空紊乱患者胃排空的机制尚不明确，推测是因为消化酶分泌情况改善后，到达结肠的未被消化吸收的营养物质减少，减少了结肠腔内杂菌的生长，改善了结肠菌群的构成，减少了毒素对肠固有神经的影响，使得胃肠运动趋于协调。这些理论推测能够通过益生菌改善胃排空功能的临床研究结果间接证实。研究显示，与单纯根除幽门螺杆菌根除治疗相比，幽门螺杆菌根除治疗同时给予乳酸杆菌，能够较好地改善幽门螺杆菌感染伴随的胃排空功能异常。研究结果还显示，补充益生菌能够明显改善消化不良临床症状。

根据我国 FD 诊治指南推荐，消化酶和微生态制剂可作为 FD 的辅助用药，能改善与进餐相关的腹胀、食欲减退等临床症状。

（三）精神心理治疗

FD 患者常伴有焦虑、抑郁等精神心理障碍，对于此类患者，单纯应用一般的内科治疗往往难以获得满意的疗效。最新的研究显示，抗焦虑或抗抑郁治疗可能比传统的 FD 一线治疗方案（如抑酸剂、促动力药物、根除 Hp 等）有更好的疗效，甚至对不伴有精神障碍的 FD 患者也有较好的效果，其具体机制尚在研究之中。越来越多的研究关注抗抑郁焦虑药物对 FD 临床症状的疗效。文献报道，小剂量三环类抗抑郁药和选择性 5-羟色胺转运体抑制剂治疗 FD 取得令人满意的疗效。与安慰剂相比，抗抑郁药物改善 FD 临床症状的幅度 RR 值为 0.55，95% CI 为 0.36~0.85。FD 临床症状对抗抑郁药物的反应率为 64%~73%。抗焦虑抑郁药物改善 FD 临床症状的机制尚未明确。推测与下列机制有关：①改善心理和精神因素，减轻诱发 FD 临床症状的精神因素。②减低皮质兴奋性或者协调皮质的功能，使其对肠固有神经系统的干扰降低，有助于胃肠运动、分泌和感觉的和谐功能恢复。③减低皮质的兴奋性，减轻皮质兴奋产生的抑制作用对中脑止痛核团，减轻脊髓下行疼痛反应通路。④减轻机体应激反应，使得辅助性 T 细胞和抑制性 T 细胞的功能和数量比例区域恰当，降低胃肠黏膜的炎症反应。⑤神经递质对胃肠道功能（运动、感觉和分泌）的直接调节作用。由于消化科专业医师对精神疾病或精神因素的识别能力有待提高，神经递质在中枢的作用和外周作用（胃肠道的和脊髓的）不尽相同。以胃肠道临床症状为靶标的抗抑郁药物选择，是 FD 处置领域中的巨大挑战之一，有待积累更多时间经验。目前认为，在 FD 处置中，有三种情况需要应用抗抑郁药物：①FD 临床症状是精神疾病的躯体化表现。②精神因素与胃肠道临床症状合并存在，相互促进。③不能确认患病的精神因素，甚至患者缺乏精神和心理障碍表现，常规胃肠病理生理环节作用药物疗效不理想。抗抑郁焦虑药物应用于 FD 治疗中的剂量和疗程可能不同于精神疾病的适应证。目前研究结果支持试用小剂量的三环类抗抑郁药或选择性 5 - 羟色胺再摄取抑制剂（selective serotonin reuptake inhibitor, SSRI），疗程和撤药策略尚缺乏证据达成共识。

根据我国的 FD 诊治指南，推荐对促动力药、抑酸剂无效且伴有明显精神心理障碍的患者采用三环类抗抑郁药如阿米替林或 5 - HT$_4$ 再摄取抑制剂（SSRI）如氟西汀进行治疗。

多数应用抗焦虑抑郁药治疗 FD 的文献建议使用小剂量，一般为精神类疾病治疗起始剂量的一半。关于 FD 患者应用此类药物的疗程尚无明确定论，临床试验中多采用 8 ~ 12 周的疗程。由于抗抑郁药物常需 2 ~ 3 周才能起效，治疗初期应注意联合应用起效快的胃肠动力药物，以暂缓临床症状，增强患者信心。撤药时应逐渐建立，满疗程后每个两周减少初次剂量的 1/4 ~ 1/2，撤药时间为 4 ~ 8 周。撤药期间可以联合应用胃肠道常规治疗药物，有利于成功撤药。值得注意的是，即便是抗焦虑抑郁药疗效显著，其毕竟也是对症治疗，应在治疗 3 ~ 6 个月内进行排除器质性疾病的复检，以防漏诊。

（四）其他治疗

除药物治疗之外，行为治疗、认知治疗和心理干预等也对 FD 治疗有一定效果。中医中药和针灸等传统医学手段在 FD 治疗实践中也有丰富的经验积累，但目前尚待进一步的研究证实。

七、预后

因缺乏器质性疾病基础，FD 给患者带来的顾虑集中表现在上消化道临床症状引发的不适以及可能对生活质量产生的影响。部分患者因为 FD 临床症状致进食减少，导致不同程度的营养不良（包括营养成分不全面）。临床工作中，相当部分的 FD 患者由于对疾病认识的偏差，心理负担较重，成为 FD 影响患者生活质量的重要原因。其中，部分患者就是因为对内镜检查提示慢性胃炎，特别是慢性萎缩性胃炎（CAG），存在较大的思想顾虑和恐癌情结。FD 是低风险和预后良好的疾病，特征包括：①处置得当不会有病情加重的不良预后。②经过患者的生活方式调整和适当的治疗，FD 的临床症状能够得到较明显的缓解和控制。③如果诱因不能去除，FD 临床症状可能会反复发作。充分了解相关知识，有利于引导患者规避日常生活中的诱发因素，减少临床症状复发。

（隋晓丹）

第六节　嗳气症

嗳气是临床上常见的临床症状，也是常见的生理现象。嗳气过多，对患者造成显著困扰时才考虑为疾病状态的嗳气，即嗳气症（belching disorder）。嗳气症曾被称为神经性嗳气，表现为反复发作的连续性嗳气，但缺乏可解释临床症状的结构和代谢异常的证据。

罗马Ⅱ诊断标准将所有过度嗳气视为吞气症，而最新的罗马Ⅲ诊断标准则根据临床能否观察或检测到过度吞咽气体，将本病分为两个临床亚型：①吞气症。②非特异性过度嗳气。

一、流行病学

目前尚无依据罗马Ⅲ嗳气症诊断标准的成人流行病学方面的研究资料，但临床印象提示很少见。在智力发育迟缓的成人中，吞气症的发病率为 8.8%。亚洲一个专科诊治中心的调查报告表明，连贯入组的首次诊断为功能性胃肠病的患者中只有 1% 符合罗马Ⅱ吞气症的诊断标准，而西方一指定的中心报道的一系列评价显示患病率为 6%。依据儿童与青少年功能性胃肠病罗马Ⅲ诊断标准，日本青少年中吞气症发病率为2%，其中女性发病率高于男性；斯里兰卡青少年中吞气症发病率为7.5%，但未见明显性别差异；挪威因非器质性腹痛就诊的患儿中，吞气症的发病率为15%。

二、病因学

嗳气症的确切病因不明。目前倾向于认为吞气症为行为学障碍，但患者开始这一行为的原因未明。部分患者最初企图通过嗳气来解除本人认为是胃肠充气所造成的腹部不适和饱胀，但当习惯成自然之后，这一行为便失去了控制。事实上，绝大多数患者是由于不自觉地反复吞入大量空气才嗳气不尽，与进食无关。此症亦有癔症色彩，多在别人面前发作。

过度嗳气也见于强迫症、神经性贪食症及脑炎患者。据报道，睡眠呼吸暂停综合征患者进行呼吸道正压通气治疗，也可出现吞气症临床症状。

三、病理生理学

人每一次吞咽都会咽下一定量的空气，在一项健康人的试验中可见每咽下10ml液体会伴有8~32ml的气体同时吞入。气体经由食管蠕动和食管下端括约肌（lower esophageal sphincter, LES）松弛而被转运并集聚于近端胃，摄入碳酸饮料或重碳酸盐也会如此。近端胃扩张激活胃壁内的牵张感受器，引发迷走-迷走反射，导致抗反流屏障（包括LES和膈脚）一过性松弛，胃内气体上行至食管，食管快速扩张，最后使得食管上端括约肌（upper esophageal sphincter, UES）松弛，胃内气体排出，从而保护胃免受过度扩张所致损伤。因此，可将嗳气看作一种气性的胃食管-咽反流，是生理性的胃减压机制。食管下端括约肌一过性松弛（transient lower esophageal sphincter relaxations, TLESR）为其主要机制。此即所谓的"胃性嗳气"，每天发生25~30次。胃性嗳气为非自主行为，完全由反射控制。

在吞气症中，嗳气过程有明显的特点：即食管内气体迅速顺行和逆行但并不进入胃内，气体排出过程中伴有典型的嗳气音，即所谓的"胃上嗳气"。同步电阻抗-压力监测显示气体通过两种方式进入食管：大部分患者通过紧闭声门吸气，形成胸腔负压，随后UES松弛，气体被吸入食管。另有少部分患者通过咽、腭及舌肌收缩，将气体注入食管。以上两者皆与食管蠕动收缩无关。两种不同类型嗳气的比较见表7-1。

表7-1　两种不同类型嗳气的特征比较

	胃性嗳气（生理性）	胃上性嗳气（吞气症）
频率	数次/h	高达20次/min
与进食的关系	摄入食物或碳酸饮料后	大多与进食无关
能否听见	常无声	响亮
并发症	GERD、功能性消化不良	焦虑、神经功能紊乱症

嗳气症患者吞入的空气，大部分通过胃性嗳气和胃上嗳气嗳出，少部分则下行进入肠道。此外，肠道气体内源性产生增加，如食物中难消化的糖类分解、细菌过度生长、胃肠动力异常导致清除胃肠积存的气体的能力降低等原因，使得部分患者胃肠道内存在过多气性内容物，从而出现腹部膨胀、腹胀感、排气增加等。

四、临床表现

（一）嗳气

令人烦恼的嗳气是嗳气症最主要的临床症状。吞气是一种生理现象，随之，餐后嗳气作为一种排出机制也正常，通常在进餐后每小时嗳气3~4次。而吞气症患者嗳气频率远高于胃食管反流病（gastroesophageal reflux disease, GERD）或功能性消化不良患者，可高达20次/min，伴明显嗳气音，这一尴尬的状况常导致患者社交孤立。

许多患者说话时嗳气消失，提示分散注意力可降低患者嗳气频率，而过分关注嗳气行为，将导致嗳气频率增加。部分患者在紧张焦虑状态下嗳气频率也会明显增加，而胃上嗳气从未见于患者睡眠状态下。

（二）腹部膨胀与腹胀感

成人吞气症罕见腹部膨胀与腹胀感。2009 年，有学者报道了首例伴有腹部膨胀和腹胀临床症状的过度吞气患者，其腹部正位平片明确提示过度肠内积气，而未见气液平。

吞气症患儿过度吞咽空气，也可导致进行性腹部膨胀。其临床症状表现为：晨起无腹胀，日间腹胀进行性加重，晚间时腹胀最为严重，夜间由于气体吸收或排气，腹部膨胀常可减轻。

（三）其他

排气增多、胃肠气胀、腹部或上腹部疼痛及便秘也可见于吞气症。据报道，某些伴严重心理障碍的患儿吞入大量气体后导致胃肠极度扩张，随之出现胃扭转、肠梗阻及呼吸困难。

（四）体征

部分患者可出现腹部鼓音增加，而肠鸣音正常，且无肠梗阻征象。

五、辅助检查

（一）食管阻抗监测

食管阻抗监测可帮助分辨胃性嗳气与胃上嗳气，如图 7-2 所示，阴影部分代表气体的存在，虚线箭头指示气流运动方向。在胃性嗳气，食管上端括约肌松弛是一个延迟事件，使得自胃部进入食管的气体逸出。而在大多数胃上嗳气患者，膈肌下移，形成胸腔、食管负压，随后食管上端括约肌松弛，继而使得气体进入食管。而气体的排出，则由腹肌收缩使得腹部形变而引发。

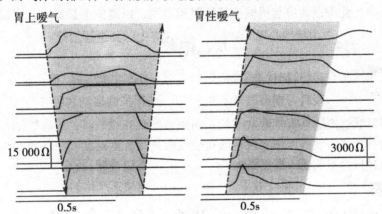

图 7-2 分辨两种不同类型嗳气

（二）腹部平片

吞气症患者可表现为肠道积气，其腹部平片提示肠腔扩张，大量肠气，而无气液平。

（三）胃肠内镜检查

一般不需要。

六、诊断与鉴别诊断

（一）诊断

确诊依赖于仔细的临床病史采集和观察吞气情况。典型病例无须进一步检查，但有时也可能需要进行食管电阻抗监测，有助于鉴别过度胃上嗳气与 GERD 和反刍。

1. 病史采集要点

（1）频繁嗳气：可高达 20 次/min，焦虑或精神紧张状态下频率增加。

（2）其他临床症状：可能伴反流、消化不良临床症状及精神心理障碍，可表现为腹胀、胃肠气胀、腹部膨胀、便秘及腹痛，无呕吐，无吞咽困难。

2. 体格检查要点　重点对颈部和腹部进行查体，以排除其他病因。

3. 罗马Ⅲ诊断标准

1）成人嗳气症。

（1）吞气症：必须包括以下所有条件：①每周出现次数令人不适的反复嗳气。②能客观地观察到或检测到吞咽气体。③诊断前临床症状出现至少6个月，近3个月符合以上诊断标准。

（2）非特异性过度嗳气：必须包括以下所有条件：①每周出现数次令人不适的反复嗳气。②无过度吞咽气体导致（嗳气）临床症状的证据。③诊断前临床症状出现至少6个月，近3个月符合以上诊断标准。

2）儿童吞气症：必须包括以下至少2项：①有吞气的动作。②胃肠道气体增加导致的腹胀。③反复嗳气和（或）排气增加。④诊断前至少2个月内，临床症状出现至少每周1次，符合上述标准。

（二）鉴别诊断

过度胃上嗳气患者除外部分反流、消化不良临床症状，罕见其他伴发临床症状。而体重减轻、疼痛、吞咽困难、胃灼热及反刍临床症状的存在则提示需要进一步检查与评估。了解有否心理障碍很重要，但吞气症与非特异过度嗳气皆无额外精神病理学证据。

胃上嗳气的发生率在餐后并不显著增加，与其他功能性疾病相反，例如，功能性消化不良与反刍综合征，进食可触发临床症状。消化不良患者中也有嗳气临床症状报道，但对抑酸治疗无反应。过度嗳气可同时伴有GERD，在难以确诊的病例，可考虑pH值监测或经验性抑酸治疗。反刍综合征可通过病史与观察临床症状而鉴别。吞气症患者可表现为腹痛、腹部膨胀、腹胀感，其腹部平片显示肠曲扩张，但无气液平，无梗阻征象，此类患者应与机械性肠梗阻相鉴别，以避免不必要的开腹探查对患者的损伤。

七、治疗

首先应明确过度嗳气是否由精神心理障碍所引起，应首先对其进行治疗。

（一）一般治疗

对患者解释临床症状以消除其担忧非常重要。向患者示范在嗳气时，胸廓扩张，同时有气体进入消化道，这一方法可能有帮助。嗳气习惯有时可通过嗳气时进行扩胸运动和吸气而制止。嗳气如果未完全成为习惯，有时可通过行为克制而逐渐遗忘。

（二）饮食调整

虽然临床医师常推荐饮食调整（避免舔吮硬质糖果或咀嚼口香糖，提倡进食时细嚼慢咽，避免饮用碳酸饮料，进餐时尽量少讲话等），但实际上效果并不明显，且目前缺乏严格的临床试验证据以证明其有效性。

（三）药物治疗

目前缺乏专门针对吞气症药物治疗的研究。从广泛意义上讲，对吞气症有效的药物信息可从大量的功能性疾病相关研究中获取。

1. 西甲硅油与二甲硅油　西甲硅油与二甲硅油的药理作用是物理性降低液体表面张力，从而消除胃肠道内的气泡，使气泡内气体得以排除。对于过度胃上嗳气患者，西甲硅油与二甲硅油等减少气体的药物似乎无效，因为过度胃上嗳气患者胃肠道气体量正常。对于吞气症患者，西甲硅油等常被推荐使用改善肠气增加、腹胀等临床症状，但疗效并不肯定。

2. 巴氯芬γ-氨基丁酸B型（gamma-aminobutyric acid receptors，GABAB）受体激动剂　巴氯芬可增加基础LES压力和减少TLESR次数，减少吞咽频率，这可能对吞气症和胃上嗳气患者有积极治疗作用。此外，巴氯芬的中枢神经系统效应对患者行为的影响以及该药物降低胃机械敏感性等方面，可能也起到一定作用。

3. 镇静剂　一般不推荐，但当患者突发重度吞气症时（多见于伴严重心理障碍的患者），可因腹压增高而导致器官扭转、梗阻及呼吸困难，因此镇静剂如劳拉西泮，可用于帮助患者减少反复吞咽气体。

4. 肉毒毒素　一项开放性研究表明，特发性胃轻瘫注射肉毒毒素后，嗳气临床症状缓解。

（四）其他治疗

1. 行为治疗　考虑到过度胃上嗳气为行为学障碍，认知行为疗法不失为一种合理的选择方案。治疗师通过治疗让患者明白过度胃上嗳气为自身诱发的后天行为，因此也可戒除。部分治疗师会向患者演示其自身可自主性嗳气。

2. 言语治疗　在耳鼻咽喉科，言语治疗师需要对已行喉全切术的患者进行食管语音训练教学。对于过度胃上嗳气患者，言语治疗师则需要对其进行与前者相反的训练。而对于吞气症患者，言语治疗的目的则在于减少吞气行为。因此，言语治疗师本身对于胃上嗳气机制与治疗目有所了解是治疗成功的前提。Hemmink 等就对胃上嗳气患者进行言语治疗开展的开放性研究结果在一定程度上证明了言语治疗的可行性，但仍需更多证据支持。

3. 催眠和生物反馈疗法　有报道称催眠和生物反馈疗法可能有效。

4. 胃肠减压　对于严重的吞气症病例，可经鼻导管或经胃造瘘口置管进行胃肠减压，以缓解病情。

（隋晓丹）

第七节　恶心与呕吐

恶心（nausea）是指一种不自主地产生急迫的、难以压抑的将要呕吐的感觉，常伴有上腹部或腹部不适和迷走神经兴奋临床症状，如流涎、出汗、皮肤苍白、血压下降及心动过缓等。呕吐（vomiting）系反射性腹壁肌肉和膈肌收缩、幽门括约肌和下食管括约肌松弛、舌根下收、声门关闭和后咽部开放，致使腹内压和胸内负压增大，胃内甚至小肠内容物经食管和口腔突出体外的现象。恶心、呕吐是人体的一种保护性反应，可将胃内甚至肠道内有害物质排出体外，但频繁而剧烈的恶心、呕吐会引起营养不良、失水、电解质紊乱、酸碱失衡，甚至引起吸入性肺炎、食管或胃等器官的损伤。多数情况下是一种疾病的反应，为疾病的诊治提供重要的线索。

恶心和呕吐是常见的临床症状。恶心为发生呕吐的前兆，常于恶心发作后出现不同程度的呕吐，但也仅有恶心而无呕吐，或者呕吐前没有明显恶心的感觉。一般认为恶心和呕吐都是相关神经和肌肉的反射性活动及其产生的主观感觉，为消化系统或全身其他系统疾病的非特异性临床表现，两者具有相同的临床意义。部分患者经常规检查未能发现引起恶心、呕吐的器质性原因，曾被归类于心因性呕吐，然而并没有任何证据表明上述患者合并有精神表现，罗马Ⅲ诊断标准将其归为功能性胃肠道疾病的一种，并分为三类：周期性呕吐综合征（cyclic vomiting syndrome，CVS）、功能性呕吐（functional vomiting，FV）以及慢性特发性恶心（chronic idiopathic nausea，CIN）。

一、流行病学

一项人群调查发现，普通人群中3%的人每周曾有恶心感觉，2%每月至少呕吐一次，但其中由功能性原因引起的恶心、呕吐所占的比例目前尚不清楚。在罗马Ⅲ诊断标准达成和公布以前，由于缺乏明确的诊断标准，目前能够检索到的 CIN 和 FV 流行病学的资料很少。CVS 最早在儿童中发现，近年研究发现成人患者且患病率有升高趋势。研究报道人群中 CVS 发病率为2%～7%，5～15 岁的学龄期儿童发病率为 1.9%，儿童起病中位年龄为 4.8 岁，而成人起病平均年龄为 30 岁。另外研究发现，发病年龄与发作周期长短呈负相关。

二、病因学

引起恶心呕吐的病因很多，按发病机制可归纳为下列几类：

1. 胃肠源性呕吐

（1）胃、十二指肠疾病：胃食管反流病、急慢性胃肠炎、消化性溃疡、急性胃扩张、胃扭转和幽门梗阻、十二指肠壅滞等。

（2）肠道疾病：急性阑尾炎、各型肠梗阻、肠扭转、急性出血坏死性肠炎、腹型过敏性紫癜等。

2. 非胃肠病因的反射性呕吐

（1）来自咽部的刺激：如吸烟、剧烈咳嗽、鼻咽部和喉部炎症及异物等。

（2）肝胆胰腺疾病：急慢性肝炎、肝硬化、肝瘀血、肝癌、急慢性胆囊炎、胆石症、急慢性胰腺炎和胰头癌等。

（3）腹膜及肠系膜疾病：急性腹膜炎、肠系膜动脉压迫综合征等。

（4）泌尿生殖系统疾病：肾脏及输尿管结石或感染、生殖系统肿瘤、异位妊娠破裂等。

（5）其他系统疾病：心肌梗死、心力衰竭、内耳或前庭功能异常、青光眼、屈光不正等；内分泌系统疾病，如艾迪生病、甲状腺功能亢进、甲状旁腺功能亢进等；糖尿病酮症酸中毒。

3. 中枢性呕吐

（1）脑血管疾病：脑出血、脑梗死、脑血栓形成、高血压病和偏头痛等。

（2）其他颅内疾病：颅内肿瘤或其他系统肿瘤的颅内转移灶、各类脑炎和脑膜炎、脑挫伤和颅内血肿、癫痫持续状态等。

（3）颅外疾病的并发症：因尿毒症、肝性脑病、糖尿病酮症酸中毒或低血糖等引起的脑水肿、颅内压升高等。

（4）药物的不良反应：某些抗生素、抗癌药、洋地黄、吗啡等可兴奋呕吐中枢。

4. 神经精神性呕吐　胃肠电节律紊乱、神经性厌食等。此类恶心、呕吐可能与遗传因素、环境因素、内脏高敏感、肠道炎症、肠道菌群改变及肠动力紊乱有关，而精神应激和心理社会因素则可能通过脑肠轴影响功能性恶心、呕吐（functional nausea vomiting, FNV）临床症状的严重程度。

研究报道 CVS 可能与垂体－肾上腺轴释放促皮质素释放因子（corticotrophin releasing factor, CRF）增多、脑肠轴自主神经调节紊乱以及胃节律过速有关，但尚需进一步实验证实。82% 的 CVS 患者有偏头痛史或偏头痛家族史，且偏头痛治疗药物可有效缓解甚至终止 CVS 发作，因此二者的发病机制可能有一定的联系。另外，80% CVS 患者可明确诱发因素，儿童常见的诱发因素为兴奋或情绪紧张、进食过多、天气炎热、激素水平变化、偏头痛发作、晕动病以及劳累等；成人常见诱发因素包括感染、过敏、某些特定食物或食物成分、睡眠不足、心理因素等；某些女性患者 CVS 可能与月经周期有关。避免诱发因素是减少 CVS 发作的重要措施。

三、病理生理学

恶心和呕吐是一个复杂的反射动作。恶心时伴有流涎、胃张力和蠕动减弱、十二指肠张力增强，并出现十二指肠－胃反流。干呕时声门紧闭，出现痉挛性呼吸运动伴腹肌收缩，幽门括约肌关闭而食管各括约肌松弛。呕吐时腹壁肌肉持续性收缩、膈肌收缩位置下降、腹内压急剧升高，胃窦紧缩、贲门开放，胃内容物得以喷射而出。呕吐与反食不同，后者系指无恶心与呕吐的协调动作的胃内容物逆行至口腔。众所周知，脑肠轴功能紊乱在功能性胃肠病（functional gastrointestinal disorders, FGID）的临床症状发生中有重要作用。各种精神应激事件、情绪紧张、焦虑等可能会改变胃肠相关自主神经的功能，使得胃肠道传入大脑的信息有一定的失真，影响大脑对于胃肠道的正常调控；同时，上述因素也可能会通过直接影响大脑皮质的功能，直接影响胃肠道的感觉、运动和分泌。

恶心与呕吐是神经和肌肉的复杂反射活动，其协调动作受大脑两个中枢的支配。呕吐中枢位于延髓，有两个功能不同的结构：一是神经反射中枢，即呕吐中枢（vomiting center），位于延髓外侧网状结构的背部；另一个是化学感受器触发带（chemoreceptor trigger zone，CTZ），位于延髓第四脑室的底面。前者接受来自消化道、大脑皮质、内耳前庭、冠状动脉以及化学感受器触发带的传入冲动，直接支配激发的呕吐动作；后者不能直接支配呕吐的实际动作，但能接受各种外来的化学物质或药物（如吗啡、洋地黄和吐根素等）与体内代谢产物（如感染代谢产物、尿毒症毒素等）的刺激，发出神经冲动并传至呕吐中枢引起呕吐。脑－肠神经反射轴的完整性是呕吐反射的必要条件。多巴胺受体在 CTZ 的呕吐介导机制有重要作用，该受体的兴奋性刺激可引发呕吐反射，受体拮抗剂可能对呕吐有治疗作用。5－羟色胺可能也是一种与呕吐反射有关的神经递质。

四、分类

（一）慢性特发性恶心

慢性特发性恶心（CIN）是指每周发作数次的恶心，通常不伴有呕吐，经常规检查不能发现可解释恶心临床症状的器质性病因或生化异常。患者反复发作恶心但无呕吐而不存在可解释临床症状的病因时应怀疑本病。许多消化不良患者合并有恶心，诊断 CIN 时应注意排除消化不良引起的恶心。

（二）功能性呕吐

功能性呕吐（FV）是指原因不明的反复发作的非周期性呕吐，每周至少发生一次，缺乏解释呕吐的器质性原因。发作时间及方式无规律可循，每周可发生数次。研究发现食用大麻可引发类似功能性呕吐临床症状。因此在做出 FV 诊断之前，应注意询问食用大麻史并排除反刍综合征以及厌食症等。

（三）周期性呕吐综合征

周期性呕吐综合征（CVS）是以反复发作的周期性恶心、呕吐为特点，且对同一患者而言，每次的发作时间、临床症状、严重程度以及持续时间基本一致。成人通常每年发作 3~4 次，儿童则可高达每月一次。

1. 典型的 CVS 发作可分为四个时相

（1）前驱期：突发恶心及急迫的呕吐感，可伴有腹痛、出汗、易怒、厌食及面色苍白等自主神经兴奋临床症状，持续 1~2h。

（2）呕吐期：以顽固性快速呕吐为特征，常无法进食、饮水，伴有腹痛、面色苍白、流涎、极度口渴，严重者可发生意识障碍。儿童此期一般维持 1~3d，成人患者则可能为 6~9d。

（3）恢复期：恶心、呕吐及自主神经兴奋临床症状消失，患者感食欲恢复，无任何不适，回到发作间期状态。

（4）发作间期：持续时间较长，通常无任何不适表现。

2. 恶心、呕吐的临床特征和伴随临床症状　常对疾病诊断有提示作用，归纳如下：

（1）呕吐的时间：晨起呕吐见于尿毒症、慢性酒精中毒或功能性消化不良；如患者是育龄妇女，应首先考虑早期妊娠反应；鼻咽部慢性疾患一般表现为晨起呕吐，部分胃食管反流患者卧位时因反流物至咽部也可发生晨起呕吐和声音嘶哑；进食后呕吐见于幽门梗阻；夜间呕吐见于幽门梗阻、小肠和结肠梗阻、肠系膜上动脉压迫综合征等。

（2）呕吐与进食的关系：餐后近期呕吐，特别是相同就餐环境中的集体发病，应考虑食物中毒所致；餐后即刻呕吐，可能为精神性呕吐；餐后 1h 以上的呕吐称延迟性呕吐，提示为张力下降或胃排空延迟；餐后较久或数餐后呕吐，见于幽门梗阻。

（3）呕吐伴随的临床症状：伴腹泻提示胃肠道病变。

（4）呕吐的特点：精神性或颅内压增高性呕吐时，伴有恶心的临床症状很轻或者不伴有恶心的感觉，后者以喷射状呕吐为特点。

（5）呕吐物的性质：带有发酵、腐败气味者提示胃潴留；带粪臭味者提示低位小肠梗阻；含有较多胆汁说明梗阻水平在十二指肠乳头以下，不含胆汁则常表明梗阻水平在十二指肠乳头以上；含大量酸性液体者常需考虑胃泌素瘤、消化性溃疡等胃酸分泌较多的疾病，而无酸味的呕吐物可能是由于贲门失弛缓症等贲门部位梗阻。

3. 伴随临床症状方面

（1）伴腹痛、腹泻者多见于急性胃肠炎或细菌性食物中毒、霍乱、副霍乱和各种原因的急性中毒。

（2）伴有上腹痛及发热、寒战或有黄疸者应考虑胆囊炎或胆石症。

（3）伴头痛及喷射样呕吐者常由颅内压力增高引起。

（4）伴眩晕、眼球震颤者，多数与内耳或前庭器官病变有关。

（5）肿瘤化疗期间或某些抗生素应用期间出现的呕吐应首先考虑药物的不良反应。

（6）已婚育龄妇女出现的晨起呕吐应考虑是否有为早孕反应。

五、体格检查

体格检查对呕吐原因的诊断和指导治疗均有较大价值。注意了解呕吐患者的一般情况，如皮肤黏膜色泽、弹性、外周淋巴结情况，除了获得对诊断有用的资料外，重要的是初步了解呕吐造成的体液紊乱程度。仔细的眼、耳、咽喉部检查也十分必要。腹部体征的检查是呕吐患者体格检查的重点，需仔细和全面。

六、辅助检查

胃肠道检查包括胃镜、结肠镜、小肠镜以及小肠 CT 等以排除消化系统器质性疾病引起的恶心、呕吐。

生化检查排除代谢紊乱如代谢性酸中毒引起的恶心、呕吐。

胃排空实验及胃动力检测可辅助诊断 FNV。研究报道 1/4 的 FNV 患者胃排空偏快，而胃排空延迟的现象基本没有。

脑部 CT 可排除神经系统疾病引起的恶心、呕吐。

七、诊断与鉴别诊断

（一）诊断

FNV 的诊断为排除性诊断，需要全面详细的采集病史、体格检查并结合辅助检查排除器质性疾病引起的恶心、呕吐。诊断标准见表 7 - 2。

表 7 - 2　罗马Ⅲ：关于功能性恶心、呕吐的诊断标准

慢性特发性恶心

必须包括以下所有条件：

每周出现至少数次令人不适的恶心

常不伴呕吐

胃镜检查无异常，无可以解释恶心的代谢性疾病

诊断前临床症状出现至少 6 个月，近 3 个月符合以上诊断标准

功能性呕吐

必须包括以下所有条件：

平均每周一次或多次呕吐发作

无进食障碍、反刍综合征或 DSM - Ⅳ 所列的主要精神疾病证据

无自行诱导的呕吐，无长期使用大麻史，无中枢神经系统异常或可以解释反复呕吐的代谢性疾病

诊断前临床症状出现至少 6 个月，近 3 个月符合以上诊断标准

周期性呕吐综合征

发作（急性）与持续时间（1 周）有固定模式的发作性呕吐

最近 1 年内间断发作 3 次或 3 次以上

发作间歇期无恶心或呕吐

支持条件：有偏头痛史或偏头痛家族史

（二）鉴别诊断

1. 反刍 可发生于健康成年人或有精神障碍的儿童。典型的表现是在进食开始或结束数分钟后，不费力地反流出未消化食物，通常每天或每餐发生。反流的食物一般无异味，患者一般无恶心等不适感。

2. 胃食管反流病 是一种主动的食物反流，不伴有恶心，也没有参与呕吐活动的腹部膈肌的收缩。临床多表现为泛酸、胃灼热、咽部异物感等临床症状。24h 食管 pH 值检测可明确诊断。

3. 神经性厌食 常见于青年妇女，患者体重明显减轻，在此之前可能有闭经并可有继发性内分泌紊乱。

八、治疗

（一）慢性特发性恶心

目前尚无肯定的治疗方法。

1. 5 – HT$_3$ 受体拮抗剂 可能通过阻断延髓最后区或胃、十二指肠迷走神经传入纤维发挥抗恶心、呕吐作用，但其具体机制不清。对恶心临床症状有一定的缓解效果。

2. 氯丙嗪 是一种非特异性中枢神经系统的抗恶心药物，但由于其广泛的不良反应，临床使用受到了限制。

3. 其他药物 如三环类抗抑郁药可能有一定的效果。

（二）功能性呕吐

对于功能性呕吐治疗，改变生活方式、缓解紧张情绪及认知行为疗法可能有一定的效果。对于呕吐严重者应注意营养支持。目前没有研究报道三环类抗抑郁药对功能性呕吐临床症状有改善作用。

（三）周期性呕吐综合征

1. 急性期治疗 严重发作的患者需住院补液、止吐等支持治疗。目前常用的止吐药物包括昂丹司琼、氯丙嗪、甲氧氯普胺等，其他可能有效的药物有偏头痛治疗药物和三环类抗抑郁药（阿米替林、多塞平等）。

2. 发作间期 以预防为主，其中最主要的措施为避免诱发因素，如对于情绪紧张患者应注意安抚，合并偏头痛家族史者予以经验性偏头痛治疗，月经周期相关者可予以口服避孕药。对于发作频繁的患者（每月超过一次）可采用药物预防性治疗，左旋肉毒碱、小剂量三环类抗抑郁药可能有一定的效果，目前研究中的药物包括 α_2 受体激动剂如可乐亭等。

（隋晓丹）

第八节 反刍综合征

反刍综合征（rumination syndrome）是指将刚摄入的食物反复地、不费力地反流到口腔，再咀嚼后咽下或吐出。典型的反刍综合征并不伴有嗳气或呕吐。这是一种反射反应，而非意识行为。反刍现象常见于山羊、牛等动物。这些动物的胃内有多个腔。在这些动物进食后，胃近端两个腔内的残留食物随逆蠕动协调地入口，然后再将反流的食物进行咀嚼和吞咽。这一过程通过降低食物微粒的体积并增加酸接触，有助于消化吸收。

人类中的这一现象并不常见，多发生于婴儿和渐进性残疾患者。但目前广泛认为在所有年龄段和所有认知水平的男性和女性中均可发病。总体上，女性反刍较男性常见。由于成人的反刍综合征未被充分认识，常误诊为继发于胃轻瘫（gastroparesis）或胃食管反流病（gastroesophageal reflux disease, GERD）的呕吐。在有反胃、呕吐（尤其是餐后发生）和体重减轻的患者的鉴别诊断中应考虑该病。

一、流行病学

反刍综合征最常见于婴儿和渐进性残疾患者。有报道称反刍综合征在残疾患者中的发病率为6%~10%，而在正常成人中的发病率尚未明确，但临床印象该病很少见。这可能与医师对该病的认知不足而导致的误诊有关。

二、病因学

反刍综合征的确切病因不明，可能与相关生理和心理因素有关。智力障碍、饮食行为失调以及精神障碍都可引起反刍。一些反刍综合征患者有严重的精神障碍，如抑郁和自杀倾向。同时，反刍也可能是控制体重的一种习惯性行为。

三、病理生理学

胃内容物是如何反流至口咽部的机制尚未明确。与动物不同，人并不需要将胃内容物逆蠕动回口中以消化适合量的食物。事实上，反刍患者的食管动力功能及蠕动波均正常。许多研究发现，食管的逆蠕动可能是腹腔内压力升高时食管下端括约肌（lower esophageal sphincter, LES）同步发生松弛而引起的，当上食管括约肌松弛时，食物便随逆蠕动进入口中。但并非所有的反刍综合征患者均会出现胃内压突然升高的情况。也有理论提出，反刍综合征是一种通过学习获得的自动的膈脚松弛，使得正常情况下餐后增加的胃内压超过了下食管括约肌的抗反流能力。但当胃内容物进入食管后，继发蠕动波却未将食物推送回胃内的机制仍不明确。

现多数研究认为，反刍是一种嗳气反射的适应性习惯表现，表现为LES压力降低或是胃扩张时出现一过性下食管括约肌松弛。嗳气时，吞入空气引起胃扩张可以刺激迷走神经一过性松弛下食管括约肌。近期研究发现，反刍综合征患者对胃扩张的敏感性和下食管括约肌松弛程度明显高于正常对照，提示其内脏高敏感性。

此外，心理因素对于该疾病的产生也起到重要作用。一项研究发现，67%的反刍综合征患者存在精神方面的致病因素，如失去亲人或工作上的挫折。报道指出，1/3的疾病患者存在心理疾病，如抑郁、焦虑、强迫症等。在儿童中，如得不到正常关怀的环境下，患儿易有情感和感觉缺失，从而出现反刍。健康的儿童也会因为与母亲缺乏情感交流而出现反刍。反刍行为也可以看成是一种自我刺激或者以帮助控制体重为目的的方法。

反刍综合征与神经性贪食症的也有一定的相关性。在一项研究中，20%的贪食症患者有反刍现象，另一项研究中17%的女性反刍患者有贪食的病史。有贪食与无贪食的反刍患者的重要区别是贪食者吐出食物而不再咽下食物，并且可能通过手指刺激咽部自诱呕吐。有人推测，在贪食的反刍患者中，反刍是一种学习行为，不经过直接呕吐而达到控制体重、清除肠道的一种方法。由于存在控制体重的原因，贪食症反刍的治疗效果不佳。控制过度进食的治疗比直接控制反刍临床症状的治疗成功的可能性更大。这些贪食症的反刍可以看作进食障碍的变异临床症状。

四、病理学

反刍综合征多不伴有器质性改变，病理改变多由于胃内容物对食管黏膜的损害，内镜检查显示轻度食管炎常见。

五、临床表现

目前对成人反刍综合征认识较少，常将其误认为继发于胃轻瘫、GERD、厌食症或贪食症的呕吐。典型临床特征包括：

（1）反复出现胃内容物反流，常发生于进餐开始数分钟内，这一点可与胃轻瘫患者餐后的晚期呕吐相鉴别。

（2）发作常持续 1～2h。

（3）反刍物中含部分可辨认的食物，患者常自觉气味愉悦。

（4）反刍过程不费力，或反刍前即刻有嗳气感觉，或感觉有食物到达口咽部。

（5）反刍可于腹直肌强烈自主收缩后出现。

（6）反刍前常无干呕或恶心。

（7）反刍物进入口咽部时，患者会根据当时的社会环境决定对其做何种处理。反刍是一种典型的"进餐，呕吐，白天进餐，白天呕吐"的行为。临床经验提示许多反刍患者常伴有其他临床症状，如恶心、胃灼热、上腹部不适、腹泻和（或）便秘和体重减轻等。

六、并发症

严重的反刍综合征可引起营养不良、体重下降、口臭、口腔糜烂，长期患病导致电解质紊乱和慢性疼痛引起的功能失调。

七、辅助检查

诊断反刍综合征的最关键要素在于其临床表现。在没有详细询问病史的情况下，该疾病很容易漏诊或误诊。对于该病患者，并未提出常规的诊断检查。通常，此类患者需要行胃镜以确定是否有食管炎；此外，24h 食管 pH 值测定可用来检测病理性酸反流的存在。一般情况下，50% 的患者存在病理性胃食管反流，即24h pH 值监测的食管内 pH <4 的时间比例大于 4%。但该时间多发生在进食后的 1h 内，并伴有 pH 值的波动（提示食物的再吞咽），但常无食管夜间酸化。然而，这些检查对于反刍综合征无诊断价值。

近期的研究提示，进食后行食管阻力测试和食管高分辨率测压（esophageal high - resolution pressure，HRM）对反刍综合征的发现和诊断有较高的特异性。典型的食管压力异常表现为突然升高的胃内压伴随食管内压力的升高及逆蠕动波的产生。而食管阻力测试可以判断胃食管反流物的性质。该两项检查的组合可以有效区分反刍综合征及胃食管反流疾病引起的嗳气 - 反流现象。

八、诊断与鉴别诊断

反刍综合征的诊断标准见表 7 - 3。

表 7 - 3　成人、婴儿及青少年反刍综合征的罗马Ⅲ诊断标准

成人反刍综合征的诊断标准

必须包括以下所有条件：

1. 持续或反复地将刚咽下的食物反入口腔中，继之吐出或再咀嚼后咽下

2. 反刍之前无干呕

诊断前临床症状出现至少 6 个月，近 3 个月符合以上诊断标准

支持条件有：

1. 反刍之前通常无恶心

2. 反刍物变酸味时发作停止

3. 反刍物含有可辨认的食物，无异味

青少年反刍综合征的诊断标准

必须包括以下所有条件：

1. 反复无痛性反刍，再咀嚼或吐出

a. 进食后即发生

b. 睡眠中无临床症状

c. 正规的抗胃食管反流治疗无效

2. 无干呕

3. 无炎症性、解剖学、代谢性或肿瘤性疾病的证据可解释患儿的临床症状

诊断前至少 2 个月内，临床症状出现至少每周 1 次，符合上述标准

婴儿反刍综合征的诊断标准

必须包括以下所有条件，且至少持续 3 个月：

1. 腹肌、膈肌和舌肌的反复收缩

2. 将胃内容物反入口腔，或吐出，或再咀嚼后咽下

3. 具备以下 3 项或 3 项以上：

a. 发病年龄在 3～8 月龄

b. 对按胃食管反流病治疗或抗胆碱能药物、限制患儿双手活动、改变奶粉配方和管饲或经胃造口直接喂养方法均无效

c. 不伴有恶心或痛苦的征象

d. 睡眠中和与周围人交流时不发生反刍

临床上需要将反刍综合征与其他伴随呕吐临床症状的胃轻瘫、胃食管反流、厌食症或神经性贪食症等疾病相鉴别。由于对该疾病的认知不足，临床医师常将反刍综合征误诊为胃轻瘫和其他呕吐相关疾病。详细的病史询问，可作为鉴别诊断的最主要工具。反刍患者的反流多发生在餐后，反流物中有可辨认的食物，无异味，且与呕吐物不同，反刍物可再次吞咽。在临床表现的基础上，辅助检查如内镜提示因胃内容物反流引起的轻度食管炎。24h 食管 pH 值监测可见由于反刍物的再吞咽 pH 值在进食后 1h 内反复波动，多小于 4。而夜间反流情况不常见。

餐后食管阻力测试与食管高分辨率测试可以有效辨别反刍综合征。此外，还应注意反刍综合征与神经性贪食症的鉴别。有贪食与无贪食的反刍患者的重要区别在于贪食症患者食物反流入口后将直接吐出而不再咽下，并且可能通过手指刺激咽部自诱呕吐。

九、治疗

对智力正常的成人和青少年反刍综合征的治疗主要包括心理治疗（临床症状解释和开导）、行为治疗和药物治疗。该疾病的药物治疗常使用质子泵抑制剂（proton pump inhibitors，PPI）、促动力药等控制胃灼热临床症状并保护食管黏膜，但均非根治方案。反刍综合征的最有效治疗方法包括行为调整和生物反馈。通过特殊的呼吸方法抑制反刍的冲动。行为矫正治疗就是通过持续的不相容或者竞争性的行为限制目标行为。由于反刍和有竞争性的反应不能同时发生，因此反刍行为被抑制。经过适当的习惯矫正和膈肌呼吸训练后，均匀的膈肌呼吸练习能有效地抑制反刍行为。对于临床症状仍持续的患者，研究报道胃底折叠术可以彻底缓解临床症状，但具体疗效仍有待检测。

十、预后

临床上关于反刍综合征治疗效果的资料仍较少。O'Brien 等对 38 位成人和青年反刍综合征患者的为期 3 年的随访显示，仅有 2 个患者反刍临床症状完全消失。尽管大部分患者临床症状仍持续，但他们的体重维持稳定，生活质量较好，与正常人没有明显区别。

（李倩倩）

第九节　肠易激综合征

肠易激综合征（irritable bowel syndrome，IBS）是消化科门诊最常见的功能性胃肠道疾病之一，其临床特征为腹痛或腹部不适同时伴有排便习惯异常改变，缺乏形态学和生化指标的异常。IBS 为一种全球性疾病，严重影响患者生活质量，耗费大量的医疗资源。其发病机制尚未明确，可能是多因素共同作用的结果。主要的发病机制包括遗传环境因素、胃肠动力改变、内脏高敏感性、肠道感染和炎症、慢性应激（心理异常、负性生活事件等）、肠道细菌过度增生和脑 - 肠轴相互调控障碍等。

一、流行病学

IBS 流行病学研究结果各异，同一地区、同一种族，不同的研究也会有明显的差异。由于 IBS 缺乏

明确的病因与发病机制，其诊断的主要依据是临床症状，流行病学调查主要采用问卷的方式进行，诊断标准经历了 Manning 标准和 Rome Ⅰ、Rome Ⅱ和 Rome Ⅲ 标准，各国各地区在统计流行病学时采用的标准不统一，同时存在社会、环境和文化差异，可能使 IBS 的发病率在不同国家和地区存在一定的偏差。在美国，IBS 的发病率为 7% ~15%，英国发病率为 2.5% ~22.0%，西班牙为 4.4% ~13.6%，意大利、法国、丹麦和瑞士低于 10%，而亚洲国家包括中国、日本、韩国、新加坡和印度其发病率为 6.0% ~11.5%。在我国，不同地区 IBS 的发病率也存在一定差异，如广东省 IBS 发病率为 10.7%，北京地区为 0.82%，而武汉地区消化内科就诊患者中 IBS 患病率为 10.7%。此外，Rome Ⅲ 标准将 IBS 分为 4 个亚型，即腹泻型（IBS - D）、便秘型（IBS - C）、混合型（IBS - M）和未定型（IBS - U），不同 IBS 亚型发病率也有差异。国内研究显示 IBS - D 最多见，国外的研究显示 IBS - D 和 IBS - M 较 IBS - C 更常见。西方国家研究显示，女性较男性 IBS 发病率更高，为（2.0 ~2.5）∶ 1，但亚洲的一些研究显示男性 IBS 发病率较女性稍高或男女无差异，我国 IBS 发病率女性略高于男性，但与西方国家的多数研究结果不一致，可能与种族或文化相关。IBS 在成年人好发，国外研究显示好发年龄为 30 ~50 岁，在亚洲 50 岁以上人群 IBS 的发病率明显低于 50 岁以下者。

二、病因学

IBS 是一组临床症状的总称，病因仍不明确，发病机制复杂，涉及众多因素，而不同亚型的发病机制也不相同。目前认为可能的发病机制包括以下几个方面。

（一）胃肠动力障碍

胃肠动力异常被认为是 IBS 临床症状发生的重要病理生理机制，IBS 患者除了结直肠运动功能异常外，小肠、胃及食管也可能存在运动功能异常。具体表现如下：①肛门直肠运动异常：患者肛门直肠顺应性、模拟排便时肛管压力变化和结肠直肠抑制反射与正常人相比存在异常。在 IBS - D 患者，可能存在肛门顺应性下降；部分 IBS - C 患者肛门直肠测压显示存在盆底肌协调功能障碍。②结肠运动异常：有多项研究证实 IBS 患者存在结肠运动异常，表现为结肠传输时间异常，如 IBS - C 结肠传输时间延长，而 IBS - D 结肠传输时间缩短；IBS - D 患者结肠收缩运动频率和高幅推进收缩波（high amplitude propagated contraction，HAPC）增加，而 IBS - C 患者 HAPC 则减少；IBS 患者袋状往返运动的频率明显增加，说明 IBS 患者结直肠抑制反射受损；部分患者出现餐后结肠推进性蠕动增加，乙状结肠动力增加，有研究还发现动力异常与临床临床症状关系密切。③小肠运动异常：小肠动力异常在 IBS 发病中可能起重要作用，IBS - D 患者小肠内容物转运速度加快，胃肠通过时间缩短，而 IBS - C 患者小肠转运速度减慢，胃肠通过时间延长。IBS 患者消化间期移行性复合运动（migrating motor complex，MMC）也存在异常，IBS - D 患者 MMC 周期较正常人缩短，而 IBS - C 患者则明显延长。此外，MMC 各相持续时间的变化、Ⅲ相波幅及动力指数、Ⅲ相波中断及传导障碍等异常现象存在于 IBS 患者；相当多的患者有丛状收缩，在 IBS - D 及 IBS - C 两种亚型均有发生。④IBS 食管和胃运动异常：IBS 患者动力异常主要位于大肠和小肠，有部分研究显示 IBS 患者食管和胃也存在动力异常，如 IBS 患者食管下端括约肌（lower esophageal sphincter，LES）压力较低、食管体部重复性收缩和自主收缩增多、食管下段对气囊扩张的耐受性差、IBS 近端胃舒张功能受损、胃排空存在异常等，与 IBS 患者伴发上消化道临床症状重叠有关。

（二）内脏高敏感性

内脏高敏感性是指内脏组织对刺激的感受性增强，可以出现对化学或机械刺激的敏感，临床上一般通过引起各种感觉的容量阈值或压力阈值进行评估。致敏在肠道的表现为疼痛阈值的下降，即痛觉过敏，甚至在生理状态下不引起痛觉的刺激也能诱发疼痛，即痛觉异常。IBS 患者存在肠道、脊髓和大脑三个层面的敏感性。直肠气囊扩张试验表明 IBS 患者痛阈下降，对直肠扩张等机械性刺激敏感性增高。IBS - D 患者直肠对容量刺激存在高敏感、低耐受、低顺应性和肛门自控能力减弱，而部分 IBS - C 患者直肠对容量刺激的最低敏感性、最大耐受性、顺应性明显高于正常对照者。通过刺激直肠，IBS 患者出现感觉的腹部皮肤发射区较正常人增大，说明 IBS 患者脊髓敏感性增加。运用脑功能成像技术如功能性磁共振成像（fMRT）、正电子发射体层摄影术（PET）等发现，IBS 患者直肠扩张后大脑活动反射区域及范围如扣带皮质区、岛叶等对直肠扩张反应表现出更高的兴奋性较正常对照者均增强，表明中枢敏感性增高。

（三）肠道感染和炎症

30% ~40% 的 IBS 患者有胃肠道急性感染的病史，已有的研究证实胃肠道感染为诱发肠易激综合征明确病因之一，称之为感染后肠易激综合征（post – infectious irritable syndrome, PI – IBS），是目前学者研究的热点。在急性肠道感染后发展为 IBS 可能与以下因素有关：

1. 遗传性因素　如编码肠黏膜屏障和天然免疫相关基因 TLR9、IL6 和 CDH1 为患者发展为 PI – IBS 的独立危险因素。

2. 心理社会因素　在 PI – IBS 发病中，研究显示心理学因素被认为是患者在肠道急性感染恢复后发展为感染后肠易激综合征独立危险因素之一，尤其是存在疑病症和负性生活事件的患者。而其他心理因素如抑郁、神经质、存在躯体临床症状等也可能增加 PI – IBS 发病率。

3. 感染原因素　PI – IBS 的发病与导致急性肠炎的病原体可能有一定关系，如空肠弯曲杆菌感染后发展为 PI – IBS 危险性较沙门菌感染后发生 PI – IBS 要高，可能与不同细菌毒力强弱有关。我国的研究认为志贺痢疾杆菌感染是 IBS 发生的危险因素，而在南亚（印度、巴基斯坦）寄生虫感染是 IBS 的危险因素。

4. 抗生素使用　在急性胃肠炎后，使用抗生素可能会增加 PI – IBS 发病率。Mearin 等研究发现，急性沙门菌肠炎患者使用抗生素后有 17.6% 会发展为 PI – IBS，而未使用抗生素患者 PI – IBS 发病率仅为 9.3%。

5. 性别和年龄　有研究显示女性更易在急性肠炎后发展为 PI – IBS，年龄超过 60 岁患者发展为 PI – IBS 风险低于 60 岁以下的患者。对 PI – IBS 患者和动物模型研究显示，可以有以下机制参与了 PI – IBS 发病：①黏膜损伤和炎症：肠黏膜低度炎症和黏膜损伤是 PI – IBS 突出病理生理特点之一，在急性肠炎恢复后，肠黏膜绒毛变钝，炎性细胞（如 T 淋巴细胞、巨噬细胞、肠色素细胞等）浸润，炎性细胞明显增加。②肠道通透性增加：通过甘露醇/乳果糖测试肠道通透性，PI – IBS 患者直肠通透性明显增加，肠道通透性增加使肠道黏膜屏障破坏，肠腔内细菌、异常炎性因子等通过肠道黏膜屏障影响肠道正常生理功能造。③肥大细胞增生：肥大细胞在 PI – IBS 和非 PI – IBS 发病中均起重要作用。肥大细胞在急性肠道感染后数量增多，脱颗粒增加，能分泌组胺、5 – 羟色胺（5 – hydroxy tryptamine, 5 – HT）、类胰蛋白酶等物质作用于肠道平滑肌、感觉神经元等，从而引起相应临床症状。④肠神经可塑性改变：在动物模型证实，支配肠道内源型神经系统［肠神经系统，enteric nervous system, ENS］和外源性神经系统［自主神经系统（autonomic nervous system, ANS）］均存在可塑性改变，从而导致 PI – IBS 内脏高敏感性。ENS 存在突触超微结构如突触囊泡、PSD、突触素密度等形态学上改变，突触功能蛋白如突触素、PSD – 95、NMDAR1、Calbindin 及 GDNF 等关键蛋白表达异常增加，ENS 黏膜下和肌间神经丛感觉神经元（AH 神经元）自发性电活动明显增加，兴奋性突触后电位增多，突触易化，对外源性刺激反应更敏感，支配肠道外源性神经如脊髓传入神经、背根神经节等在炎症后 PI – IBS 模型鼠中自发性电活动也明显增加，这些改变均可能与 PI – IBS 内脏高敏感性形成有关。⑤炎性细胞因子增多：在 PI – IBS 患者发现肠道局部和外周血中存在 IL – 17、IL – 10、IL – 8、IL – 6、IL – 1、TNF – α 等增多，肠道局部增加的炎性细胞因子可能作用于肠道感觉神经元和平滑肌，从而参与 PI – IBS 病理生理过程。

（四）遗传及基因多态性

遗传因素可能会促进 IBS 的发生，如单卵双胞胎 IBS 发生较双卵双生双胞胎高。IBS 患者伴有多种功能蛋白的基因多态性，目前较明确的有神经递质代谢或转运蛋白如 5 – HT 转运体和受体存在基因多态性、炎症因子的基因等。在 IBS 人群 5 – HT 转运酶（serotonin transporter, SERT）和 G 蛋白 β_3（GNB$_3$）多态性发生率与正常对照组有明显差异。我国广州 IBS 患者 5 – HT 转换酶多态性较正常对照组也明显增高。

（五）心理社会因素

心理社会因素在 IBS 的发生、发展和预后中起重要的作用。IBS 患者往往具有很高的神经质水平，神经质被认为是 IBS 最明显的病理性人格特征。童年时期的创伤性经历（主要是虐待史和母爱剥离）是成年人 IBS 发生的独立危险因素，童年时期通过社会学习获得疾病行为也与成年后发生 IBS 明显相关。我们的研究发现父母采用的不良养育方式增加了儿童 IBS 的发生率，这些不良的父母养育方式主要是惩罚、过度保护和忽视。

此外，生活中的慢性应激也与 IBS 的发生、临床表现相关，这些应激主要指负性生活事件，日常生活的压力。IBS 存在多种精神心理共病，如焦虑、抑郁等。这些精神心理共病是 IBS 的危险因素，并且预示着患者更差的生活质量和预后。

（六）脑-肠轴失调

中枢神经系统对肠道传入信号的处理及对肠神经系统的调节异常可能与 IBS 的临床症状有关。脑-肠轴失调体现在 3 个层面，包括中枢神经系统异常、自主神经系统异常和肠神经系统异常。如 IBS 患者直肠扩张刺激增加前中部扣带回皮质（ACC/MCC）、前额叶皮质（PFC）、岛叶皮质（IC）及丘脑等区域活动性，以 ACC 最为显著，而且相对于正常对照组，IBS 患者上述区域对疼痛的刺激反映更加强烈。自主神经系统异常表现在 IBS 患者交感神经活动增加，副交感神经活动减弱。便秘型 IBS 患者存在胆碱能神经功能紊乱。肠神经系统异常主要来自于动物实验，包括肠神经系统可塑性以及 ENS 相关的神经递质如 5-HT 的异常。脑-肠轴失调在 IBS 发病中可能有以下作用：①导致胃肠动力紊乱。②参与内脏高敏感发生。③与肠道感染炎症的协调效应。④社会心理因素。

（七）免疫紊乱

IBS 患者存在免疫紊乱，表现为外周和肠道局部免疫失调。在外周，IBS 患者固有免疫和适应性免疫存在异常。如 IBS 患者外周血单个核细胞和巨噬细胞 IL-6 和 IL-8 增多，IBS 患者外周血单个核细胞能分泌更多的促炎症因子。此外，IBS 患者外周血活化的 T 细胞数量增加，相应的细胞因子如 IL-5 和 IL-13 表达水平也增加。IBS 患者更多表现为肠道局部免疫紊乱，如 IBS 患者空肠、回肠、结肠肥大细胞数量明显增加，分泌的介质如组胺、类胰蛋白酶增加。IBS 患者直肠巨噬细胞来源的 IL-1β 表达明显增加。在腹泻型和混合型 IBS 患者，升结肠、横结肠、降结肠和直肠上皮内淋巴细胞数量明显增加，黏膜固有层 T 淋巴细胞数量增多。

（八）肠道菌群紊乱

大量临床研究发现 IBS 患者肠道菌群失调，主要表现为肠腔益生菌数量减少，如双歧杆菌和乳酸杆菌，而肠杆菌数量增多，双歧杆菌/肠杆菌比值降低，并且黏膜菌群中类杆菌和梭菌增多而拟杆菌减少。小肠细菌过度生长（small intestinal bacterial overgrowth, SIBO）在 IBS 患者中的发病率较高，并且与 IBS 的腹胀和排便异常等临床症状有关。口服不吸收的抗生素利福昔明后，大部分 IBS 患者乳果糖氢呼气试验结果恢复正常，并且腹胀等临床症状随之缓解。这意味着肠道菌群失调在 IBS 的发生发展中起重要作用。肠道菌群失调导致 IBS 发生可能的机制主要包括：①破坏肠黏膜屏障。②激活肠道免疫。③促进内脏高敏感的发生。④导致胃肠动力异常。

三、临床表现

IBS 的临床特征是慢性、反复发作的腹痛或者腹部不适，同时伴有排便习惯的改变。起病隐匿，诱因多不明确，病程最少 6 个月，最长可达数十年。临床症状易迁延不愈，可严重影响患者生活质量，但对患者生命无明显影响。

（一）腹痛

腹痛为 IBS 突出的临床表现，多无明确的诱因，在进食后可能会加重。主要位于左下腹、脐周或下腹部，疼痛程度不等，可以不被患者察觉，也可严重影响患者工作生活。性质可为痉挛性痛，也可表现为隐痛、刺痛，可放射至腰背部、季肋部或会阴部，腹痛在排便后可明显缓解或减轻。

（二）腹部不适

IBS 患者可能会表现为腹部不适，即腹部难以用腹痛来形容的不适感，并且不是腹胀，腹部不适的部位不固定，程度不一。

（三）排便习惯及大便性状改变

根据 IBS 患者不同的亚型，排便习惯改变可以表现为腹泻、便秘、腹泻和便秘交替或者腹泻向便秘转换等。大便性状改变可表现为大便稀水样或糊状，大便呈干球粪或者硬粪。需要指出的是部分患者可以出现腹泻、便秘交替，或腹泻转为便秘、便秘转为腹泻。

（四）其他腹部临床症状

IBS 患者还可能表现为排便紧迫感、排便费力、排便不尽感、腹胀或者大便带黏液。国外研究显示大约 96％ 的 IBS 患者会出现腹胀。

（五）胃肠外临床症状

除了腹部临床症状外，IBS 患者存在更多的胃肠外临床症状，包括头痛、疲劳、肌痛、性交困难、尿频、尿急、排尿不尽感、头晕等临床症状，严重患者同时存在精神心理异常如焦虑、抑郁等。胃肠外的临床症状与 IBS 的严重程度相关，与他们伴有的神经精神异常有关，也可能与这部分患者并存其他疾病如纤维性肌痛、慢性盆腔痛和慢性疲劳综合征有关。

（六）体征

IBS 患者多无明显的阳性体征，部分患者可能有腹部轻压痛，无腹肌紧张及反跳痛，无腹部包块，肠鸣音多正常，部分患者肛门直肠指诊时存在肛门痉挛、直肠触痛。

四、辅助检查

IBS 根据典型的临床症状可以进行诊断，但对于有报警临床症状如便血、贫血、消瘦、腹部包块、夜间腹泻、腹痛、年龄 40 岁以上以及新出现的临床症状，有结肠癌、乳糜泻及炎症性肠病（inflammatory bowel disease，IBD）家族史，需要进一步进行相关检查，排除消化道器质性疾病。

（一）血常规、血生化检查

对于有报警临床症状的患者需要进行血常规、血生化包括肝功能、肾功能和血糖的检查，了解有无其他疾病引起的腹痛、腹部不适以及排便异常的改变。

（二）甲状腺功能检查

不作为 IBS 患者常规的辅助检查项目，对于存在腹痛、腹部不适及排便异常改变同时又存在甲状腺疾病相关临床症状和体征的患者如多饮、多食、出汗、消瘦等可进一步行甲状腺功能检查以排除甲状腺疾病。

（三）乳糜泻相关的血清学检查

对于腹泻型和混合型 IBS，可行血清抗肌内膜抗体和谷氨酰胺转移酶抗体水平定性检测，以排除乳糜泻的可能性。

（四）大便常规、潜血及虫卵检查

IBS 患者大便常规、潜血及虫卵检查均正常，对于最近出现的腹泻临床症状的患者，可行粪便相关检查以排除寄生虫感染以及大便有无明显红细胞、白细胞，有无潜血阳性。

（五）腹部影像学检查

对于存在报警临床症状的患者，可进一步行腹部超声、腹部或盆腔 CT、全消化道造影等检查以排除腹部器质性疾病。

（六）结肠镜

对于新近出现临床症状的 IBS 患者，年龄 40 岁以上并有结直肠癌家族史的患者，或者在随诊过程中患者消化道临床症状有变化，临床症状加重以及出现报警临床症状的患者应进一步行结肠镜检查排除结肠器质性疾病。对于 40 岁以下，有典型 IBS 临床症状以及无报警临床症状的患者结肠镜检查不推荐作为常规检查。

（七）呼吸氢试验

对怀疑有乳糖不耐受的患者可以行呼气氢试验以排除该疾病。此外，部分研究显示小肠细菌过度生长可能与 IBS 临床症状有关，呼气氢试验在小肠细菌过度生长诊断中有一定作用，但在 IBS 诊断中不作为常规检查。呼吸氢试验还可以了解肠道对单糖的耐受情况（如乳糖不耐受、果糖不耐受）、了解肠道传输时间等。

五、诊断

IBS 的诊断是基于临床症状为基础的临床诊断，因此详细的询问病史和细致的系统体格检查在 IBS 的诊断与鉴别诊断中至关重要。如果在询问病史和体格检查中发现有警报征象，如发热、体重下降、便血或黑粪、贫血、腹部包块以及其他不能用功能性疾病来解释的临床症状和体征时，应进行相关的检查以明确并排除器质性疾病。对新近出现临床症状的患者或临床症状逐步加重、近期临床症状与以往发作形式有不同、有结直肠癌家族史、年龄大于等于 40 岁者，建议将结肠镜或钡剂灌肠 X 线检查列为常规检查。如无上述情况、年龄在 40 岁以下、一般情况良好、具有典型的 IBS 临床症状者，可常规行粪便常规（红细胞、白细胞和潜血试验、寄生虫）检查，根据结果决定是否需要进一步检查。也可以先予治疗，根据治疗反应，必要时再选择进一步检查。对检查方法的选择，要求既不漏诊器质性疾病，又尽可能减少不必要的检查，以免增加患者的经济和精神负担。

目前 IBS 的诊断采用基于临床症状学的国际公认的罗马Ⅲ诊断标准，见下表 7-4。

表 7-4　IBS 的罗马Ⅲ诊断标准

反复发作的腹痛或不适，最近 3 个月内每个月至少有 3d 出现临床症状，合并以下 2 条或多条：

1. 排便后临床症状缓解
2. 发作时伴有排便频率改变
3. 发作时伴有大便性状（外观）改变

注：诊断前临床症状出现至少 6 个月，近 3 个月符合以上标准。在病理生理学研究和临床试验中，筛选可评估的患者时，疼痛和（或）不适出现的频率至少为每周 2d；不适意味着感觉不舒服而非疼痛。

根据患者粪便性状的不同，罗马Ⅲ诊断标准进一步将 IBS 分为四种亚型，分别为 IBS 便秘型、IBS 腹泻型、IBS 混合型、IBS 未定型，具体见表 7-5。

表 7-5　IBS 的罗马Ⅲ亚型分类标准

1. 便秘型 IBS（IBS-C）块状/硬便>25%，且稀/水样便<25%
2. 腹泻型 IBS（IBS-D）稀/水样便>25%，且块状/硬便<25%
3. 混合型 IBS（IBS-M）稀便和硬便均>25%
未定型 IBS（IBS-U）排便性状改变未达到上述三型要求

六、鉴别诊断

根据患者的典型临床症状，在没有"报警临床症状"的情况下可以根据罗马Ⅲ的诊断标准做出 IBS 的诊断。需要与 IBS 进行鉴别的疾病主要是引起腹痛、腹部不适和排便习惯改变的胃肠道或者全身性器质性疾病，临床根据患者主要的临床症状进行相应的鉴别。

（一）肠道感染性疾病

如肠道寄生虫感染，包括血吸虫肠病、阿米巴痢疾、贾第虫病、HIV 及相关的感染、病毒性胃肠炎、慢性细菌性痢疾等。仔细询问病史多有感染的其他表现如发热、脓血便等，相关生化及大便检查可进一步排除。

（二）与食物及饮食相关的胃肠道疾病

一些食物或者饮食因素可引起 IBS 样的临床症状，如乳糖不耐受、果糖不耐受、油腻食物、饮酒、咖啡因、食物过敏等，在询问病史时应注意排除。

（三）其他功能性胃肠病

IBS 需要与其他功能性胃肠病如功能性腹痛、功能性消化不良、功能性腹泻/便秘等相鉴别，注意仔细询问病史并根据罗马Ⅲ标准进一步进行鉴别，但需要注意 IBS 可能与其他功能性胃肠病合并存在。

（四）炎症性肠病或其他器质性胃肠病

如克罗恩病、溃疡性结肠炎、显微性肠炎、胶原性肠炎、乳糜泻、缺血性肠炎、肠梗阻、胰腺功能不全、胆汁酸相关的疾病以及胃切除术后相关的术后综合征等。根据病史及相关实验室生化及肠镜检查多可进行鉴别，必要时可进一步行活检以排除相关的疾病如显微性肠炎。

（五）妇科相关的疾病

由于女性 IBS 患者更常见，需要与妇科疾病如子宫内膜异位症、痛经、卵巢癌等进行鉴别。

（六）神经系统疾病

需要与神经系统相关的疾病如脊髓病变、多发性硬化、帕金森病等进行鉴别。

（七）内分泌或者代谢性疾病

一些内分泌或者代谢性疾病也会表现出胃肠道长期的临床症状，如甲状腺疾病、糖尿病、胰腺内分泌肿瘤、高钙血症、卟啉病等，在诊断 IBS 时也需要进行鉴别。

（八）精神类疾病

IBS 患者可能存在胃肠外临床症状，如头痛、头晕、焦虑等，需要与精神类疾病如惊恐障碍、躯体化临床症状以及焦虑障碍等进行鉴别。

（九）药物相关的胃肠道临床症状

很多药物可以导致腹痛、腹泻等，如抗生素、化疗药物、阿片制剂、抗抑郁药、非甾体类抗炎药、抑酸药以及降压药等，需要仔细询问患者有无服药史。

七、治疗

由于 IBS 的病因与发病机制仍未明确，导致 IBS 缺乏特异有效的治疗方法。目前 IBS 的治疗是多方面综合治疗，根据患者的疾病严重性、主要临床症状而选择不同的治疗方法。其主要治疗目的是消除患者顾虑，改善临床症状，提高生活质量。治疗原则是在建立良好医患关系基础上，根据主要临床症状类型进行对症治疗和根据临床症状严重程度进行分级治疗。注意治疗措施的个体化和综合运用。对于轻度的患者，进行健康教育，使患者消除顾虑。饮食调整大部分轻度的 IBS 患者可以缓解临床症状。对于中度的 IBS 患者，需进一步了解加重临床症状的因素，避免加重因素，进行精神心理疗法或行为学治疗以及针对可能的病理生理学异常的药物治疗；对于重度的患者，行为学治疗以及心理药物治疗是重点。

（一）一般治疗

对于 IBS 患者首先应该建立良好的医患关系，良好的医患关系与患者的健康状况和疗效相关。IBS 患者多有反复发生的临床症状，存在羞愧、害怕和无助感，感觉不被医生、家庭和朋友所理解，因此在对 IBS 患者问诊时应详细耐心，与患者建立良好的联盟，共同对付疾病。对患者进行健康宣教，结合疾病用患者可以理解的语言向患者解释疾病，学会倾听患者的倾诉，回答患者关心的问题，提供 IBS 相关新的研究和治疗手段，对患者进行支持，给患者希望。安慰和建立良好的医患关系是有效、经济的治疗方法，也是所有治疗方法得以有效实施的基础。

（二）饮食治疗

约70%左右的IBS患者认为饮食可加剧胃肠道临床症状，饮食种类或方式的改变可改善IBS患者的临床症状。IBS患者的饮食治疗是以患者的自己感受为依据，即患者应该避免或减少诱发IBS临床症状的食品。从已有的研究表明IBS可能与以下饮食有关：过度饮食、油腻食物、奶制品、糖类、咖啡因、乙醇以及高蛋白食物，对于纤维素摄入尚存在争议。对于便秘患者可增加纤维素，但对于腹痛、腹胀等临床症状为主的患者需要减少纤维素的摄入。

随着饮食治疗研究的深入，低的可发酵的低聚糖、双糖、单糖和多元醇（fermentable oligo -，di - and mono - saccharides and polyols，FODMAP）饮食治疗逐渐受到西方学者的重视。在IBS患者中，某些特定的糖类摄入如乳糖、乳果糖或其他可酵解的低聚糖、双糖、单糖及多元醇（FODMAP），与IBS临床症状相关。FODMAP饮食在小肠吸收少，分子小而具有渗透活性，可被肠道细菌利用并发酵产生气体，可能在导致IBS临床症状发生中有重要作用。因此，低FODMAP饮食可能会减少IBS临床症状发生的机会，从而对IBS治疗有积极意义。

（三）药物治疗

目前尚无任何一种药物能完全有效治愈IBS，治疗方案主要是针对各种类型的临床症状治疗。

1. 便秘型IBS的药物治疗

（1）纤维和膨胀剂：传统的膨胀剂包括欧车前子、甲基纤维素等，补充纤维素通常作为便秘型IBS，而平时纤维素摄入不足的首要措施。

（2）轻泻药：渗透性轻泻药如聚乙二醇、乳果糖，刺激性的轻泻药如比沙可啶，对慢性便秘的患者疗效明确，对便秘型IBS的疗效仍在研究之中。用轻泻药时需要注意不良反应如腹胀、腹痛、电解质紊乱和腹泻。

（3）5 - HT$_4$受体激动剂普卢卡必利：普卢卡必利作为促动力药有对慢传输便秘患者有治疗作用，与以往的西沙必利相比，普卢卡必利具有选择性强、不良反应少及对肠道的促动力作用强的特点。

（4）氯离子通道激动剂：鲁比前列酮（lubiprostone）是前列腺素的衍生物，能选择性激活氯离子通道，促进氯离子、钠离子和水转运至肠腔，目前在美国已经用于慢性便秘及便秘型IBS的治疗。主要的不良反应为恶心、腹泻和腹痛。禁用于胃肠道梗阻和孕妇患者。

（5）其他可能对便秘型IBS有效的药物：如鸟苷酸环化酶受体激动剂利那洛肽（linaclotide）、胆汁酸转运蛋白抑制剂等已完成临床研究，前者正在国内进行临床多中心的研究试验。它们均显示能缓解便秘型IBS的临床症状，提高患者的生活质量。

2. 腹泻型IBS的药物治疗

（1）止泻药：对腹泻型IBS患者可选用止泻药如洛哌丁胺可以减少腹泻型IBS患者的大便次数以及大便失禁次数，使大便成形，其主要机制是作用于肌间神经丛阿片受体，减慢结肠传输，但洛哌丁胺不能缓解腹泻型IBS患者腹痛的临床症状。

（2）5 - HT$_3$拮抗剂：5 - HT$_3$拮抗剂能抑制胃肠道动力，减少内脏敏感性和腹痛。如阿洛司琼，能明显缓解腹泻型IBS患者的腹痛、腹部不适及排便紧迫感等的临床症状，但因其能导致便秘、缺血性肠炎等较严重的不良反应限制了其临床应用。

（3）利福昔明：利福昔明为广谱的抗生素，很少被吸收，对革兰阳性和阴性厌氧菌及需氧菌均有作用。多中心临床试验提示短期内使用能缓解IBS患者的腹泻、腹胀临床症状，但因为没有被任何国家药监部门批准，缺乏长期应用的经验。

（4）其他可能对腹泻型IBS有效的药物：如阿片受体激动剂阿西马朵林、活性炭吸附剂、氯离子分泌抑制剂Crofelemer、色氨酸羟化酶抑制剂等正在进行相关临床试验。

3. IBS患者腹痛的治疗

（1）解痉药：IBS患者的腹痛有中枢和外周的机制，可能与平滑肌的痉挛有关，解痉药如曲美布丁、东莨菪碱、匹维溴铵、美贝维林、阿尔韦林可以短期内缓解IBS患者腹痛的临床症状，但长期效果尚不明确。

（2）抗抑郁药物：抗抑郁药可以降低内脏敏感性，减慢胃肠传输，处理 IBS 患者并存的心理障碍。常用的药物包括三环类抗抑郁药如地昔帕明，在应用过程中应注意剂量，常见的不良反应包括镇静、便秘、心悸和失眠。选择性 5 - 羟色胺再摄取抑制剂（selective serotonin reuptake inhibitor, SSRI）可以缓解 IBS 的全身临床症状。

（3）心理行为学治疗：认知行为治疗、心理治疗、催眠疗法和应激处理能改善 IBS 的临床症状，提高 IBS 患者的生活质量，可用于难治性 IBS 患者和作为药物治疗的辅助治疗。

4. 益生菌　有研究表明常用的益生菌如双歧杆菌和乳酸杆菌可以减少 IBS 患者腹痛、腹胀、排便不尽感等，且没有明显不良反应，对腹泻患者的效果得到认可，但便秘的治疗需要进一步研究。大量研究证实双歧杆菌能明显缓解 IBS 患者腹痛/腹部不适等临床症状。但少量研究发现某些益生菌对 IBS 患者没有明显的治疗作用。由于研究设计不同，使用益生菌菌种和剂量剂型以及持续时间的差异，导致现有的研究结果之间没有可比性，针对 IBS 不同亚型应该选取哪种益生菌尚不明确。

5. 针灸、中药　已有研究表明中药和针灸对 IBS 有一定的疗效，特别是针灸对于腹泻、便秘、腹痛临床症状缓解有效果，但需要更为严格的多中心随机对照研究来证实。

（李倩倩）

第十节　功能性腹胀

功能性腹胀（functional bloating, FB）是功能性胃肠病的一种，主要是一种反复出现的腹部膨胀的感觉，伴有或不伴有可测量出的腹围增加。功能性腹胀在临床并不少见，由于发病机制尚未完全明了，治疗针对性不强，给患者的身心健康和社会医疗资源带来了极大的损失。

一、流行病学

功能性腹胀的确切发病率尚不清楚。多数流行病学研究未将功能性腹胀与功能性消化不良、肠易激综合征或其他功能性胃肠疾病加以区分，因此缺乏权威的流行病学统计资料。腹胀在亚洲普通人群中发病率为 15% ~23%。一项来自美国普通人群的流行病学统计资料显示，腹胀的发病率为 19%，而同时伴有腹围增加者为 8.9%。女性多见，约是男性的 2 倍。

二、病因学

功能性腹胀的病因并不明确，发病机制复杂，可能涉及肠道气体的堆积、胃肠运动功能异常、内脏高敏感、肠道菌群失调、精神心理因素异常、腹壁肌肉薄弱、食物不耐受及幽门螺杆菌（H. pylori, Hp）感染等。目前认为可能的发病机制主要包括以下几个方面。

（一）肠道气体的堆积

正常人的胃肠道内约有 100ml 气体，餐后增加约 65%，大部分存在于结肠内。肠道气体大部分来源于吞入的空气，少部分来源于肠道细菌发酵食物残渣产生。肠道气体通过嗳气、肛门排气及血液弥散等排出。通常胃肠道内气体保持动态平衡，若上述的任何环节发生障碍，使气体排出减少或产生过多，均可使胃肠道积气增多而引起腹胀。有研究报道 FB 患者近端结肠气体排出障碍，近端结肠有积气现象。但是越来越多的研究通过腹部平片和 CT 扫描发现腹胀并不一定与气体产生量的增加有关。因此，肠道气体的堆积与腹胀临床症状的产生的相关性尚存在争议。

（二）胃肠运动功能异常

胃肠动力异常是多种功能性胃肠疾病的发病基础。胃肠运动功能异常导致肠道气体排出或传输障碍，这与 FB 的发生密切相关。FB 患者的胃、小肠和结肠运动功能均可能存在异常。主要表现在胃顺应性下降、胃排空延缓、小肠运动低下或异常的十二指肠胃反流、消化间期小肠移行性复合运动异常和结肠传输时间延长等。

（三）内脏高敏感

内脏高敏感性指内脏对各种刺激的敏感性升高，尤其是对机械或化学刺激敏感。关于内脏高敏性的形成机制，目前并没有统一的认识，可能与肥大细胞和嗜铬细胞增多、5－羟色胺功能紊乱及感觉传入神经通路异常等有关。

（四）肠道菌群失调

肠道菌群失调是指肠道菌群数量的增减和比例失调以及菌种性质的变化。肠道菌群失调在功能性胃肠疾病发生发展中的作用是近几年的研究热点。产甲烷的细菌增多可能与腹胀的发生相关。而且 FB 患者应用抗生素或补充微生态制剂后临床症状明显缓解，进一步证实肠道菌群失调在 FB 发病中起重要作用。

（五）精神心理因素异常

精神心理因素异常在 FB 发病中起重要作用，包括应激、社会压力和情绪状态（焦虑和抑郁）等。精神心理因素可能通过神经内分泌免疫网络和脑－肠轴对胃肠道产生影响。

三、临床表现

FB 主要是一种反复出现的腹部膨胀的感觉，伴有或不伴有可测量出的腹围增加。其临床特点是白天和饭后加重，夜间减轻或消失。临床症状的发生可能与高糖高脂饮食有关。女性多见，约 40% 女性患者在月经前后明显加重。FB 患者多无明显的阳性体征，部分患者可能有腹部膨隆或腹围增加，部分患者可能有轻压痛、肠鸣音活跃等。功能性腹胀易反复发作，严重影响患者生活质量。

四、辅助检查

FB 是一种功能性胃肠病，根据典型的临床症状可以进行诊断，但需要在全面病史采集和体格检查的基础上进一步排除消化道及全身器质性疾病。

（一）血常规、血生化检查

血常规、血生化包括肝肾功能、电解质、红细胞沉降率、甲状腺功能和血糖的检查，了解有无其他脏器疾病及全身系统性疾病引起的腹胀。

（二）腹部影像学检查

腹部平片和 CT 检查了解肠管胀气的情况。对于存在报警临床症状的患者，可进一步检查消化道造影、腹部超声、MRI 等以排除腹部器质性疾病。

（三）大便常规和潜血检查

FD 患者大便常规和潜血检查均正常。大便常规和潜血对于肠道器质性改变如肿瘤、溃疡和炎症具有一定的提示意义。

（四）内镜检查

对于 45 岁以上，近期出现腹胀，同时伴有消瘦、贫血、黑便、吞咽困难、腹部肿块等"报警临床症状和体征"的患者，应进行内镜检查排除胃肠道器质性疾病。

五、诊断与鉴别诊断

目前 FB 的诊断采用国际公认的罗马Ⅲ诊断标准：①3 个月内每月至少有 3 天反复出现腹胀感或肉眼可见的腹部膨胀。②诊断前临床症状出现至少 6 个月，近 3 个月满足上述标准。③没有足够的证据诊断功能性消化不良、肠易激综合征或其他功能性胃肠疾病与功能性消化不良、肠易激综合征或其他功能性胃肠疾病。

FB 为一排除性诊断，既要不漏诊器质性疾病，又不应无选择地对每例患者进行全面的实验室及特殊检查。因此，在在全面的病史采集和体格检查的基础上，应先判断患者有无提示器质性疾病的"报警临床症状和体征"。需要与 FB 进行鉴别的疾病主要包括：

（一）其他功能性胃肠病

FB 需要与功能性消化不良、肠易激综合征等功能性胃肠病相鉴别。这些疾病均是基于临床症状学的诊断，应仔细询问病史进行鉴别。

（二）胃肠道器质性疾病

对于近期出现腹胀伴有报警临床症状的患者应排除胃肠道肿瘤、溃疡和炎症等器质性疾病。根据相关实验室生化及内镜检查多可进行鉴别。

（三）肝胆胰疾病

肝硬化、慢性胰腺炎和胆汁酸相关病等也会表现为腹胀，应进行生化和腹部影像学检查以鉴别。

（四）内分泌疾病

一些内分泌疾病如甲状腺疾病、糖尿病、胰腺内分泌肿瘤等均会出现腹胀，在诊断 FB 时也需要进行鉴别。

（五）风湿性疾病

系统性红斑狼疮、皮肌炎和硬皮病等常会伴有腹胀临床症状，应注意鉴别。

六、治疗

FB 病因与发病机制仍未完全阐明，因此目前治疗以改善临床症状为主，遵循综合治疗和个体化治疗的原则。

（一）饮食干预

建立良好的饮食习惯，避免诱发临床症状的食物。低的可发酵的低聚糖、双糖、单糖和多元醇（fermentable oligosaccharides, disaccharides, monosaccharides, and polyol, FODMAP）饮食可能有利于改善腹胀临床症状。

（二）去泡剂/表面活性剂

二甲硅油表面张力较小，能消除胃肠道内的泡沫，而泡沫内储存了大量的气体，因此可明显缓解腹胀。最近一项多中心临床实验证实二甲硅油联合药用炭能明显缓解腹胀和饱胀感。

（三）解痉药

曲美布丁、匹维溴铵等解痉药能在一定程度上缓解腹胀的临床症状，但其作用机制尚不明确，可能与降低肠道平滑肌收缩性有关。

（四）氯离子通道激动剂

鲁比前列酮可通过选择性激活氯离子通道增加肠道黏液的分泌，促进小肠和结肠传输，进而改善腹胀。利那洛肽是一种新的肠上皮细胞尿苷酸环化酶 C 受体激动剂，可促进液体分泌和转运。越来越多的临床试验证实其在改善腹胀方面的良好疗效。

（五）促动力药

$5-HT_4$ 受体激动剂如西沙必利、替加色罗和普卢卡必利等可促进胃肠动力，促进肠道气体的排出，能明显改善腹胀。

（六）益生菌

临床常用的益生菌双歧杆菌、乳酸杆菌以及混合益生菌能降低患者腹胀评分，同时促进肠动力。但是少量的研究发现某些益生菌对腹胀作用并不明显。因此现有的研究结果并不一致，需要更多大样本高质量的随机对照研究。

（李倩倩）

第十一节 功能性便秘

慢性便秘（chronic constipation，CC）不但在临床上非常常见，一般人群也十分普遍，很多儿童和老年人发生便秘。慢性便秘不但涉及消化科医生，还会涉及糖尿病、手术后、孕妇、肿瘤等疾病，不少药物也会引起便秘。便秘不但与肛门直肠疾病关系密切，而且可能在大肠癌、肝性脑病、乳腺疾病及阿尔茨海默病等的发生中起重要作用，过度用力排便甚至可诱发急性心脑血管意外，导致患者死亡。

功能性便秘（functional constipation，FC）为胃肠道功能性疾病，主要由胃肠道动力功能降低及直肠肛管运动不协调所致。临床上便秘是指排硬便或干球便、排便次数减少、排便困难，后者包括排便费力、排便不尽感、直肠肛门梗阻感/阻塞感、手法辅助排便等。功能性便秘的病因并未完全明确，与多种因素相关。在排除报警临床症状的基础上，以罗马Ⅲ标准给予诊断，之后进行经验性治疗，而对于难治性功能性便秘的患者需要完善肠传输试验、肛管测压、排便造影等检查以明确便秘分型，从而指导治疗，同时注意功能性便秘患者的心理评估。

一、流行病学

在西方国家，便秘患病率从1.9%~28.0%不等，但大多数报道在10%~20%。以前流行病学调查显示我国便秘患病率多在3%~5%，低于国外，但近年来我国便秘患病率逐渐升高，我国五市居民调查显示，约6%的人群受功能性便秘困扰，香港人群便秘患病率为14%。

便秘可发生于不同年龄阶段的人群，随着年龄增长，便秘患病率增加，至老年期，可高达67.8%。女性便秘患者多于男性。便秘患病率还受社会经济条件、精神心理压力、地理及生活习惯等因素影响，低收入、文化程度不高的人群便秘发生率高。黑种人比白种人更易患便秘。运动量少的人群便秘患病率亦高。

二、病因学

（一）生活习惯

生活习惯如饮食量减少、低热量饮食、低植物纤维素饮食、进食无规律、不吃早餐和进食时做其他事情、液体的摄入量少者易发生便秘。有些患者有不良排便习惯、忽视或抑制正常便意、排便场合和排便姿势不恰当以及经常服用泻剂或灌肠等，均可造成直肠反射敏感性减弱，排便反射受到抑制，引起便秘。

（二）精神心理因素

工作压力大、精神紧张、心理压力大者易患便秘；许多功能性便秘患者有抑郁、焦虑等精神心理障碍。排便失禁及便秘患者可出现某些行为异常，随着便秘临床症状好转，这些行为异常亦会随之消失。精神紧张和抑郁可能是通过抑制外周自主神经对大肠的支配而引起便秘。

（三）胃肠激素及神经递质

胃肠激素分为兴奋型和抑制型，兴奋型胃肠激素包括胃动素、胃泌素、胆囊收缩素、P物质、5-羟色胺等，抑制型胃肠激素主要由血管活性肠肽、生长抑素、一氧化氮、神经降压肽、神经肽Y和酪酪肽等组成。多项研究结果显示，慢性便秘患者兴奋型胃肠激素降低，导致胃肠道蠕动减少，如胃动素和胃泌素的分泌受损。多项研究还发现，便秘患者血浆和肠道黏膜中P物质的含量明显低于健康者，结肠中5-羟色胺3和5-羟色胺4受体亚型在功能性便秘患者表达下调。一氧化氮作为胃肠道的抑制性神经递质，能松弛肠道平滑肌。慢性便秘患者肠壁内一氧化氮合成酶增加，推测一氧化氮过度释放对肠运动抑制作用增强而致便秘。

（四）肛门直肠解剖异常

部分便秘患者存在乙状结肠直肠套叠、直肠黏膜脱垂、直肠前突等局部解剖异常，这些异常可引起排便障碍（出口功能性梗阻）而致便秘。尽管肛门直肠解剖异常患者的临床表现符合功能性便秘的诊断标准，但是否可以视为功能性疾病有争议。

三、病理生理学

排便过程需外周神经兴奋，将冲动传至初级排便中枢和大脑皮质，引起结直肠和盆底肌肉的协调收缩而完成，任何一个环节出现问题都可导致便秘。

（一）胃肠道动力异常

1. 结直肠传输时间延长　结肠蠕动功能下降，主要是长距离推进性蠕动的次数减少和幅度降低，会导致对粪便的推进能力减弱，粪便在肠道存留时间延长，排便次数减少。便秘患者结肠、直肠传输时间延长，部分患者以全结肠传输时间延长为主，另有部分患者以右半结肠、左半结肠或乙状结肠传输时间延长为主。直肠推力不足也是排便障碍的重要因素之一。

2. 直肠－肛管动力异常　主要是指直肠推力不足、耻骨直肠肌痉挛收缩。排便时耻骨直肠肌不松弛或肛门外括约肌收缩，均使粪便通过肛管的阻力增加导致便秘，患者出现排便费力。直肠推力不足也是排便障碍的重要因素之一。

3. 小肠运动异常　小肠消化间期移行性复合运动（migrating motor complex，MMC）周期延长、传导速度降低引起便秘患者排便时间间隔延长，排便次数减少。

4. 上消化道动力异常　部分便秘患者不仅存在结直肠动力异常，还同时存在食管、胃等上消化道器官的动力异常。有学者对18例慢传输便秘患者研究发现，5例患者存在食管运动异常，15例存在胃排空异常。研究还发现，部分便秘患者存在胆囊及胃排空异常。另一项对212例便秘患者的研究发现，51%的患者存在上消化道传输障碍，这也许能够解释为什么有些便秘患者结肠切除术后仍有腹胀发生甚至复发。

（二）直肠肛管运动不协调

排便是一个复杂且协调运动的过程，当粪便到达直肠时，通过感觉传入神经将信号传至，通过直肠收缩，从而反射性引起内外括约肌松弛，经过这一系列协调性动作来完成排便过程，上述肌肉运动不协调可引起排便障碍。研究发现排便时耻骨直肠肌或肛门括约肌的矛盾收缩为便秘患者排便障碍的主要原因之一。有研究发现部分慢性便秘患者模拟排便时肛管括约肌压力下降程度显著小于对照组，且有28例（47.5%）慢性便秘患者在模拟排便时出现肛管括约肌压力反常升高，提示便秘患者直肠肛管运动不协调。有人对盆底肌运动不协调的便秘患者进行生物反馈治疗，结果纠正矛盾运动的便秘患者90%的临床症状得到改善，由此可见，直肠肛管不协调运动为便秘的重要发病机制之一。

（三）直肠感觉异常

国内外多项研究发现，便秘患者存在直肠感觉迟钝。我们的研究发现，便秘患者直肠初始感觉阈值、排便阈值及最大耐受容量明显升高，功能性便秘患者内脏感觉功能降低（直肠感觉阈值增加）的比例较便秘型IBS更为显著，更有研究认为排便感觉阈值的增加与排便不尽感相关。

（四）分泌功能异常

动物实验发现便秘动物模型分泌碳酸氢根离子能力下降，引起结肠蠕动及传输功能降低，排便次数减少。另有研究发现便秘患者分泌黏液及碳酸氢盐能力下降，引起便秘患者粪便干结。慢性功能性便秘患儿对钙离子相关的氯离子促分泌素组胺和卡巴胆碱的反应性显著降低，存在钙离子相关的氯离子分泌障碍。

（五）肛门痉挛

慢性功能性便秘患者常会发生肛门痉挛，尤以女性多见，其原因尚不清楚。排粪造影显示肛门痉挛患者肛门直肠角变窄，肌电和测压记录表明肛门痉挛患者排便时耻骨、直肠肌痉挛，肛门外括约肌异常收缩，造成排便出口困难，而致便秘的发生。

四、临床表现与便秘对机体的危害

（一）临床表现

功能性便秘患者表现为排硬便或干球便、排便次数减少（通常每周排便次数不超过 3 次）、排便费力、排便不尽感、直肠肛门阻塞感、手法辅助排便等，有的患者还表现为排便时间延长（大部分患者排便时间在 15min 以上）、便量减少、便意缺乏、大便不能完全排空、排黏液便等，部分患者还可出现中上腹饱胀、恶心、嗳气等消化不良临床症状。

多数患者体征不明显。部分患者在左下腹可扪及痉挛收缩的肠管或充满粪团的肠管。

（二）功能性便秘对机体的危害

1. 消化系统　功能性便秘和大肠癌有一定关系，有人报道排便频率每周少于 3 次是大肠癌发生的危险因素之一。功能性便秘的男性患者易患远端结肠癌，而女性患者则更易患近端结肠癌。

功能性便秘患者易发生结肠憩室，便秘所致结肠憩室多见于老年人，好发于乙状结肠及左半结肠部位，一般无特殊临床表现。

功能性便秘患者长期服用含有蒽醌的泻剂如番泻叶、大黄等可导致结肠黑变病。此病一般无明显临床症状，结肠镜下见病灶呈黑色、棕色或暗灰色，组织学检查发现固有膜内有大量黑色素沉着及含黑色素之大单核细胞浸润。

2. 泌尿生殖系统　功能性便秘常常引起许多泌尿系临床症状，膀胱结石及上尿路扩张。前列腺溢液亦与便秘相关。功能性便秘患者膀胱对氯贝胆碱（氨甲酰甲胆碱）的反应快而强烈。

3. 乳腺疾病　功能性便秘可增加女性患乳腺癌的危险性，但泻剂的应用或自我报告的便秘对乳腺癌的发生无预测价值。

4. 其他　严重便秘患者，尤其是排便障碍型排便时费力，可加重心脏负担及脑供血不足。因此对有心脑疾病患者，应保持大便通畅。慢性功能性便秘患者可有诸多不适，往往易造成药物过多使用及不必要的手术。

五、辅助检查

肠道动力和肛门直肠功能检测所获得的数据虽不是慢性便秘临床诊断和治疗所必需的资料，但对科学评估肠道和肛门直肠功能、功能性便秘分型、治疗方法选择、疗效评估等是必要的。

（一）肠传输实验

可以采用 X 线法及核素扫描法测定结肠通过时间。核素法可检测结肠各节段的传输时间，但价格昂贵，难以普及。不透 X 线标志物法简易、价廉、安全。随同标准餐摄入不透 X 线标志物，拍摄腹部平片，根据标志物的分布计算结肠传输时间和排出率，判断是否存在结肠传输延缓、排便障碍（以前称出口梗阻型便秘）。该方法对慢传输型便秘患者，在考虑手术治疗时，建议术前重复此检查，并延长检查时间。对于结肠传输时间正常或不透 X 线标志物积聚于乙状结肠以下的患者需进一步行直肠肛门功能检查。

（二）直肠肛门测压

肛门直肠测压能评估肛门直肠的动力和感觉功能，监测用力排便时盆底肌有无不协调性收缩、是否存在直肠压力上升不足、是否缺乏肛门直肠抑制反射等。而 3D 直肠 - 肛管测压可以比较精确地判断收缩异常的部位，如耻骨直肠肌、肛门内外括约肌。对难治性便秘患者，可行 24h 结肠压力监测，如结肠缺乏特异的推进性收缩波、结肠对睡醒和进餐缺乏反应，则有助于结肠无力的诊断。

（三）球囊逼出试验

通过测定肛门直肠对球囊（可用水囊或气囊）的排出时间，可以初步判断患者有无功能性排便障碍。正常人在 60s 内排出球囊，超过 60s 即为异常，患者可能有排便障碍。此方法简单、易行，但球囊排出时间正常并不能完全排除盆底肌不协调收缩的可能。

（四）排粪造影

排粪造影通常是采用 X 线造影技术，将一定剂量的钡糊注入直肠，模拟生理性排便活动，动态观察肛门直肠的功能和解剖结构变化。测定静坐、提肛强忍、力排各时相的肛门直肠角（近似直肠轴线与肛管轴线的夹角）、肛上距（肛管直肠接合部中点至耻尾线的垂直距离）、乙耻距（乙状结肠至耻尾线的垂直距离）。该检查主要用于鉴别诊断便秘系功能性还是因器质性疾病所致，如直肠黏膜脱垂、内套叠、直肠前突、肠疝（小肠或乙状结肠疝）、盆底下降综合征等。磁共振排粪造影具有能同时对比观察盆腔软组织结构、多平面成像、分辨率高、无辐射等优点。对难治性排便障碍型便秘，排粪造影是外科决定手术治疗方式的重要依据。

（五）其他

肌电图可记录结肠及肛门括约肌的肌电活动，功能性便秘最常见的肌电图改变为耻骨直肠肌矛盾收缩。会阴神经潜伏期检查可了解有无神经损伤。另可用气囊扩张法或电流刺激法测定肛管直肠感觉功能，功能性便秘患者直肠肛门感觉功能下降。肛门测压结合腔内超声检查能显示肛门括约肌有无局部张力缺陷和解剖异常，为手术定位提供线索。

此外，功能性便秘患者常伴睡眠障碍、焦虑抑郁情绪，特别是在经调整生活方式和经验性治疗仍不能缓解便秘临床症状时，应特别注意对精神心理及睡眠状况的评估，分析判断心理异常和便秘的因果关系。

六、诊断与鉴别诊断

（一）功能性便秘的诊断

功能性便秘的诊断首先应排除器质性疾病和药物因素导致的便秘，且符合罗马Ⅲ功能性便秘的诊断标准，如表 7 -6 所示。

表 7 -6　罗马Ⅲ：功能性便秘的诊断标准

罗马Ⅲ：功能性便秘的诊断标准

1. 必须包括下列 2 项或 2 项以上：
    （1）至少 25% 的排便感到费力
    （2）至少 25% 的排便为干球粪或硬粪
    （3）至少 25% 的排便有不尽感
    （4）至少 25% 的排便有肛门直肠梗阻感/堵塞感
    （5）至少 25% 的排便需要手法辅助（如用手指协助排便、盆底支持）
    （6）每周排便少于 3 次
2. 不用泻药时很少出现稀粪
3. 不符合肠易激综合征的诊断标准

诊断前临床症状出现至少 6 个月，且近 3 个月临床症状符合以上诊断标准

（二）功能性的便秘分型

根据患者肠道动力和肛门直肠功能改变特点将功能性便秘分为 3 型。

1. 慢传输型便秘　结肠传输延缓，主要临床症状为排便次数减少、粪便干硬、排便费力。

2. 排便障碍型便秘　即功能性排便障碍，既往称之为出口梗阻型便秘，主要表现为排便费力、排便不尽感、排便时肛门直肠堵塞感、排便费时、需要手法辅助排便等。诊断应在符合功能性便秘的基础上有肛门直肠排便功能异常的客观证据，如表 7 -7 所示。

3. 混合型　患者同时存在结肠传输延缓和肛门直肠排便障碍的证据。

表 7 - 7 罗马Ⅲ：功能性排便障碍的诊断标准

必须符合功能性便秘的诊断标准
在反复尝试排便过程中，至少包括以下 2 项：
球囊逼出试验或影像学检查证实有排出功能的减弱
压力测定、影像学或肌电图检查证实盆底肌肉不协调性收缩（如肛门括约肌或耻骨直肠肌），或括约肌基础静息压松弛率 <20%
压力测定或影像学检查证实排便时直肠推进力不足
诊断前临床症状出现至少 6 个月，近 3 个月符合以上诊断标准

（三）严重程度判断

根据便秘和相关临床症状轻重及其对生活影响的程度分为：轻度、中度和重度。轻度是指便秘临床症状较轻，不影响日常生活，通过整体调整及短时间用药即可恢复正常排便；重度者便秘临床症状重且持续，严重影响工作和生活，需用药物维持治疗，不能停药或药物治疗无效；中度者介于轻度和重度之间。

（四）功能性便秘的鉴别诊断

许多疾病及药物均可以引起便秘。对近期内出现便秘、便秘临床症状或便秘伴随临床症状发生变化的患者，鉴别诊断尤为重要。对怀疑药物引起者，应详细询问用药史，对疑为系统性疾患如甲状腺疾患、糖尿病、结缔组织病等导致便秘的患者，应进行有关生化学检查。重度便秘疑有假性肠梗阻者应拍摄腹部平片了解有无液气平。对年龄大于 40 岁、有警报征象（包括便血、粪便潜血阳性、贫血、消瘦、明显腹痛、腹部包块、有结直肠息肉史和结直肠肿瘤家族史）者，为排除肿瘤、炎症等肠道疾病，可行结肠镜、结肠气钡对比造影等影像学检查。

七、治疗

治疗目的是缓解临床症状，恢复正常肠动力和排便生理功能。便秘的病程较长，治疗应针对便秘病因与发病机制采取综合治疗方法，并遵循个体化原则，根据病情轻重采取分层治疗原则。

（一）调整生活方式

调整生活方式主要包括增加高纤维食物摄入量、多饮水、多运动、建立良好的排便习惯等。目前还没有研究数据支持改变生活方式的整体效果。早期研究显示，增加纤维素摄入可以增加排便次数，特别是对于平时纤维素摄入量少的患者效果明显。推荐每日摄入膳食纤维 25 ~ 35g；饮水量少者更易患便秘，推荐每天至少饮水 1.5 ~ 2.0L；适度运动可以改善便秘临床症状，尤其对于久病卧床及少动的老人更有益；结肠活动在晨醒、餐后最为活跃，建议患者在晨起或餐后 2h 内尝试排便，排便时集中注意力，减少外界因素的干扰。部分患者通过调整生活方式便秘临床症状即可改善。

（二）药物治疗

1. 通便药 通过调整生活方式临床症状无法改善的患者，可以加用药物治疗。选择通便药治疗时，应根据药物循证医学证据（表 7 -8），考虑药效、安全性、药物依赖性以及价效比，避免长期服用刺激性泻剂。

表 7 -8 便秘药物的循证医学证据

	药物	证据等级和推荐水平
容积类轻泻剂	欧车前	Ⅱ级，B 级
	聚卡波非钙	Ⅲ级，C 级
	麦麸	Ⅲ级，C 级
	甲基纤维素	Ⅲ级，C 级
渗透性泻剂	聚乙二醇	Ⅰ级，A 级
	乳果糖	Ⅱ级，B 级

	药物	证据等级和推荐水平
刺激性泻剂	比沙可啶	Ⅱ级，B级
	香泻叶	Ⅲ级，C级
促动力剂	普芦卡必利	Ⅰ级，A级

（1）容积性泻药：通过滞留粪便中的水含量和增加粪便体积而起到通便作用，主要用于轻度便秘，服药时应补充足够的液体。常用药物有欧车前、聚卡波非钙、麦麸等。用法：甲基纤维素（1.5~5.0g/d）、聚卡波非钙（1g/次，3次/d）、欧车前（600~900mg/d）等。

（2）渗透性泻药：通过在肠内形成高渗状态，吸收水分，增加粪便体积，刺激肠道蠕动，可用于轻、中度便秘。临床上常用的药物包括聚乙二醇、乳果糖、硫酸镁。聚乙二醇4000散，10g/次，1~2次/d；不被吸收的糖类，如乳果糖，10~15g/次，3次/d；盐类泻药，如硫酸镁，10~20g/次，1次/d。聚乙二醇口服后不被肠道吸收、代谢，其钠含量低，不引起肠道净离子的吸收或丢失，不良反应较少。乳果糖在肠道中被分解为乳酸和醋酸，可促进肠道生理性细菌的生长。过量应用盐类泻药可引起电解质紊乱，老年人和肾功能不全者应慎用。

（3）润滑性泻药：通过润滑肠道及减少结肠对水分的吸收，利于粪便排出，包括开塞露、矿物油、液状石蜡等（10~30ml/次）。

（4）刺激性泻药：作用于肠神经系统，可增强肠道动力和刺激肠道分泌，包括比沙可啶（5~10mg/次，1次/d）、酚酞、蒽醌类药物和蓖麻油（10~30ml/次，1~2次/d）等。短期服用比沙可啶是安全有效的。因在动物试验中发现酚酞可能有致癌作用，该药已撤出市场。动物试验发现长期使用刺激性泻药可引起不可逆的肠神经损害，长期使用蒽醌类泻药可引起结肠黑变病，建议短期、间断使用刺激性泻药。

2. 促动力药　西沙必利（cisapride）通过刺激肠肌间神经丛释放乙酰胆碱而促进肠道运动，缩短结肠通过时间，增加排便次数。但是由于其可引起Q-T间期延长，引起心律失常不良反应，目前已撤出市场。普卢卡必利是新的肠道动力促进剂，2mg/d可以获得比较好的反应率。研究显示，普卢卡必利对正常传输和慢传输便秘患者均有治疗作用，其中对慢传输患者治疗效果更明显。与西沙必利相比，普卢卡必利具有选择性强、不良反应少及对肠道促动力作用强的特点。目前5-羟色胺受体激动剂Velusetrag和Naronapride还在临床研究中。有资料报道，米索前列醇（misoprostol 120mg/d）可缩短结肠通过时间，增加排便次数，可用于治疗顽固性便秘。

3. 其他药物　目前推荐的治疗便秘的新药有氯离子通道激活剂（鲁比前列酮，每次24μg，2次/d）、鸟苷酸环化酶兴奋剂（利那洛肽，145μg/d）、阿片受体拮抗剂（溴甲纳曲酮、Alvimopan、NKTR 118）、益生菌等。鲁比前列酮为局限性氯离子通道激活剂，可选择性活化位于胃肠道上皮尖端管腔细胞膜上的2型氯离子通道（CIC-2），增加肠液的分泌和肠道的运动性从而增加排便。研究显示，与对照组相比，鲁比前列酮可明显增加便秘患者的排便次数。利那洛肽可以结合肠道上皮局部的GC-C受体。GC-C受体活化后，肠道内液体分泌量增多，肠道蠕动增加。研究显示，利那洛肽可明显改善患者便秘临床症状，增加排便次数。鲁比前列酮和利那洛肽已经在美国FDA批准上市，目前在我国尚未上市。阿片受体拮抗剂刺激μ（阿片）受体抑制肠道神经递质释放，减少阿片类药物引起的便秘。溴甲纳曲酮是一个外周μ（阿片）受体拮抗剂，对中枢神经系统不起作用。利用泻药溴甲纳曲酮缓解便秘临床症状的证据尚不充足。Alvimopan选择性地阻断吗啡的外周作用，却不降低中枢拮抗作用。研究证实，Alvimopan可用于术后肠道运动障碍的患者。益生菌通过增强肠道菌群，可能有调节胃肠活动的功能，从而缓解便秘临床症状。

（三）精神心理治疗

对合并精神心理障碍、睡眠障碍的患者给予心理指导、认知治疗等；对合并有明显心理障碍的患者可予以抗抑郁焦虑药物治疗；对严重精神心理异常的患者应转至精神心理专科进行治疗。

（四）生物反馈

通过测量内脏功能使患者了解自己的生理异常，并通过指导患者增大排便时肛门直肠间的夹角及协调盆底肌群的运动，从而学会纠正这种异常。生物反馈是盆底肌功能障碍所致便秘的有效治疗方法，对于混合型便秘患者先给予生物反馈治疗，无效时加用泻剂。研究显示，生物反馈治疗能持续改善患者的便秘临床症状、心理状况和生活质量。推荐 2~3 次/周，每次 30~60min，疗程 3~6 个月。

（五）其他治疗方法

其他疗法包括中药、针灸、按摩推拿、电针刺激及骶神经刺激等。中药（包括中成药制剂和汤剂）可以缓解便秘的临床症状。针灸能改善慢传输型便秘患者的临床症状和焦虑抑郁状况。按摩推拿可以促进胃肠蠕动、刺激迷走神经、促进局部血液循环等，改善便秘临床症状。电针刺激能改善慢传输型便秘患者的临床症状、生活质量和焦虑抑郁状态。有研究报道，骶神经刺激可以改善经保守治疗无效、无肛门括约肌解剖改变的顽固性便秘患者临床症状。

（六）手术治疗

当患者临床症状严重影响工作和生活，且经过一段时间严格的非手术治疗无效时，可考虑手术治疗，但一定要掌握好手术适应证。慢传输型便秘患者，可选择结肠全切除术、结肠次全切除术、结肠旷置术或末端回肠造口术。排便障碍型便秘患者主要手术方式有 PPH 手术、经腹直肠悬吊术、STARR 手术、Bresler 手术以及传统经直肠或者阴道直肠前突修补术。

（张秀静）

第十二节　功能性腹泻

功能性腹泻是指持续或反复排稀便（糊状便或水样便，即 Bristol 粪便分型中的 6 型或 7 型），不伴有明显的腹痛或腹部不适临床症状的综合征。患者缺乏能够解释腹泻临床症状的器质性病因，也不符合肠易激综合征（irritable bowel syndrome，IBS）的诊断标准。在亚洲，约 4.5% 的人患功能性腹泻。

一、流行病学

根据罗马Ⅲ标准分类，功能性腹泻属于功能性肠病，目前尚无权威性的流行病学资料，多数流行病学研究未将功能性腹泻与腹泻型肠易激综合征加以区分，因此功能性腹泻的确切发病率仍不可知。有报道指出在美国明尼苏达州居民中非特异性腹泻的发生率为 9.6%，而美国全国平均发生率仅为 4.8%。对功能性腹泻的病程与发病率没有确切的研究数据。我国学者的研究结果与之类似。

二、病因学

功能性腹泻是一种常见的消化科疾患，其发病基础较复杂，可能为多因素导致，往往是与肠道传输过快、结直肠内脏敏感性增加、肠道菌群失调及精神心理异常（如应激、焦虑和抑郁）等有关。目前功能性腹泻的病因与发病机制尚未完全阐明。可能的发病机制有以下几类：

（一）胃肠动力和内脏感觉功能异常

胃肠动力和内脏感觉功能异常包括胃结肠反射亢进、小肠传递时间增快形成运动的高反应性和患者对刺激敏感性增加而出现肠道功能异常。此外，功能性腹泻患者由于肠蠕动加快，胆盐在末端回肠可能吸收不良，残余的胆盐排入结肠后可刺激结肠黏膜，从而导致腹泻的发生。

（二）菌群失调导致功能性腹泻

（1）以革兰阳性杆菌为例，如双歧杆菌为主的某些肠菌，可与肠黏膜细胞结合，从而形成一层生物学屏障，阻止致病菌和条件致病菌的侵害，当肠道内此类细菌减少时，可由于致病菌的作用从而引起腹泻。

— 207 —

（2）由于各种原因造成胃酸过低时，如萎缩性胃炎、老年人、长期使用抑酸剂者均可导致结肠内菌群上移，至小肠定植。此类细菌（主要为类杆菌、双歧杆菌、韦荣球菌、肠球菌等）有胆汁酸脱结合酶，可使结合胆汁酸盐水解为游离胆汁酸，正常时此过程在大肠进行，而此时出现大量游离胆汁酸滞留于小肠，影响甘油单脂和脂肪酸的吸收，从而导致腹泻。同时肠脂肪酸被肠菌羟化，刺激结肠分泌大量液体，加重腹泻。此外，一些研究表明，随着年龄的增长，肠菌群亦发生结构性变化，有益菌的减少可引起功能性腹泻。

（三）精神心理因素

随着基础研究的不断深入和技术的不断改进，越来越多的研究认为功能性腹泻与精神心理异常关系密切。精神因素及应激如精神创伤史、紧张焦虑等（多为工作生活压力影响），可能通过中枢神经 – 胃肠神经轴起作用，使结肠运动和内分泌功能失调，继而胃肠蠕动加快，导致腹泻。但精神心理因素在多种功能性胃肠疾病中发挥作用，因此其具体作用机制尚不明确。

（四）饮食及食物的因素

（1）过多的摄入膳食纤维，如纤维素、半纤维素、果酸等，可促进胃肠蠕动，影响肠道功能。

（2）对某些特定食物不耐受，如海鲜、奶、某些药物或某些蔬菜不耐受，可引起肠肌痉挛，分泌骤增致腹泻。

此外，自主神经功能异常、个体免疫、家族史、早期家庭环境、胃肠感染等因素也可能与功能性腹泻有关。

三、临床表现

功能性腹泻较其他功能性肠病相对较难识别，病史与体格检查对诊断很重要。功能性腹泻患者常以持续的或反复发生的、不伴有腹痛或不适的稀便或水样便为特征，通常每日大便不超过 5 次，大便呈糊状、水样或呈黏液样，大多可耐受，极少严重影响工作及生活。但需要与"假性腹泻"相鉴别，"假性腹泻"表现为排便次数多，伴排便急迫感，但每次都排成形便。此外，功能性腹泻病情容易反复，腹泻持续时间长，可达数十年，但极少因腹泻而致营养不良、脱水及水电解质失衡等临床症状。体格检查时无腹部压痛、反跳痛及腹部包块，但可有肠鸣音活跃。

四、辅助检查

（一）实验室检查

血常规、肝肾功能、血糖、甲状腺功能、尿常规、红细胞沉降率等实验室检查正常，除外感染、其他脏器疾病及全身系统性疾病。

（二）粪便常规

外观为水样、糊状、烂便，符合 Bristol 粪便分型中的 6 型或 7 型。镜检无红细胞、白细胞，潜血阴性，且至少需进行 3 次以上粪便常规检查。

（三）粪便培养

无病菌生长，需至少 3 次粪便培养结果均为阴性。

（四）X 线钡灌肠及肠镜

排除肠道肿瘤、炎症性肠病、溃疡、出血、炎症、结核等肠道器质性病变。

（五）腹部影像学

包括超声、CT、MRI 以及 PET 等检查，从而排除肝脏、胆囊、胰腺及腹腔病变。

五、诊断与鉴别诊断

（一）诊断

目前采用比较公认的美国胃肠病周期间正式公布的功能性腹泻罗马Ⅲ诊断标准：至少75%的粪便为稀便（糊状便）或水样便，不伴有疼痛。患者诊断前6个月出现临床症状，在最近的3个月满足诊断标准。功能性腹泻的诊断必须进行上述实验室检查及特殊检查，除外感染性腹泻、肠道器质性病变、其他脏器病变、内分泌疾病等疾病。

（二）鉴别诊断

主要分为两类：一类是与器质性病变引起的慢性腹泻相鉴别；另一类则是需要与其他类型功能性疾病相鉴别，特别是肠易激综合征腹泻型。

1. 炎症性肠病　包括溃疡性结肠炎和克罗恩病，临床特点明显，前者呈慢性反复发作的腹泻黏液脓血便，或伴有腹痛、里急后重、排便不尽感。而后者以腹痛为主，常伴有肠道梗阻、狭窄，可有穿孔的发生。临床上可综合肠镜、钡餐、小肠CT成像等予以诊断。

2. 肝胆胰疾病　此类疾病常有实验室及影像学的改变。

3. 肿瘤　肠道肿瘤患者可出现贫血、便血、消瘦等临床症状。肠镜、实验室检查以及全身影像学检查可诊断。

4. 内分泌疾病　甲状腺功能亢进、甲状腺功能减退、糖尿病、肾上腺皮质功能减退、甲状旁腺功能减退、内分泌肿瘤如类癌综合征、胰高血糖素瘤、甲状腺髓样癌、生长抑素瘤、嗜铬细胞瘤、血管活性肠肽瘤、佐-埃综合征等均可引起腹泻。

5. 感染性腹泻　病毒性腹泻、肠道阿米巴病、慢性细菌性痢疾、肠结核，另外，旅游者腹泻、艾滋病相关性腹泻、医院感染性腹泻均属于感染性腹泻。

6. 肠易激综合征　两者均无器质性病变，难于鉴别，特别是腹泻型肠易激综合征。临床上腹痛伴有间歇性腹泻者高度提示IBS。

六、治疗

由于功能性疾病的具体发病机制尚不明确，目前治疗主要以控制临床症状对症支持治疗为主。根据可能发病机制，临床上可采取以下治疗方法：①收敛止泻药；选用蒙脱石散、氢氧化铝凝胶等对症治疗。②菌群调节剂：双歧杆菌活菌胶囊、枯草球菌肠球菌胶囊等。③解除肠痉挛药：使用复方地芬诺酯、阿托品、普鲁苯辛或鸦片酊进行治疗。④肠动力调节剂：肠道动力双向调节剂马来酸曲美布汀。⑤镇静剂或抗焦虑药物：可在一定程度上改善临床症状。但相当一部分患者临床症状顽固，反复发作，迁延不愈。

此外还可以使用理疗：①选用场效应治疗仪进行治疗，但需要明确诊断除外细菌感染。②热敷：用热水袋置于腹部上，有助于腹泻的治疗。国内有文献报道采用中西医结合的方法治疗功能性腹泻，疗效显著。

七、预防

活及饮食习惯，避免出现精神紧张，保持心情舒畅。注意劳逸结合，保证睡眠，同时
理用药，特别是合理应用抗生素。

（戴路明）

参考文献

[1] 林三仁. 消化内科学高级教程 [M]. 北京: 中华医学电子音像出版社, 2016.

[2] 唐志锋, 樊红, 崔涛. 实用临床医学消化内科学 (上册) [M]. 北京: 知识产权出版社, 2013.

[3] Kasper, Fauci, Hauser, Longo, Jameson, Loscaizo. 哈里森内科学——消化系统疾病分册 [M]. 周丽雅, 译. 北京: 北京大学医学出版社, 2016.

[4] 唐承薇, 张澍田. 内科学——消化内科学分册 [M]. 北京: 人民卫生出版社, 2015.

[5] 姜泊. 胃肠病学 [M]. 北京: 人民卫生出版社, 2015.

[6] 林晓珠, 唐磊. 消化系统CT诊断 [M]. 北京: 科学出版社, 2016.

[7] 戈之铮, 刘文忠. 消化道出血的诊断和处理 [M]. 北京: 人民卫生出版社, 2014.

[8] 郭晓迪, 贾继东. 自身免疫性肝炎的诊断与治疗 [M]. 中国实用内科杂志, 2014, 26 (23): 403 - 406.

[9] 王宝恩, 张定凤. 现代肝脏病学 [M]. 北京: 科学出版社, 2013: 1 - 65.

[10] 姚礼庆, 徐关东. 实用消化内镜手术学 [M]. 武汉: 华中科技大学出版社, 2013.

[11] 于皆平, 沈志祥, 罗和生. 实用消化病学 [M]. 3版. 北京: 科学出版社, 2017.

[12] Jean Marc Canard, 等. 消化内镜临床与实践 [M]. 徐红, 译. 上海: 上海科学技术出版社, 2017.

[13] 金震东, 李兆申. 消化超声内镜学 [M]. 3版. 北京: 科学出版社, 2017.

[14] 池肇春, 毛伟征, 孙方利, 王正根, 王浩文. 消化系统疾病鉴别诊断与治疗学 [M]. 济南: 山东科学技术出版社, 2017.

[15] 侯刚, 王强修, 温黎. 消化系统疑难肿瘤诊断解析 [M]. 北京: 科学出版社, 2017.

[16] [美] 诺顿·J. 格林伯格. 胃肠病学、肝脏病学与内镜学最新诊断和治疗 [M]. 陈世耀, 沙卫红, 译. 天津: 天津科技翻译出版有限公司, 2016.

[17] 段志军, 白长川. 实用功能性胃肠病诊治 [M]. 北京: 人民卫生出版社, 2016.

[18] 夏冰, 邓长生, 吴开春, 沈博. 炎症性肠病学 [M]. 3版. 北京: 人民卫生出版社, 2015.

[19] 丁淑贞, 丁全峰. 消化内科临床护理 [M]. 北京: 中国协和医科大学出版社, 2016.

[20] 张铭光, 杨小莉, 唐承薇. 消化内科护理手册 [M]. 2版. 北京: 科学出版社, 2015.